内科临床诊疗技术

杨加明　张吉新　王季政　主编

天津出版传媒集团

天津科学技术出版社

图书在版编目(CIP)数据

内科临床诊疗技术 / 杨加明，张吉新，王季政主编.
— 天津：天津科学技术出版社，2018.3

ISBN 978-7-5576-4932-6

Ⅰ.①内… Ⅱ.①杨… ②张… ③王… Ⅲ.①内科-
疾病-诊疗 Ⅳ.①R5

中国版本图书馆 CIP 数据核字（2018）第 068027 号

责任编辑：王朝闻

天津出版传媒集团

🖉**天津科学技术出版社**

出版人：蔡　颢
天津市西康路 35 号　邮编 300051
电话：(022)23332400
网址：www.tjkjcbs.com.cn
新华书店经销
廊坊市海涛印刷有限公司印刷

开本 700×1000　1/16　印张 13.5　字数 250 000
2018 年 3 月第 1 版第 1 次印刷
定价：65.00 元

目　录

第一章　内科常见危急症状的诊断与治疗

第一节　概　述

内科急诊患者临床表现纷繁复杂,病情轻重不一,急危重症患者的病情来势汹汹、瞬息万变、随时致命;也有部分患者以一般症状起病,而病情迅速进展导致多器官衰竭。急诊医生需要在大量轻重混杂的急诊患者中快速识别急危重症患者并进行有效的救治,因此,急诊常见症状的病情评估实际上是如何甄别急危重症的过程。

一、急诊常见症状的特点

1.紧急起病,病情危重　如呼吸及心搏骤停、休克、急性呼吸衰竭等,这一类患者如不迅速干预、采取有效生命支持等措施,将随时危及生命。

2.以常见症状起病,病情迅速进展,致多器官、系统衰竭　患者到急诊就诊时,常常还没有按照发展规律充分显示其疾病全貌,在有限的时间和空间对其发展趋势难以把握。如急性重型胰腺炎,早期常以"腹痛、呕吐"等症状起病,在血淀粉酶尚未见升高时容易漏诊,患者有可能迅速出现急性肺损伤、腹腔间隔室综合征、急性肾衰竭等多器官及系统衰竭。

3.隐匿和不典型性　急性心肌梗死不一定都表现为胸骨后压榨样疼痛,可表现为上腹痛、呕吐、咽喉部疼痛或不适、牙痛、下颌角疼痛、面色苍白、倦怠无力、大汗等非典型症状。又如主动脉夹层可以呼吸困难、腰痛、少尿或一侧肢体瘫痪为首发症状,容易漏诊、误诊。

急诊患者症状轻重混杂的特点要求急诊医生必须迅速做出反应,在最短时间内识别哪些是最危险的患者,哪些次之,哪些是普通患者。这是急诊分层救治的前提。对急诊医生而言,首要的任务是区分病情的严重程度和危险因素,而不是第一时间明确诊断。因为一旦有威胁生命的因素存在,不管原因如何,都要遵循优先救治原则。

二、病情评估和危险分层应遵循的原则

1.假定重病原则　症状学是医患关系建立的契合点,也是诊断思路确立的来源。对急危重症而言,无论医方还是患方,均如履薄冰,稍有差池,即酿大祸。以常见病、多发病为基础的诊断思维模式不能完全适应急诊的要求,可导致延误诊治,甚至造成严重后果。如面对有冠心病高危因素的人群,突发上腹痛,首先要考虑的是急性心肌梗死、腹部血管性疾病(如腹主动脉瘤渗漏或破裂、急性肠系膜动脉栓塞)等致命性疾病,而非急性胃肠炎;又如没有神经定位体征的突发头痛,首先要考虑高血压脑病、蛛网膜下腔出血等危重症,而不是普通感冒。假定重病原则能时刻提醒医生,将对急危重症的排查提前至接诊初期,有望大大提高急危重症的诊断率以及随后的救治成功率。

2.树立全局观、整体观,透过现象看本质　对于急危重症患者,在诊治过程中应以整体的观念来考量,树立全局观、整体观。如对于以咯血为主要症状就诊的患者,除要考虑肺部疾病(如支气管扩张、肺癌、肺栓塞、肺炎等)外,亦要注意排除重度二尖瓣狭窄及全身出血性疾病;接诊呼吸困难的患者,除了要考虑心肺疾病以外,还应意识到一些肺外的原因,如重度低钾血症、重症肌无力、动脉瘤压迫气管以及呼吸中枢受损等。总之,要透过现象看本质,避免"盲人摸象""只见树木,不见森林"。

3.诊治的效率优先原则　对临床上的严重症状的解释,往往繁复耗时,因此,要特别注意诊治中的效率优先原则。针对每一样措施或检查都不能只考虑效果,不考虑时间,要具体情况具体分析,在选择检查或处理方法时,要注重时间性和可操作性。着眼于急危重症的主要矛盾,第一时间解决具有可逆性的致命问题,这是提高急危重症患者生存率的切实有效的方法。

三、根据病情评估结果进行分层救治

有关急诊患者的分层救治,可按照从濒死性、致命性到非致命性的先后顺序,具体可参考国家卫生和计划生育委员会(原卫生部)公布的《急诊患者病情分级试点指导原则(征求意见稿)》。

一级:濒危患者　病情随时可能危及患者生命,需立即采取挽救生命的干预措施,急诊科应合理分配人力和医疗资源进行抢救。临床上出现下列情况要考虑为濒危患者:气管内插管患者,无呼吸/无脉搏患者,急性意识障碍患者,以及其他需要采取挽救生命干预措施的患者。这类患者应立即送入急诊抢救室。

二级:危重患者　病情有可能在短时间内进展至一级,或可能导致严重致残者,应尽快安排接诊,并给予患者相应处置及治疗。患者来诊时呼吸、循环状况尚稳定,但其症状的严重性需要很早就引起重视,患者有可能发展为一级,如急性意识模糊/定向障碍、复合伤、心绞痛等。严重影响患者自身舒适感的主诉,如严重疼痛(疼痛评分≥7/10),也属于该级别。急诊科需要立即给这类患者提供平车和必要的监护设备。

三级:急症患者　目前明确没有在短时间内危及生命或严重致残的征象,应在一定的时间段内安排患者就诊。患者病情进展为严重疾病和出现严重并发症的可能性很低,也无严重影响患者舒适性的不适,但需要急诊处理以缓解患者的症状。在留观和候诊过程中出现生命体征异常者,病情分级应考虑上调一级。

四级:非急症患者　患者目前没有急性发病症状,无或很少不适主诉,暂无需特殊处理,以留观、对症治疗为主。

第二节　急性胸痛

急性胸痛是急诊科常见症状,病因繁多,严重性悬殊极大。胸痛包括非创伤性和创伤性胸痛,本节所讲的主要是非创伤性胸痛。急性非创伤性胸痛既包括任何解剖学胸部范围内的原因所导致的任何不适,也包括躯体其他部位疾患放射至胸部的疼痛。不同病因所致急性胸痛的危重程度差异巨大,疼痛程度常与预后不完全平行,诊治措施的不同可致预后相差甚大。

一、病因

常见致命性病因包括:急性冠状动脉综合征(Acute Coronary Syndrome,ACS)、主动脉夹层、急性肺栓塞、张力性气胸;常见低危性病因包括:稳定型心绞痛、自发性气胸、反流性食管炎、食管裂孔疝、胆结石、胆囊炎、急性肋软骨炎、心脏神经症、胸膜炎、心包炎等。其中,ACS是致命性非创伤性胸痛的最常见病因,占90%以上。具体病因见表1-1。

表 1-1　急性胸痛的病因

分类		病因
心血管系统疾病		急性冠状动脉综合征、稳定型心绞痛、心肌炎、梗阻性肥厚型心肌病、急性心包炎、二尖瓣病变、主动脉瓣狭窄、主动脉夹层、主动脉瘤破裂、主动脉窦瘤破裂、肺栓塞、肺动脉高压、梅毒性心血管病等
非心血管系统疾病	呼吸系统疾病	气胸、胸膜炎、胸膜肿瘤、血胸、血气胸、脓胸、肺炎、急性气管支气管炎、肺癌等
	消化系统疾病	反流性食管炎、食管裂孔疝、食管癌、胆结石、胆囊炎、肝癌、肝脓肿等
	胸廓疾病	急性肋软骨炎、肋间神经炎、带状疱疹、急性皮炎、蜂窝织炎、肌炎、非化脓性肋软骨炎（Tietze 病）、肋骨骨折、胸椎疾病、流行性胸痛（Bornholm 病）、胸腹壁血栓性静脉炎（Mondor 病）等
	纵隔疾病	纵隔气肿、纵隔炎、纵隔肿瘤等
	其他病变	颈椎疾病、膈疝、膈下脓肿、急性白血病、多发性骨髓瘤、强直性脊柱炎、脾梗死、心脏神经症等

二、病情评估与危险分层

(一)病情评估

对急性胸痛患者,应立即评估意识、呼吸、脉搏、心率、血压、氧饱和度等基本生命体征,"先挽救生命、再辨别病情",识别引起胸痛的致命性疾病。

1.识别危及生命的症状和体征　包括无脉搏、呼吸困难或停止、突发晕厥或抽搐、发绀、大汗淋漓、血压<90/60mmHg、氧饱和度<90%、咳粉红色泡沫样痰、双肺湿啰音、四肢湿冷等,需立即抢救。

2.初步识别 ACS 和非 ACS 疾病　无危及生命的情况或经抢救处理生命体征稳定后,识别胸痛的病因。

提示 ACS 的胸痛特征:胸痛为压迫性、紧缩性、烧灼感或沉重感;无法解释的上腹痛或腹胀;放射至肩部、背部或左臂或双上臂、颈部、下颌、牙齿、耳;胃灼热(烧心),胸部不适伴恶心和(或)呕吐;伴持续性气短或呼吸困难;伴无力、眩晕、头晕或意识丧失;伴大汗。须注意,女性、糖尿病患者和老年患者有时症状不典型。

提示非 ACS 疾病的胸痛特征:以胸闷、呼吸困难、咯血为主,伴有轻微胸痛;刀割样或撕裂样胸痛,部位随时间延长向上或下逐渐移动;胸痛为锐痛,与呼吸或咳嗽有关;疼痛部位多变、不固定;胸痛与体位或按压身体局部有关;胸痛的持续时间很短(<15s)。非典型胸痛不能完全除外 ACS。

3.尽早完成体格检查　主要注意颈静脉有无充盈、胸痛与呼吸的关系、双肺呼吸音是否对称一致、双肺有无啰音、双上肢血压是否一致、心音是否可听到、心脏有无杂音、腹部有无压痛和肌紧张等情况。

4.了解相关病史　向患者本人或其家属了解病史,包括此次胸痛发作时间,既往胸痛史,既往心脏病、糖尿病和高血压等病史,既往药物治疗史,既往药物过敏史等情况。

5.尽早完成相关辅助检查　10min 内完成第一份心电图;并尽快完成血气分析、心肌损伤标志物、D-二聚体、肝肾功能、血常规、血生化等实验室检查;患者身体条件许可情况下,完成床旁胸部 X 线、床旁超声心动图、主动脉增强 CT 或胸部CT 检查等。

(二)危险分层

评估病情的同时开展危险分层。存在危及生命的症状或体征时应评估为极高危,需立即抢救。经抢救生命体征稳定后,应早期初步诊断,怀疑为 ACS、主动脉夹层、急性肺栓塞、张力性气胸等的患者应评估为高危患者,需迅速检查治疗,避免病情恶化;考虑为其他疾病,如自发性气胸、带状疱疹、急性肋软骨炎等往往不会危及生命,可评估为低危患者,应逐步完善检查,对症处理。

若判断为 ACS,需进一步进行评分以评估危险性,这对于判断 ACS 患者预后有重要意义,并可指导选择合理的临床治疗方案。目前常用的 ACS 危险分层评价方法包括:心肌梗死溶栓治疗(Thrombolysis in Myocardial Infarction,TIMI)评分和全球急性冠状动脉事件注册(Global Registry of Acute Coronary Events,GRACE)评分。

1.TIMI 评分　TIMI 评分包括 7 项指标:年龄≥65 岁;至少具有 3 个冠心病危险因素;冠状动脉狭窄≥50%;心电图 ST 段变化;24h 内至少有 2 次心绞痛发作;7天内使用阿司匹林;心肌损伤标志物水平升高。每项指标计 1 分,相加后得到 TIMI危险计分(表 1-2)。低危:0~2 分;中危:3~4 分;高危:5~7 分。

表 1-2　不同 TIMI 危险计分的心血管事件发生率

YIMI 危险计分(分)	心血管事件* 发生率(%)
0、1	4.7
2	8.3
3	13.2
4	19.9

续　表

YIMI 危险计分(分)	心血管事件*发生率(%)
5	26.2
6、7	40.9

*心血管病事件包括 14 天内的总的死亡、新发生或复发的 MI,严重缺血需紧急血运重建

2.GRACE 评分　GRACE 评分系统包括 8 项指标:年龄、心率、动脉收缩压、血肌酐、心电图 ST 段变化、心功能 Killip 分级、入院时心搏骤停、心肌损伤标志物水平升高。GRACE 评分系统虽较为复杂,但其变量容易获得,且评分可通过向相应软件输入变量直接得到。GRACE 评分>140 分者考虑为病情危重,需行急诊介入手术。

三、诊断思路与流程

(一)根据病情,判断患者胸痛的病因性质

1.心血管系统疾病　①心脏疾病:如 ACS、肥厚型心肌病、主动脉瓣狭窄、二尖瓣脱垂、二尖瓣狭窄。多在劳累、情绪波动、饱食、排便、输血输液等增加心脏负荷诱因下出现,常表现为心前区或胸骨后压榨样剧痛,持续时间多在 10~15min 以内,严重者在 20min 以上,可伴肩臂、后背、腹部、下颌等放射痛。疼痛可在休息、含服硝酸酯类药物后逐渐缓解。辅助检查:心电图可有 ST-T 段缺血改变,或心肌酶学有动态变化;心脏彩色多普勒超声有助于诊断心肌病、心脏瓣膜病变。②心包炎:咳嗽、体位变化可使疼痛加剧,早期即有心包摩擦音,心电图除 aVR 外,其余导联均有弓背向下的抬高,T 波倒置,无异常 Q 波。③主动脉夹层:胸骨后持续性剧痛,疼痛一开始即达高峰,常放射至背、胁肋、腹、腰和下肢,两上肢血压和脉搏可有显著差异,可有主动脉瓣关闭不全的表现,但一般无心肌酶学显著升高,行主动脉增强 CT 和超声检查有助于诊断。④肺栓塞:可发生胸痛、咯血、呼吸困难和休克,但有右心负荷急剧增加的表现如发绀、肺动脉瓣区第二心音亢进、颈静脉充盈、肝大、下肢水肿等,心电图典型表现为 $S_I Q_{III} T_{III}$ 征(即 Ⅰ 导联 S 波加深,Ⅲ 导联出现 Q/q 波及 T 波倒置),肺动脉增强 CT 检查有助于鉴别。

2.呼吸系统疾病　①胸膜炎和累及胸膜的肺炎:为炎症累及壁胸膜所致,为单侧和刀割样锐痛,吸气时加重,行胸部 CT 检查可帮助鉴别;②自发性气胸:多见于瘦高体型男性青壮年,X 线检查可见局部肺纹理消失,行胸部 X 线、CT 检查有助于诊断。

3.消化系统疾病 可根据病史、诱因、体格检查、心电图、血清生化标志物、CT和超声、胃镜检查等协助诊断。

4.胸廓疾病 ①颈、胸椎骨质增生，椎间盘突出，胸脊髓外肿瘤压迫神经后根，疼痛常呈持续性，有神经压迫症状，可行 CT 检查明确诊断。②带状疱疹：可见数个或成簇的水疱沿一侧肋间神经分布并伴剧痛，疱疹不超过体表中线。

5.纵隔疾病 纵隔气肿常表现为剧烈胸痛，向肩部放射，伴呼吸困难、发绀，可有皮下气肿，常因食管穿孔所致，可行胸部 CT 检查鉴别。

（二）诊断为 ACS 者，进一步明确亚型

1.ST 段抬高型心肌梗死（ST-elevation Myocardial Infarction，STEMI） 根据症状、心电图 ST 段抬高或新发左束支传导阻滞等典型改变，结合心肌损伤标志物可明确。

2.不稳定型心绞痛（Unstable Angina Pectoris，UA）/非 ST 段抬高型心肌梗死（NSTEMI） 根据临床表现、心电图改变及心肌损伤标志物可做出诊断。

（三）怀疑 ACS 者，进入 ACS 筛查流程

1.就诊时心电图和肌钙蛋白正常患者，需重复观察 6h 后心电图或肌钙蛋白变化。若患者持续胸痛，或需应用硝酸甘油缓解，提示高危，建议早期、连续复查心电图和肌钙蛋白。

2.若患者复查心电图示 ST-T 段动态变化或肌钙蛋白升高或血流动力学异常，则提示为 UA 或 NSTEMI，进入 UA/NSTEMI 救治流程。

3.若患者就诊后间隔 6h 或胸痛后 6~12h 心电图无 ST-T 段动态变化或肌钙蛋白没有升高，提示患者近期发生心肌梗死或死亡的风险为低危或中危，危险分层可用 TIMI 评分或 GRACE 评分。

（四）非 ACS 疾病筛查流程

未确诊 ACS 者，均需结合病史、胸痛特点、体征等，如有必要接受主动脉或肺动脉 CT 检查明确诊断，尽快排除主动脉夹层、肺栓塞或张力性气胸等致命性疾病，进一步完善相关辅助检查以确定病因。

四、救治原则

（一）紧急处理原则

若患者存在生命危险，立即建立静脉通路和吸氧，并给予药物对症处理，以求尽快稳定生命体征，必要时进行心肺复苏。

（二）ACS 的紧急处理

1.STEMI 的紧急处理　立即进入 STEMI 救治流程,目标是尽可能降低再灌注时间,挽救生命,改善预后。治疗措施包括:进行心肌再灌注治疗(急诊经皮冠状动脉介入术或溶栓治疗),并给予抗血小板、抗凝及优化心肌能量代谢等对症处理。

2.UA 或 NSTEMI 的紧急处理　治疗关键是准确进行危险分层,早期识别高危患者,根据不同危险分层给予相应介入或药物治疗方案。

3.ACS 筛查流程后提示 UA 或 NSTEMI,按照 UA/NSTEMI 流程处理。

4.ACS 筛查流程复查结果为阴性者,可进行危险分层:低危患者若没有其他引起胸痛的明确病因,可出院后 72h 内行心脏负荷试验或冠状动脉 CT 检查并于门诊就诊;中危患者建议请心内科医生会诊,出院前行上述检查。

（三）非 ACS 疾病治疗原则

1.怀疑主动脉夹层、肺栓塞或张力性气胸等致命性疾病者,需迅速对症治疗,避免病情恶化,并急请相应专科协助诊治。

2.怀疑其他低中危疾病者,应对症处理,逐步完善检查,症状缓解后到相关专科门诊进一步诊疗。

五、注意事项

1.急性胸痛病因繁多、严重性悬殊极大,预后常与疼痛程度不完全平行,早期诊断、危险分层十分重要。

2.对急性胸痛患者,应立即评估生命体征,先救命,再辨病。

3.ACS 是致命性非创伤性胸痛最常见的病因,对于急性胸痛患者必须常规做心电图检查。

第三节　急性腹痛

急性腹痛是急诊常见的主诉之一,占全部急诊就诊患者主诉的 10%。其中大于 65 岁的腹痛患者中需要住院处理的可高达 65%。由于有些引起腹痛的疾病可以迅速致人死亡,所以首先应对生命体征进行评估。接下来进行问诊,注意了解:腹痛的发生时间、部位、程度、规律、性质(撕裂样痛、绞痛、隐痛),外伤情况等;伴随症状,如食欲缺乏、恶心、呕吐、腹泻、便血、发热、排尿等情况;女性月经及性生活等。

一、病因

首先确定部位,然后分析原因,如出血、缺血、梗阻、穿孔、炎症(表1-3)。

表1-3　急性腹痛的常见病因

腹痛性质	腹腔内疾病	腹腔外疾病
弥漫性腹痛	腹膜炎、胰腺炎、胃肠炎、主动脉夹层、肠梗阻、肠系膜上动脉缺血、早期阑尾炎等	糖尿病酮症酸中毒、急性溶血、重金属(如铅)中毒、腹型过敏性紫癜、系统性红斑狼疮等
右上腹痛	急性胆囊炎、胆绞痛、急性肝炎、肝破裂、消化道穿孔、胰腺炎、急性阑尾炎等	带状疱疹、急性冠状动脉综合征、右下肺炎、肺栓塞等
右下腹痛	急性阑尾炎、肠炎、憩室炎、异位妊娠、卵巢黄体破裂、卵巢囊肿蒂扭转、盆腔炎、输尿管结石、疝等	腹壁血肿、精囊炎、腰肌损伤等
左上腹痛	胃炎、胰腺炎、脾破裂、脾梗死、腹主动脉瘤等	急性冠状动脉综合征、左下肺炎、肺栓塞等
左下腹痛	憩室炎、异位妊娠、卵巢黄体破裂、卵巢囊肿蒂扭转、盆腔炎、输尿管结石、疝等	腰肌损伤等

二、病情评估与危险分层

首先根据生命体征进行评估,如果不平稳,则表明病情危重。同时可以根据腹痛的持续时间及程度来判断。持续时间长的剧烈疼痛多表明病情急重。若患者有心、脑等器官的基础疾病,其危险程度亦增加,病情随时有急转恶化的可能,尤其应该引起重视。老年人阑尾炎腹痛更弥散,多半没有反跳痛。另外,也需要注意到艾滋病患者腹痛的情况,这些患者可由巨细胞病毒感染所引起的腹泻导致,也可以是卡波西肉瘤导致的肠梗阻,还可以是巨细胞病毒等引起的胆系感染。

三、诊断思路与流程

先按部位诊断(表1-3)。对于腹痛的性质,则按下述流程进行诊断(图3-1)。
在进行上述诊断的过程中,应该注意以下情况。对于上腹痛原因不明的老年人,尤其是具有心脏病危险因素者,应进行心电图检查。诊断盆腔炎或泌尿系感染时,要注意与阑尾炎相鉴别。年龄大于50岁的腹痛原因不明者,应该进行腹部超声或 CT 检查以除外主动脉夹层。

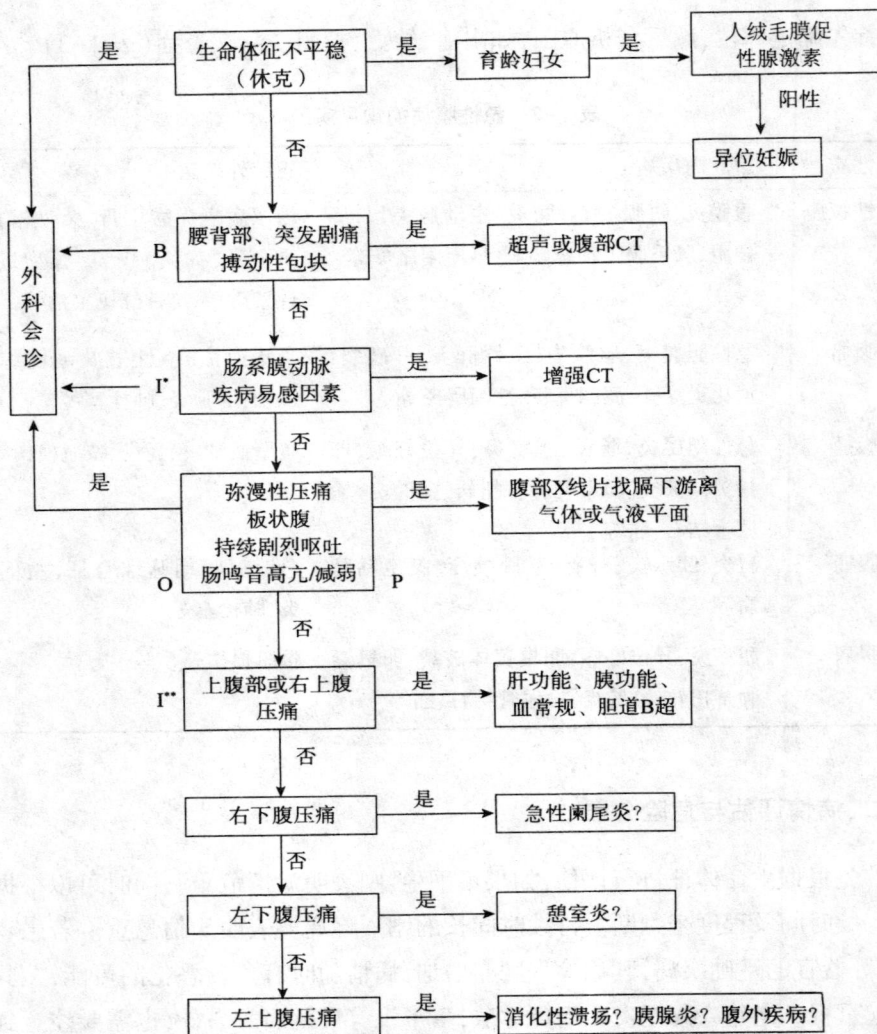

图 1-1　急性腹痛的诊断流程图

B(bleeding,出血):非外伤性出血,如异位妊娠、脾破裂、腹主动脉瘤破裂、肝癌破裂、消化道出血。

I*(ischemia,缺血):肠系膜血管阻塞、主动脉夹层。

O(obstruction,梗阻):胃肠梗阻,胆管、胰管、输尿管阻塞。

P(perforation,穿孔):胃肠道穿孔。I**(inflammation,炎症):急性阑尾炎、肝炎、胰腺炎等

四、救治原则

首先要对患者的全身情况进行正确评估,稳定患者的生命体征,然后早期诊

断;其次,要注意判断是否为外科疾病、是否需要手术治疗,并与外科医生协调好;再次,若需要进行手术治疗,则确定何时手术,做好术前的各项检查,并做好准备工作,让患者在恰当的手术时机得到治疗。

五、注意事项

1.不论是什么主诉,以维持生命体征为第一要务。明确是否有大量呕吐、是否意识不清,如有,则须马上进行呼吸道保护。未明确诊断前,应禁食、水观察,同时静脉补液,以防脱水。

2.在整个诊治过程,一定要注意首先除外危及生命的几个疾病,如腹主动脉夹层、实质性器官(肝、脾)破裂出血、肠系膜动脉缺血、空腔脏器(胃、肠、阑尾)穿孔等。若的确存在上述情况,注意掌握外科手术时机。

3.腹痛有部分原因是腹腔以外疾病,诊断时需要考虑。尤其是对危及生命的疾病,如急性心肌梗死、肺栓塞的识别。

4.对于有肠梗阻或肠麻痹的患者,给予胃管进行胃肠减压,并进行肛诊。许多临床医生因为肛诊的不方便而将其忽略,但这个简单的检查可以帮助判断直肠、下段结肠的解剖情况,因此可以进行这部分肠梗阻的原因鉴别。对于有感染倾向的患者,尽早应用抗生素。

5.是否镇痛一直是值得讨论的问题。过去的主张是不轻易应用药物,以免影响诊断。现在倾向于适当使用镇痛药物,以减轻患者痛苦。以吗啡类为佳,可不掩盖腹部体征。解热镇痛药物有抗炎作用,可以掩盖早期腹膜炎的表现,不建议使用。

第四节　急性头痛

头痛(headache)是临床常见的症状,一般头颅上半部(包括眉弓、耳轮上缘和枕外隆突连线以上部位)的疼痛统称头痛。病程在 2 周内的为急性头痛,病程在 3 个月内的为亚急性头痛,病程大于 3 个月为慢性头痛。急性头痛主要为急性发作的头部疼痛,是神经急危重病常见症状,给患者带来极大痛苦,有时甚至威胁患者生命。

一、病因

引起急性头痛的原因很多,可分为器质性和非器质性两大类(表 1-4)。

表1-4　急性头痛的常见病因

器质性头疼	非器质性头疼
颅内疾病	偏头痛
颅脑外伤(脑挫裂伤、硬膜下血肿、硬膜外血肿等)	丛集性头痛
急性脑血管病(高血压性脑出血、脑室出血、蛛网膜下腔出血等)	紧张性头痛
颅内感染性疾病(如病毒性脑炎、化脓性脑膜炎等)	慢性阵发性偏侧头痛
颅内肿瘤(神经胶质瘤、脑膜瘤等)	神经性头痛等
颅内压降低或增高等	
颅外疾病	
全身感染性疾病	
内分泌代谢病	
中毒性疾病	
五官科疾病如鼻窦炎	
药物戒断等	

二、病情评估与危险分层

很多疾病都能导致急性头痛,关键是对引起急性头痛的病因进行全面分析,明确诊断。要对病情轻重进行合理评估,对一般疾病引起的头痛作一般处理,对危重疾病引起的头痛要高度重视。要有危险分层意识,由非器质性病变引起的没有生命危险的急性头痛属于低危,由器质性病变引起的有生命危险的急性头痛属于高危。对高危情况如蛛网膜下腔出血、严重的颅内感染等要做好医患沟通,避免出现不必要的医疗纠纷。对诊断不明确的严重急性头痛患者按高危进行观察与处理。

三、诊断思路与流程

对急性头痛的诊断要全面分析,根据病史、查体及实验室检查的有关资料,结合所掌握的理论知识作全面而辨证的分析,找出其规律性,以利于明确诊断。

按头痛的起病方式、头痛部位、头痛发作及持续时间、头痛程度、伴随症状和加重或缓解因素等方面进行分析,常可很快做出初步诊断,或进一步缩小思考和检查范围(图1-2)。

急性头痛

| 头痛、颈抗、发热 | 头痛、偏瘫、无发热 | 头痛、无体征 |

颅内感染性疾病　　脑血管疾病或肿瘤　　非器质性头痛

腰椎穿刺、脑电图　　颅脑CT检查　　进行CT检查排除器质性疾病

脑脊液异常脑电图正常　　脑脊液正常脑电图异常　　高密度影　　低密度影　　留观处理

颅内出血　　梗死或肿瘤

脑膜炎（病毒性、细菌性）　　脑炎（病毒性、细菌性）　　急诊住院

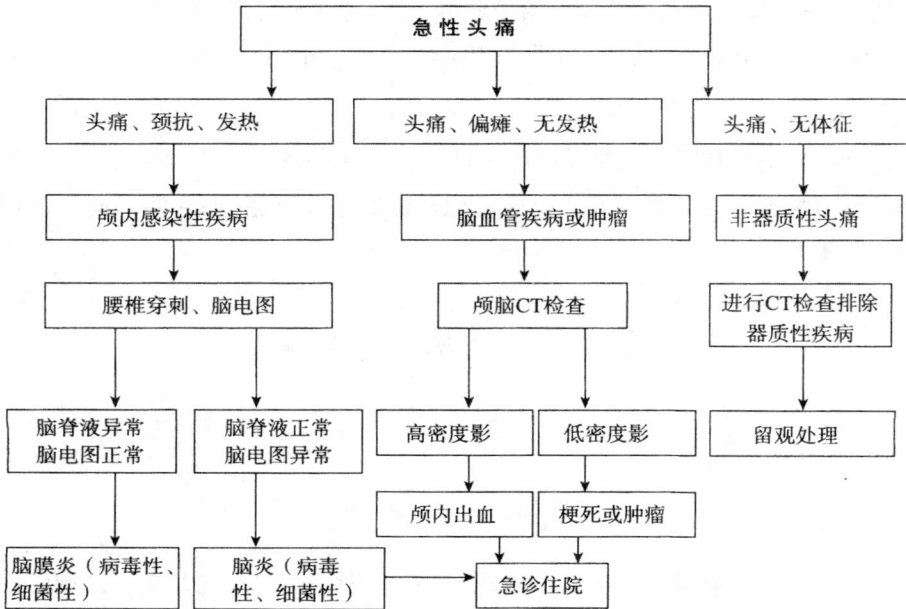

图1-2 急性头痛的诊断流程

四、救治原则

(一)急诊处理

1.镇痛镇静,无论任何原因所致头痛,特别是剧烈难以忍受者,均需立即给予镇痛处理,可给予异丙嗪与氯丙嗪镇静,给予曲马朵、布洛芬等镇痛。

2.伴随呕吐症状怀疑颅内压增高者即刻给予高渗性脱水剂进行降颅内压治疗。

(二)迅速明确诊断,针对病因进行治疗

1.头痛突然发生、无发热、无偏瘫体征但脑膜刺激征阳性者要高度怀疑原发性蛛网膜下腔出血或脑室出血,在镇静镇痛、降颅内压情况下立即作颅脑 CT 检查或腰椎穿刺检查。

2.头痛突然发生、伴随偏瘫体征而有或无脑膜刺激征者要高度怀疑脑出血,在镇静镇痛、降颅内压情况下立即作颅脑 CT 检查。

3.头痛急性发生、伴随发热、脑膜刺激征阳性者要怀疑颅内感染性疾病,在镇静镇痛、降颅内压情况下立即作腰椎穿刺检查及脑电图检查,必要时作颅脑 CT 检查。

4.头痛突然发生,而神经系统无阳性体征,且以往有类似发作者要高度怀疑血

管功能性头痛,排除器质性头痛后给予镇静、镇痛等对症处理。

5.偏头痛给予麦角胺咖啡因、曲普坦类药物(triptans)等治疗。

(三)综合治疗

诊断明确前根据经验或相关指征采取抗感染、脱水降颅内压等综合治疗,诊断明确后给予病因治疗。有手术适应证者积极做好术前准备,如立体定向微创颅内血肿清除术等。

第五节　其他急性疼痛

一、急性颈肩痛

(一)病因

急性颈肩痛的病因见表1-5。需要注意的是创伤引起的枕颈交界区域的疼痛如寰枢椎旋转半脱位,因为普通的 X 线片常不能发现,也常常不被重视、易误诊而造成永久性功能障碍。

表 1-5　急性颈肩痛的病因

分类	病因
急性创伤	急性创伤性颈椎间盘破裂、颈椎椎体骨折、棘突骨折、枕骨髁骨折、齿状突骨折、枢椎椎弓骨折、寰枢椎脱位、寰枢椎旋转半脱位、挥鞭伤、肌肉韧带损伤
椎间盘源性	轻微外伤性颈椎间盘突出破裂、原有颈椎病史急性发作、颈椎间盘特异性或非特异性感染(结核/化脓性椎体炎)
无菌性炎症	落枕、颈臂丛神经根炎、枕大神经炎

(二)病情评估与危险分层

1.病情评估　急性创伤引起的颈项痛,常有明显的外伤史。立即评估神志状态、肢体能否活动、有无半侧肢体或某个区域的感觉障碍,检查肛门括约肌紧张性,生命体征平稳后立即摄 X 线片,枕颈区域的 CT 平扫及重建,发现骨折或骨折脱位、椎间盘突出等证据。寰枢椎旋转半脱位主要表现为颈痛,包括低头和仰头在内的颈部旋转受限,CT 轴位图像可见齿状突两侧间隙不对称;颈椎的骨折或骨折脱位在 X 线片中易于辨认。

急性颈椎间盘突出破裂常常表现为颈痛伴剧烈的神经根性疼痛如三角肌区、

上臂外侧等疼痛,头颈部屈伸活动受限,不能低头或仰头,同时伴有相应节段的肌力改变如肩外展无力等,部分患者表现为昼夜疼痛不能入睡或健手举着患肢来诊,十分痛苦;应摄 X 线片、椎间盘 CT 扫描及颈椎 MRI,可见破裂的椎间盘突出的方向、有无椎管狭窄、椎间盘的高度和信号改变。必要时可摄颈椎过伸、过屈的动力位片以判断颈椎间盘间隙有无狭窄、颈椎失稳、正常颈椎前屈等的曲度的改变,特别注意判断有无椎间盘突出的证据,以及突出的节段和方向与症状、体征是否符合。

无菌性炎症引起的急性颈肩痛主要发生在青壮年,性别差异不明显。有晨起重、午后轻的特点,常有夜间睡眠着凉等病史,主要表现为一侧颈项部、肩胛骨周围、斜方肌和锁骨上窝区域的疼痛,也可表现为枕颈甚或耳廓区域疼痛等,疼痛的性质可为痉挛样疼痛、烧灼样痛、酸胀疼痛或伴肩背胀麻,影响睡眠。查体可见强迫体位,头歪向一侧,患侧横突区、胸锁乳突肌和斜方肌交界区域压痛,或伴有放射至枕部、肩胛区、三角肌区及胸前区的疼痛,上述区域有程度不同的感觉减退或痛觉过敏。椎间盘破裂突出压迫神经根的患者在神经根的节段区域有明显的感觉障碍以及肌力的改变,Hoffmann 征阴性,偶可发现前胸后背部位的贴敷膏药痕迹、拔罐的烙印甚或有水疱。

2.危险分层 急性创伤导致的颈肩痛,如果伴有脊髓损伤,不管全瘫与否,应优先处理。首先应开放气道,保持呼吸道的通畅,需要时可行气管内插管,需要紧急处理可请专科医生会诊协助。

急性颈椎间盘突出破裂和无菌性炎症引起的急性颈肩痛不会影响生命体征,有时需要专科医生协助诊疗。

(三)诊断思路与流程

见图 1-3。

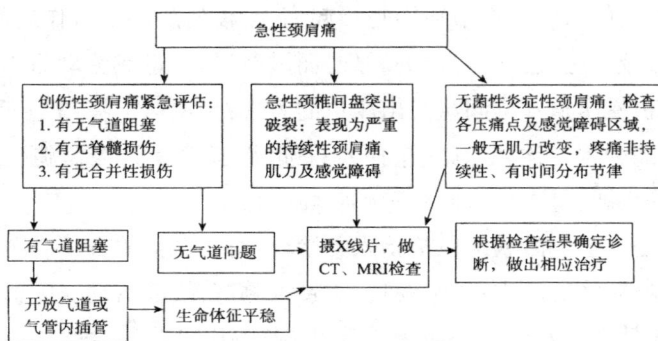

图 1-3 急性颈肩痛的诊断思路与流程

（四）救治原则

创伤引起的颈椎骨折脱位应收入院，先做颅骨牵引等治疗，合并脊髓损伤时需要尽早行神经减压术或同时做颈椎融合；寰枢椎脱位或旋转半脱位入院后先行颅骨牵引，根据复查结果再做进一步治疗。

急性颈椎间盘突出破裂或无菌性炎症性颈肩痛首先采用保守治疗如颈部制动、局部热疗或膏药贴敷等，可同时服用非甾体类药物依托考昔（安康信）、双氯芬酸（扶他林）等口服药物，疼痛难忍者可给予阿片类制剂如小剂量吗啡等，同时服用一些缓解肌肉痉挛、提高痛阈的药物如乙哌立松、加巴喷丁等。药物治疗无效、无明确颈椎间盘突出的证据、有明确压痛点的患者也可行颈部神经根局部封闭治疗；有明确颈椎间盘突出的证据且保守治疗无效者可采用椎间盘部分切除等手术治疗。

（五）注意事项

对于创伤引起的颈椎骨折脱位特别是陈旧性或外院转来的患者要注意检查是否合并褥疮、肺炎或泌尿系感染，注意有无电解质紊乱或精神障碍。

二、急性腰痛

（一）病因

急性腰痛的病因包括急性腰椎间盘突出症、急性腰椎小关节紊乱综合征、急性腰扭伤等。

（二）病情评估与危险分层

1.病情评估　以急性腰痛来诊的患者最多见的是急性腰椎间盘突出或破裂。首先要明确患者的年龄，有否外伤史，有否被诊断为腰椎间盘突出症的病史，腰痛病史的长短，疼痛的时间分布节律即是晨起痛、半夜痛醒还是劳作后的傍晚痛。晨起疼痛、活动后减轻是炎症性疼痛的表现，而晨起轻、行走或劳动后重、到下午或晚间最痛往往是机械压迫即椎间盘突出压迫的表现；是突然发作还是渐进性的，哪些因素能影响腰痛的程度比如咳嗽、排便及打喷嚏；腰痛是否涉及腿痛，是一侧还是双侧、大腿还是小腿，是否伴有麻木等感觉障碍。

患者常常是强迫侧卧或跪位被抬入急诊科，对于医生的查体有恐惧感，由于剧烈的疼痛常忽略肢体的麻木；经常发现：①腰椎侧弯，腰部活动受限，以前屈受限最明显；②腰4、5棘突及其旁侧的肌肉压痛、叩击痛和叩击放射性一侧下肢痛，伴有骶棘肌痉挛；③直腿抬高试验及加强试验阳性；④感觉障碍，多表现为小腿的外侧，第 1、2 拇指间或足底外侧等区域的皮肤感觉减退,累及马尾神经者,可无明显疼痛而表现为马鞍区感觉减退;⑤相应节段的肌力下降,第 5 腰神经根受累时拇趾背伸力下降,第 1 骶神经根受累时足及趾跖屈力下降;⑥反射改变,第 4 腰神经根受累时可出现膝腱反射减退,第 1 骶神经根受累时则跟腱反射减退或引不出。

　　CT 检查对于急性腰痛患者可即刻明确诊断,减少了不必要的搬动与体位改变带来的痛苦,对于明确有椎间盘突出且预计需要手术治疗的患者,在症状缓解后再行 X 线摄片及 MRI 检查可明确腰椎的畸形与椎间盘突出和信号的改变,有利于手术计划的制订。

　　2.危险分层　要特别注意有无合并二便失禁的情况。急性腰椎间盘突出破裂伴有巨大髓核脱出的患者偶尔会有尿失禁,甚至带着尿袋来诊。遇此种情况应即刻行 CT 或 MRI 明确诊断,尽早行手术治疗。

　　(三)诊断思路与流程

　　腰椎间盘突出症是常见病。鉴别诊断包括急性腰椎小关节紊乱综合征与急性腰扭伤等(图 1-4)。

　　要结合详细的病史、主要的临床体征、影像学检查的结果,确保病史、体征、影像学结果相统一,如有不相符的地方应进一步检查确认,必要时请神经内科会诊以排除亚急性联合病变等内科疾病。

　　(四)救治原则

　　急性腰椎间盘突出破裂的治疗以手术治疗为主。作为术前准备和保守治疗的措施,甘露醇、皮质醇类激素、七叶皂苷钠等脱水治疗可减轻神经根水肿,同时给予强力的镇痛药物以缓解症状,主要是非甾体类药物如依托考昔、双氯芬酸等,有时为了让患者配合检查而首先给予吗啡。保守治疗无效、腰椎管狭窄或合并明显腰椎不稳定是手术的适应证。手术一般采用单纯髓核摘除术,合并腰椎管狭窄和腰椎不稳定的患者,慎重考虑腰椎内固定植骨融合术;急性腰椎小关节紊乱综合征及急性腰扭伤等主要采用卧床休息、解疼镇痛、理疗康复等保守疗法;药物治疗同急性颈肩痛。

```
        ┌─────────────────┐
        │  急性腰椎间盘突出症  │
        └─────────────────┘
```

病史要点	确定诊断还	检查要点
1. 既往有无腰痛史	需要	1. 直立时脊柱有无异常
2. 疼痛发作的时间和方式	1. 腰椎X线片	2. 腰椎的活动程度
3. 疼痛的部位和放射范围	2. CT扫描甚	3. 棘突两侧有无压痛、叩击痛
4. 疼痛的时间分布	或重建	与放射痛
5. 影响因素：姿势、咳嗽	3. MRI检查	4. 直腿抬高试验
		5. 神经功能检查

下肢神经功能检查要点

受累神经	感觉障碍	腱反射	肌力改变
L3	臀部，大腿前侧及后内侧	膝腱反射减弱	大腿内收肌力减退
L4	臀部，大腿前侧，小腿内侧及内踝	膝腱反射减弱	伸膝及踝背伸力弱
L5	臀部，大腿后外侧，小腿外侧，足背外侧，第1、2拇趾间	—	拇趾背伸力及臀中肌力弱
S1	臀部，大腿和小腿后侧，小拇趾	跟腱反射减弱或消失	踝及趾跖屈力减弱臀大肌力减弱

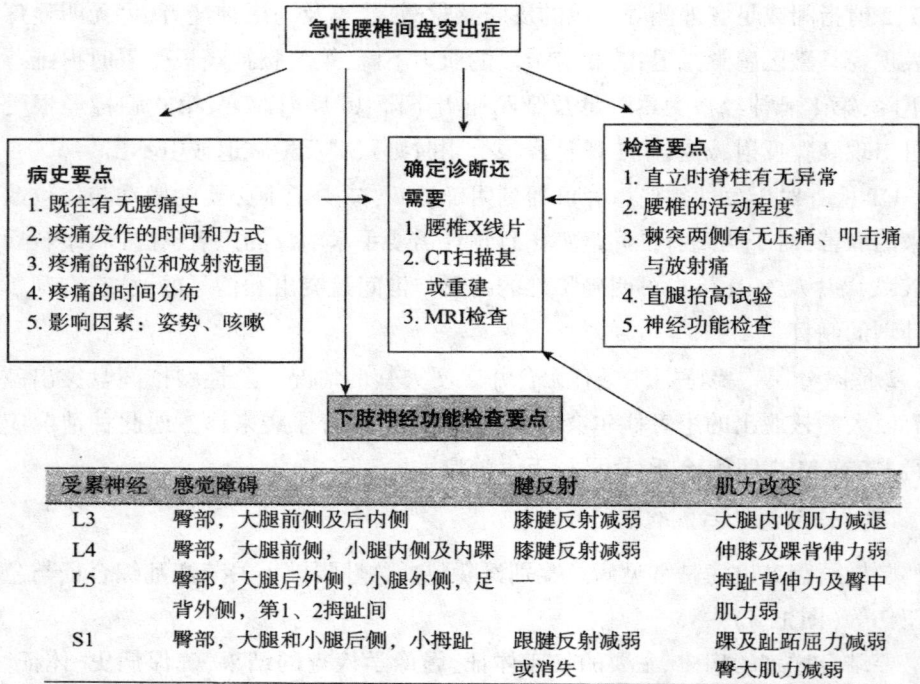

图 1-4　急性腰痛的诊断思路与流程

（五）注意事项

要认真检查直腿抬高试验是否为阳性。正常情况下，下肢伸直抬高到 60°～70°始感腘窝不适，在有突出物压迫神经根的情况下，抬高 60°以内即可出现放射性下肢痛，称为直腿抬高试验阳性；在直腿抬高试验阳性时，缓慢降低患肢高度待放射痛消失，这时再被动屈曲踝关节，如有放射痛则称为加强试验阳性，该体征是急性腰椎间盘突出症的典型表现之一；合并马尾神经压迫者表现为尿失禁，严重者可出现排便失禁，应尽早手术治疗。对于需要手术的患者，X 线、CT 及 MRI 检查三者缺一不可，不能互相替代。

第六节　发　热

临床上按热度高低将发热分为低热（37.3～38℃）、中度发热（38.1～39℃）、高热（39.1～41℃）及超高热（41℃以上）。因发热的病因复杂，诊断困难，其常是急诊的复杂疑难病症。

一、病因

按有无病原体侵入机体分为感染性发热和非感染性发热两大类,以前者多见,占发热病因的 60%~70%。引起感染性发热的病原体有细菌、病毒、支原体、衣原体、立克次体、螺旋体、真菌及寄生虫等。不论急性还是慢性、局灶性还是全身性感染均可引起发热。非感染性发热是由病原体以外的其他病因引起的发热。见表1-6。

表 1-6　发热的常见病因

类型		病因
感染性发热	病毒感染	流行性感冒及其他病毒性上呼吸道感染,急、慢性病毒性肝炎,流行性出血热,严重急性呼吸综合征,艾滋病,传染性单核细胞增多症,流行性乙型脑炎,脊髓灰质炎等
	细菌感染	急性细菌性上呼吸道感染,细菌性肺炎,支气管扩张并发感染,胸膜炎,结核病,炭疽,心包炎,感染性心内膜炎,急、慢性泌尿系感染,急、慢性胆道感染,急、慢性腹腔感染(包括急腹症),局灶性细菌感染如肝脓肿、肺脓肿、膈下脓肿、肾周脓肿、臀肌脓肿、脑脓肿及浅部化脓性感染(疖、痈、皮下急性蜂窝织炎),脓毒症,急性细菌性痢疾,伤寒或副伤寒,流行性脑脊髓膜炎等
	支原体、衣原体感染	鹦鹉热,支原体肺炎,衣原体肺炎等
	立克次体感染	斑疹伤寒,恙虫病
	螺旋体感染	钩端螺旋体病,回归热,鼠咬热
	真菌感染	深部真菌感染与真菌性脓毒症(包括隐球菌病、念珠菌病、曲霉菌病)等
	寄生虫感染	疟疾、急性血吸虫病、阿米巴肝脓肿、丝虫病、人旋毛线虫病等
非感染性发热	吸收热	物理和机械性损伤:大面积烧伤,创伤,大手术后,骨折,内脏出血和热射病等
		血液系统疾病:白血病,恶性淋巴瘤,恶性组织细胞病,骨髓增生异常综合征,多发性骨髓瘤,急性溶血,血型不合输血等

类型	病因
	肿瘤:血液恶性肿瘤之外的各种恶性肿瘤
变态反应性疾病	药物热,血清病
结缔组织病	风湿热,系统性红斑狼疮,结节性多动脉炎,皮肌炎,多发性肌炎,成人 Still 病,干燥综合征,硬皮病,原发性血管炎等
中枢性发热	中暑,颅内出血或颅内肿瘤,间脑综合征,自主神经功能紊乱和感染后低热
其他病因	甲状腺功能亢进症,甲状腺危象,亚急性甲状腺炎,痛风,严重脱水,输液或输血反应,坏死性肉芽肿及原因未明等

二、病情评估与危险分层

(一)病情评估

发热的临床表现多种多样,引起发热的病因复杂。尽管感染性发热占多数,但有近 10% 的患者最终亦不能明确病因。为提高发热病因的诊断率,降低由发热引起的机体病理生理变化而导致的脏器功能不全或衰竭,要关注病史和病情特点。

1.识别热度、热程、热型,区分是急性发热还是慢性发热。急性发热病程在 2 周以内,以感染性疾病最为常见。慢性发热指发热持续 3 周以上,发热病因较复杂。

2.初步判断是感染性发热还是非感染性发热,了解引起这两类发热的常见疾病的诊断依据。

3.尽快筛查出危及生命的高危发热患者。

4.进行全面细致的体格检查,重点检查皮肤、黏膜有无皮疹及出血点,精神意识状态及肝脾、淋巴结是否肿大。

5.仔细、反复询问病史,了解患者的基础病、免疫及营养状况、用药史及近期住院史。关注发热伴随症,如:①发热伴寒战多见于脓毒症、大叶性肺炎、亚急性细菌性心内膜炎、流行性脑脊髓膜炎、急性胆道感染、药物热、急性肾盂肾炎、输液或输血反应。②发热伴黄疸、右上腹痛应考虑肝、胆道系统的感染。③发热伴局部淋巴结肿大常提示局部急性炎症病变,伴全身性淋巴结肿大是广泛性淋巴组织病变或全身性感染的病征。④发热伴意识障碍、头痛或抽搐应考虑中枢神经系统感染。⑤发热伴多系统症状,要考虑脓毒症或全身多部位感染。⑥发热伴全身多部位出血可见于某些血液病,也可见于重症感染及某些急性传染病。

6.进行全面深入的辅助检查。辅助检查可补充病史与体检的不足,尤其对一些仅以发热为主要症状而缺乏明确反映脏器损害的症状和体征的患者有重要的诊断与鉴别诊断意义。除常规检查外,要做各种体液和传染病的病原学及血清学检查、炎症和肿瘤标志物的血清学检查、结缔组织病相关检查及活体组织检查等。

(二)危险分层

评估病情的同时进行危险分层。危及生命的发热的患者需进入重症监护病房,在生命体征监护下进行诊治。对不危及生命的发热的患者主要采取病因治疗。对慢性不明原因发热的患者,进行深入全面细致的检查,多学科会诊查找病因。

发热患者具备下列其中一项或以上者应视为高危发热患者:①年龄大于75岁;②发热伴不同程度的意识障碍;③发热伴抽搐或精神障碍;④发热伴呼吸窘迫;⑤发热伴血流动力学不稳定;⑥发热伴内环境紊乱;⑦发热伴低氧血症;⑧发热伴免疫缺陷性疾病;⑨发热伴多器官损害;⑩发热伴全身皮疹或出血;⑪发热伴基础病,尤其是患有糖尿病者。

三、诊断思路与流程

对大部分发热患者通过仔细询问病史、仔细查体可明确诊断。对小部分患者根据病史和体格检查结果指导选择相关的辅助检查以明确诊断。有少数患者,通过各种检查也难以做出病因诊断,需要继续密切观察病情变化或按可能性较大的病因进行经验性诊断治疗。发热诊断的流程见图1-5。

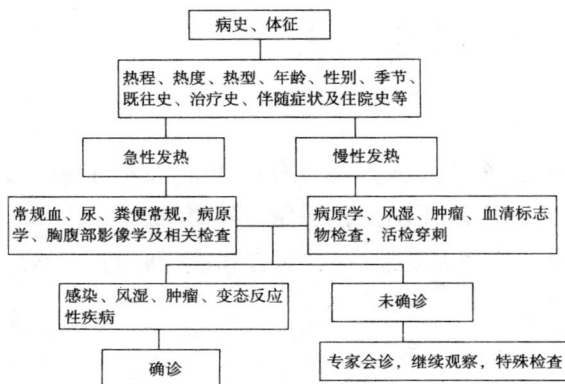

图1-5　发热诊断的流程

在临床实践中,以发热为主诉就诊者是急诊最常见情况之一,其中以急性发热最常见。引起急性发热的原因很多,绝大多数为感染性发热,以呼吸道、泌尿道和消化道感染最为多见。除需要鉴别这些系统感染性疾病外,还要注意某些急性传染病和其他系统的感染。这些疾病的发热常伴有不同的临床表现和相应系统或部位的症状和体征,不难诊断。其中要重视脓毒症,这是目前急诊常见的全身性严重感染,其常见致病原有:金黄色葡萄球菌、需氧性革兰阴性杆菌、表皮葡萄球菌、肠球菌、厌氧菌及真菌等。其次为结核病、伤寒、副伤寒及少见的人感染猪链球菌病、炭疽等。脓毒症、脓毒性休克和中枢神经系统感染强调早期综合救治。

四、救治原则

主要是病因治疗。根据热程、热度、年龄及临床表现反映的病情变化作为诊断、评估病情和预后的重要参考。对于低热和中度发热,在疾病未得到确诊和有效治疗时,不宜采取解热治疗。即使是高热患者,未有依据诊断感染性发热和诊断未明确前,也不要轻易应用抗菌药和解热药。

1.高危发热患者。收入监护病房加强医疗护理,建立静脉通路,实施气道管理,必要时予以呼吸支持治疗。立即采集血、痰、尿标本进行病原学及相关辅助检查,可疑感染性发热可进行初始经验性抗菌药治疗,尽快根据病原学检查结果针对致病原用药。

2.对于轻度的局限性细菌或病毒感染患者,可选择院外口服抗菌药治疗。

3.支持、对症治疗。卧床休息,补充水、电解质,进食清淡饮食,补充营养及对症治疗。高热时可采取物理降温和适当的药物降温。

4.注意纠正和维护重要脏器的功能。

5.稳定内环境和进行免疫调理治疗。

6.防治基础病发作和并发症。

五、注意事项

1.对复杂发热的患者,若涉及多学科疾病,请相关专科会诊,共同诊治。

2.部分发热的患者具有传染性,注意做好隔离防护。

3.交代病情,若发热病因复杂,存在病程和诊疗时间长、费用高甚至难以确诊的可能,应做好记录。

第七节　心　悸

一、病因

心悸的病因常见的有三个方面,包括心律失常、心肌收缩力增强和自主神经功能紊乱,具体见表1-7。

表 1-7　心悸的常见病因

类型			病因
心律失常	缓慢性心律失常		窦性心动过缓、病态窦房结综合征、二度或三度房室传导阻滞等
	快速性心律失常		窦性心动过速、阵发性室上性心动过速、心房扑动或心房颤动伴快速心室率、室性心动过速等
	其他心律失常		房性期前收缩、房室交界区性期前收缩、室性期前收缩等
心肌收缩力增强	生理性原因		健康人在剧烈活动、大量吸烟、饮酒、饮浓茶或咖啡或精神过度紧张之时;应用某些药物如麻黄碱、咖啡因、氨茶碱、肾上腺素类、阿托品、甲状腺片等
	病理性原因	心血管疾病	感染性心内膜炎、心肌病、心包炎、心肌炎、脚气性心脏病等
		非心血管疾病	贫血、高热、甲状腺功能亢进、低血糖发作、嗜铬细胞瘤、胸腔积液、气胸、活动性肺结核、腹水、肠梗阻等
自主神经功能紊乱			心脏神经症等

二、诊断思路与流程

应立即评估其神志、呼吸、脉搏、心率、血压、氧饱和度等基本生命体征,面对血流动力学不稳定患者时,需迅速而正确地做出诊断。应注意只有排除器质性病变,才能诊断功能性疾病;只有排除病理性原因,才能考虑生理性原因。诊断思路:询问病史,进行体格检查,尽快明确有无心律失常及性质,明确有无器质性心脏病。

1.询问病史 应详细了解心悸的诱因、发作持续时间、伴发症状、既往史等。

（1）发作诱因：了解患者发病前有无大量饮浓茶及咖啡、过量吸烟及饮酒等；有无服药史；注意有无外伤、精神刺激等。若心悸多在静息时发生，转移注意力（如聊天、适量运动等）后症状可消失，一般为神经功能紊乱。

（2）发作的频率、病程：了解患者心悸发作为阵发性还是持续性，发作和终止是突然的还是渐缓的，以及整体病史的长短。心律失常如室上性心动过速所引起的心悸多表现为突发突止，此时还应注意患者是否伴有意识改变及周围循环障碍等，以便及时处理。

（3）伴随症状：①伴心前区疼痛：见于急性冠状动脉综合征、心肌炎、心包炎等，亦可见于心脏神经症。②伴发热：见于急性传染病、风湿热、心肌炎、感染性心内膜炎等。③伴晕厥或抽搐：见于高度房室传导阻滞、心室纤颤或室性心动过速、病态窦房结综合征等。④伴呼吸困难：见于急性心肌梗死、心力衰竭、心肌炎、心包积液、肺栓塞、重度贫血等。⑤伴消瘦及出汗：见于甲状腺功能亢进、结核、低血糖发作等。⑥伴贫血：见于多种原因引起的急性失血，同时可伴有出汗、血压下降或休克。慢性贫血所导致的心悸多在劳累后明显。⑦伴失眠、头晕及乏力等神经衰弱表现：多见于心脏神经症。

（4）既往病史：询问患者有无心血管疾病（如高血压、冠心病、心脏瓣膜病等）、内分泌疾病（甲状腺功能亢进、糖尿病、嗜铬细胞瘤等）、肾疾病（如肾性贫血等）、神经症等。

2.体格检查 首先进行生命体征和一般检查，然后按照头、颈、胸、腹、四肢等顺序进行检查。

（1）生命体征：监测体温、血压、心率、呼吸、脉搏、氧饱和度等。

（2）头部：是否存在二尖瓣面容、突眼，睑结膜有无苍白，口唇有无发绀等。

（3）颈部：甲状腺大小、有无震颤、血管杂音、有无颈静脉怒张等。

（4）胸部：有无心界扩大；有无病理性杂音等。

3.尽快完善相关辅助检查

（1）测定血常规、血生化、血糖、甲状腺功能等，以明确病因是否为非心血管疾病。

（2）心电图或动态心电图可明确心律失常性质，必要时可行心脏电生理检查以确定心悸是否为心律失常所致。

（3）超声心动图明确有无器质性心脏病并评价心功能。

三、救治原则

明确病因,积极治疗原发病,根据心律失常类型做相应处理,对无心律失常者对症治疗。如属机体对内、外环境突然变化的正常应激反应,无需特别治疗;机体神经功能失调所致心悸,可给予心理治疗;对于病理性原因所致者应积极治疗原发病(图1-6)。

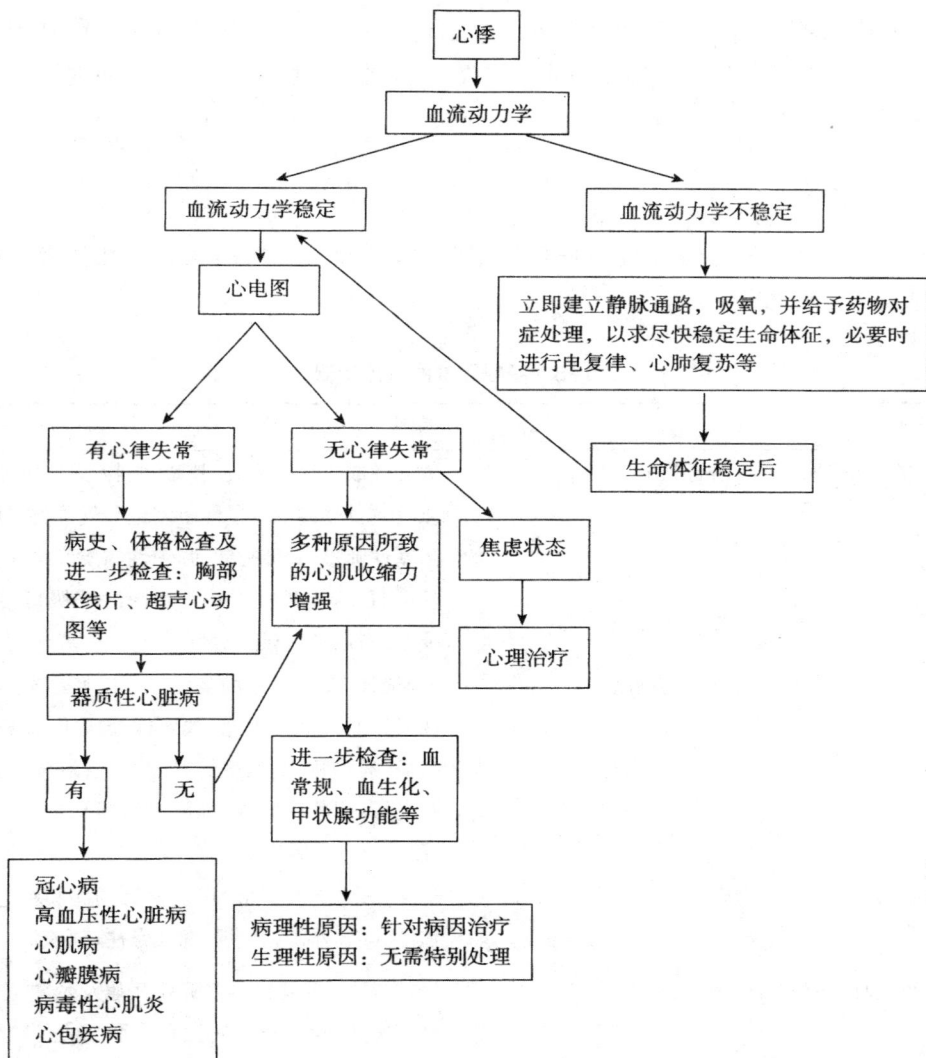

图1-6　心悸的救治流程

四、注意事项

1.应仔细询问病史,进行体格检查,以求明确诊断。

2.注意患者的生命体征情况,及时处理。

第八节　呼吸困难

呼吸困难(dyspnea)是指患者主观上感到空气不足、气急、呼吸费力或呼吸不适,临床表现为呼吸频率、幅度和节律的改变,辅助呼吸肌参与呼吸,严重时可出现端坐呼吸、鼻翼扇动、发绀等。

一、病因

呼吸困难的常见病因见表1-8。临床上以呼吸系统疾病及心源性呼吸困难多见。

表1-8　呼吸困难的常见病因

类型		病因
呼吸系统疾病	肺部疾病	大叶性或支气管肺炎、肺脓肿、肺水肿、肺不张、肺尘埃沉着症、慢性阻塞性肺气肿、慢性阻塞性肺疾病、肺梗死、弥漫性间质纤维化、传染性非典型肺炎(严重急性呼吸综合征)、急性呼吸窘迫综合征等
	呼吸道梗阻	喉、气管、大支气管的炎症、水肿、肿瘤或异物所致的狭窄或阻塞,如急性会厌炎、急性喉炎、喉水肿、喉与气管异物、气管肿瘤、气管受压(甲状腺肿大、纵隔肿瘤等)、支气管哮喘、支气管肺癌等
胸壁、胸廓与胸膜疾病		气胸、大量胸腔积液、广泛显著的胸膜粘连增厚、胸廓外伤、严重胸廓及脊柱畸形等
神经-肌肉疾病与药物不良反应		脊髓灰质炎和运动神经元疾病累及颈髓、急性多发性神经根神经炎、重症肌无力、药物(肌松剂、氨基糖苷类抗生素、克林霉素等)导致呼吸肌麻痹等

续表

类型		病因
	横膈疾病与运动受限	重度肠胀气、膈肌麻痹、大量腹水、过度肥胖、腹腔巨大肿瘤、臂扩张和妊娠晚期等
心血管系统疾病	心力衰竭、急性冠状动脉综合征、心瓣膜病、高血压性心脏病、心肌病、心肌炎、心包积液等	
中毒性疾病	各种原因引起的酸中毒	急慢性肾衰竭、糖尿病酮症酸中毒、肾小管性酸中毒等
	急性感染与传染病	感染性毒血症等
	药物和化学物质中毒	吗啡类、巴比妥类、苯氮䓬类药物、有机磷农药或灭鼠剂中毒；化学毒物或毒气如一氧化碳、亚硝酸盐、苯胺、氯气、氨、光气、二氧化硫、氰化物等中毒
血液和内分泌系统疾病		重度贫血、白血病、输血反应、甲状腺危象等
神经精神性疾病	器质性颅脑疾病	脊髓灰质炎、重症肌无力、格林-巴利综合征、颅脑外伤、脑血管意外、脑炎、脑膜炎、脑脓肿及脑肿瘤等
	精神或心理疾病病	癔症、抑郁症等
其他		中暑、高原病、肺出血性钩端螺旋体病等

二、病情评估与危险分层

（一）病情评估

1.对于呼吸困难患者,应立即评估神志、呼吸、脉搏、心率、血压、氧饱和度等基本生命体征,迅速进行必要的体格检查,判断并识别有无呼吸停止、气道阻塞、严重低氧血症、心律失常、血流动力学障碍、低血压、休克等危及生命的症状和体征,并立即实施抢救。

2.尽快完善相关的辅助检查,进行血常规、D-二聚体、电解质检查,血气分析、胸部X线检查、胸部CT检查、心电图、超声心动图、肺功能检测、纤维支气管镜、支气管造影、肺部血管造影等。

（二）危险分层

早期对呼吸困难患者进行危险分层。出现呼吸弱或不规则、严重发绀、氧饱和度极低等危及生命的体征时应评估为极高危,需立即抢救。经抢救生命体征稳定后,给予初步诊断,怀疑为气道阻塞、急性肺栓塞、急性肺水肿、张力性气胸等的患者应评估为高危,需迅速给予相关的检查和对症处理;其他如哮喘、肺心病、肺炎、胸膜炎等生命体征平稳者,可评估为低危,应逐步完善相关检查,进行病因治疗。

三、诊断思路与流程

（一）呼吸系统疾病

1.上呼吸道疾病　　常见于喉及气管内异物、喉水肿或肿物。有异物吸入史、过敏史等相关病史,表现为吸气性呼吸困难、三凹征,可听见喉鸣音,用喉镜或支气管镜进行咽喉部或支气管上段检查时可发现阻塞性病变或异物。

2.支气管及肺部疾病　　急性支气管炎、肺炎、支气管哮喘、急性肺水肿等,有相关病史,肺部可闻及干湿啰音,胸部 X 线或 CT、血常规检查等可诊断。

3.肺血管疾病　　如急性肺栓塞。多有长期卧床、手术后、持续性心房颤动等病史,突然出现呼吸困难,伴胸痛、咯血等症状,给予 D-二聚体、肺动脉造影等检查可诊断。

4.其他　　如气胸、胸腔积液等,胸部 X 线检查可明确诊断。

（二）心血管系统疾病

1.急性左心衰竭　　常有冠心病、高血压等病史,呼吸困难常于夜间发作,端坐呼吸,咳粉红色泡沫样痰,双肺可闻及干湿啰音,超声心动图、胸部 X 线、心力衰竭标志物脑钠尿肽检查等可诊断。

2.急性冠状动脉综合征　　常伴有心前区或胸骨后压榨样剧痛,心电图可有 ST-T 段缺血性改变,或心肌酶谱有动态变化。

3.其他　　心肌炎、心瓣膜病等。心电图、心肌酶谱、心脏彩色多普勒超声检查等可诊断。

（三）中毒性疾病

包括一氧化碳、有机磷农药、药物中毒等,常有毒物接触史。

（四）血液和内分泌系统疾病

包括重度贫血、糖尿病酮症酸中毒、甲状腺危象等,有贫血、糖尿病、甲状腺功能亢进等相关病史,血常规、血糖、血酮体、甲状腺功能检查等有助于诊断。

（五）神经精神性疾病

包括严重颅脑病变,如出血、肿瘤、外伤史等,常伴有神经系统症状和体征,颅脑 CT、颅脑 MRI 可协助诊断。精神刺激后出现的呼吸困难常为癔症。

呼吸困难的诊断流程见图 1-7。

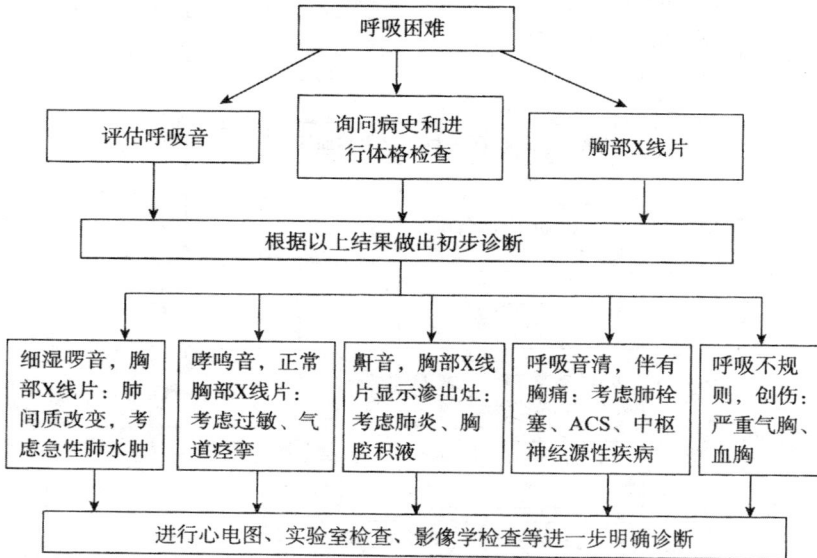

图 1-7 呼吸困难的诊断流程

四、救治原则

呼吸困难的初始评估和处理主要包括开放气道,听诊呼吸音,观察呼吸模式变化,考虑有无辅助呼吸肌参与,给予心电、血压监护,监测生命体征和氧饱和度,反复评估意识状态,有无心脏、肺部疾病或创伤史。保持充分的通气和氧合,维持血流动力学稳定,及时发现并处理致命性或不稳定性呼吸困难是首要处理原则,继而考虑原发病和相关并发症的处理。呼吸困难的救治流程见图 1-8。

```
                          ┌──────────┐
                          │ 呼吸困难 │
                          └────┬─────┘
                  ┌────────────────────────────┐
                  │ 有无三凹征、高调喘鸣、发绀? │
                  └────────────────────────────┘
              有                              无
   ┌──────────────────────┐    ┌────────────────────────────┐
   │ 吸氧,拍背,Heimlich手法,│    │ 有无昏迷伴浅表呼吸? 有无呕吐反射或 │
   │ 如失败,行直接喉镜检查 │    │ 咳嗽反射消失?               │
   └──────────┬───────────┘    └────────────────────────────┘
            失败                    有              无
   ┌──────────────────────┐
   │ 行喉镜、支气管镜检查   │
   └──────────┬───────────┘
  ┌──────────┐  否  ┌──────────┐  ┌──────────────────┐  ┌──────────┐
  │ 气道异物 │─────→│ 气道狭窄? │  │ 药物治疗、气管内插管 │  │ 大量误吸 │
  └────┬─────┘      └──────────┘  └────────┬─────────┘  └──────────┘
      是                                 失败          是        否
  ┌──────────┐   ┌──────────────────────┐
  │ 取出异物,必 │   │ 行环甲膜切开术或气管     │
  │ 要时手术   │   │ 切开术                │   ┌──────────┐
  └──────────┘   └──────────────────────┘   │ 张力性气胸 │
                 ┌──────────────────────┐   └──────────┘
                 │ 吸氧,负压吸引清理呼吸   │         否
                 │ 道,如可能行气管内插管   │     是
                 └──────────────────────┘   ┌──────────┐
                 ┌──────────────────────┐   │ 急性肺水肿 │
                 │ 吸氧,胸腔穿刺抽气减压,  │   └──────────┘
                 │ 尽快予以胸腔闭式引流    │       否
                 └──────────────────────┘   是
                 ┌──────────────────────┐
                 │ 吸氧,给予吗啡、呋塞米,  │
                 │ 无创机械通气          │
                 └──────────────────────┘
   ┌────────────────────────────────────┐
   │ 吸氧、动脉血气分析、询问病史、实验       │
   │ 室检查、胸部X线片                     │
   └────────────────────────────────────┘
```

创伤连枷胸血气胸	肺萎陷胸腔积液肺不张	肺部病变肺炎严重哮喘慢性阻塞性肺疾病急性加重	肺血管病变急性肺栓塞慢性肺血管阻塞	神经系统病变脑血管意外颅内占位性疾病	其他:中毒性疾病代谢性酸中毒过度通气综合征

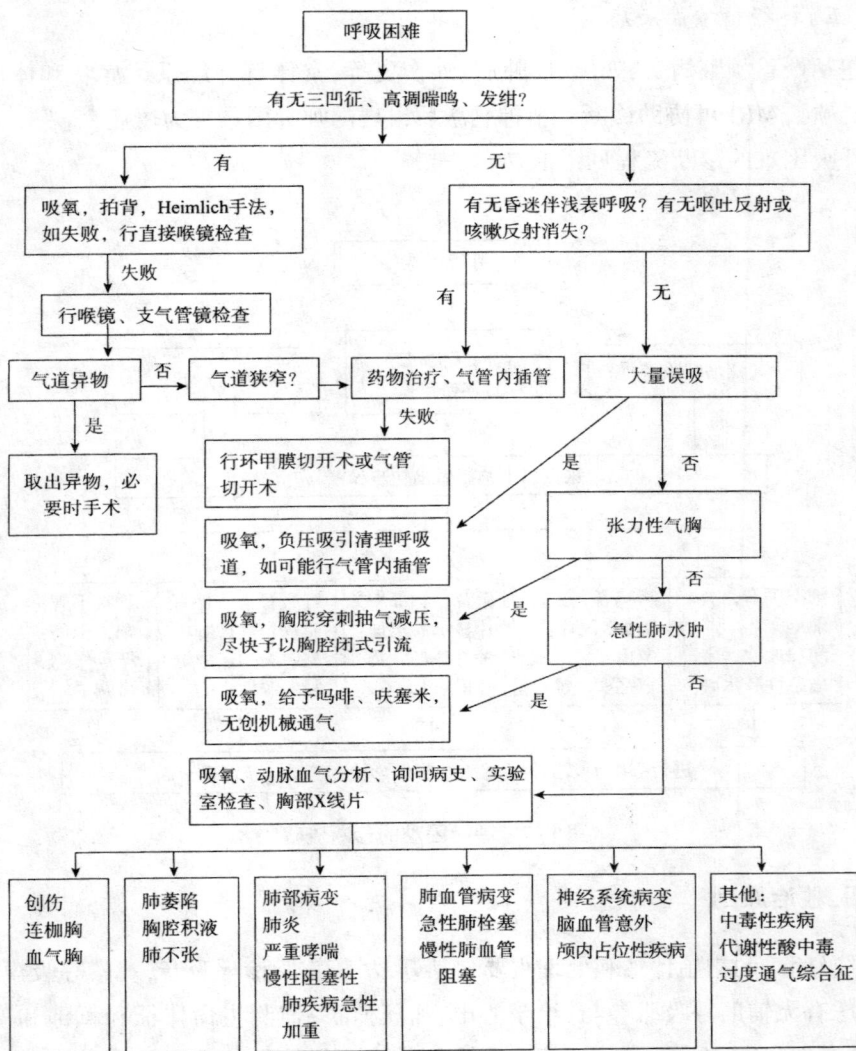

图 1-8 呼吸困难的救治流程

五、注意事项

1.引起呼吸困难的疾病很多,病因复杂,识别致命性呼吸困难十分重要。

2.对于呼吸困难患者,注意呼吸的频率、幅度以及节律的变化。

第九节 咯 血

声门以下的呼吸道或肺组织出血,经口腔排出称为咯血(hemoptysis)。通常大咯血是指:每次咯血量>300ml,或24h内咯血量超过500ml。大咯血时血液从口鼻涌出,常可阻塞呼吸道,造成窒息而死亡。

一、病因

咯血的原因很多,可以涉及心、肺等多个器官,可归纳为以下几类(表1-9)。

表 1-9 咯血的常见病因

器官系统	常见病因
支气管	支气管扩张,急、慢性支气管炎,支气管内膜结核,支气管良、恶性肿瘤,支气管内结石
肺肺	结核,肺炎,肺脓肿,肺真菌病,肺囊肿,肺寄生虫病,肺转移癌
心血管	二尖瓣狭窄,肺栓塞,心力衰竭,原发性肺动脉高压
全身性	急性传染病(如肺出血性钩端螺旋体病、流行性出血热等),自身免疫性疾病合并肺损伤,子宫内膜异位症
外伤	胸部刺伤、挫伤,肋骨骨折,胸腔或肺穿刺等医疗操作引起的损伤

二、病情评估与危险分层

(一)病情评估

对于咯血的患者,应立即对其基本生命体征进行评估,尽早识别引起咯血的致命性疾病。

1.识别危及生命的症状和体征 窒息是咯血患者迅速死亡的主要原因,应及早识别和抢救,如出现下列情况应高度警惕窒息的可能性:明显胸闷、憋气、烦躁、原先的咯血突然减少或停止、喉部作响、呼吸浅快、大汗淋漓甚至神志不清。

2.尽早完成体格检查 体检重点应放在胸部,注意有无单侧呼吸音减弱和(或)出现啰音,有无局限性喘鸣音,肺野内有无血管性杂音,另外要注意有无杵状指,有无淋巴结肿大等。

3.了解相关病史 包括此次咯血的量、颜色、性状、发生和持续时间以及有无发热、咳痰、关节痛等伴随症状。注意询问有无长期卧床、骨折、外伤及心脏病史，有无长期吸烟史，既往有无支气管扩张、慢性咯血病史等。

4.尽快完成相关辅助检查　只要病情允许，对每位咯血者均应进行胸部 X 线检查，对可疑病灶可进一步行胸部 CT 检查。尽早进行痰液、血常规、凝血功能的检查。若病情允许可行纤维支气管镜检查。

（二）危险分层

在病情评估的同时进行危险分层。对存在窒息、出血性休克的症状和体征者应评估为极高危，需立即给予抢救。经抢救生命体征稳定后，应早期进行病因诊断，怀疑急性肺栓塞、肺水肿等的患者应评估为高危，此类患者如不及时给予处理，病情可迅速恶化，危及生命。若考虑为其他疾病，如支气管扩张、支气管肺癌、肺结核等，在短时间内往往不会危及生命，可评估为低危，应逐步完善检查，进行对症处理及病因治疗。

三、诊断思路与流程

1.根据咯血的表现和特点，排除口腔、鼻咽及齿龈等部位出血和消化系统疾病所致的呕血。

2.明确病变性质　①发热伴咳嗽、多痰、外周血白细胞和（或）中性粒细胞增高，见于肺部感染性疾病；②低热、盗汗、乏力、结核菌素试验阳性、痰涂片抗酸杆菌阳性或痰培养示结核分枝杆菌、胸部 X 线片有肺部特征性异常表现，见于肺结核；③长期吸烟史、慢性病程、乏力、少量咯血、消瘦、胸部 X 线片提示有占位性病变、纤维支气管镜检查有阳性发现等，见于肺部恶性肿瘤；④急性发病伴流行病学史，多见于传染病；⑤伴心血管症状和体征，见于心脏疾患；⑥伴有肺外症状或其他脏器功能损害，见于结缔组织疾病、免疫性疾病或血液病。

3.判断严重程度　咯血的严重程度决定于咯血量、速度及持续时间。咯血量的估计存在一定的困难，因有时混入痰液、唾液，以及有时吞入胃内。此外，应注意咯血的严重程度还与患者的年龄、基础状态、基础疾病有关（图 1-9）。

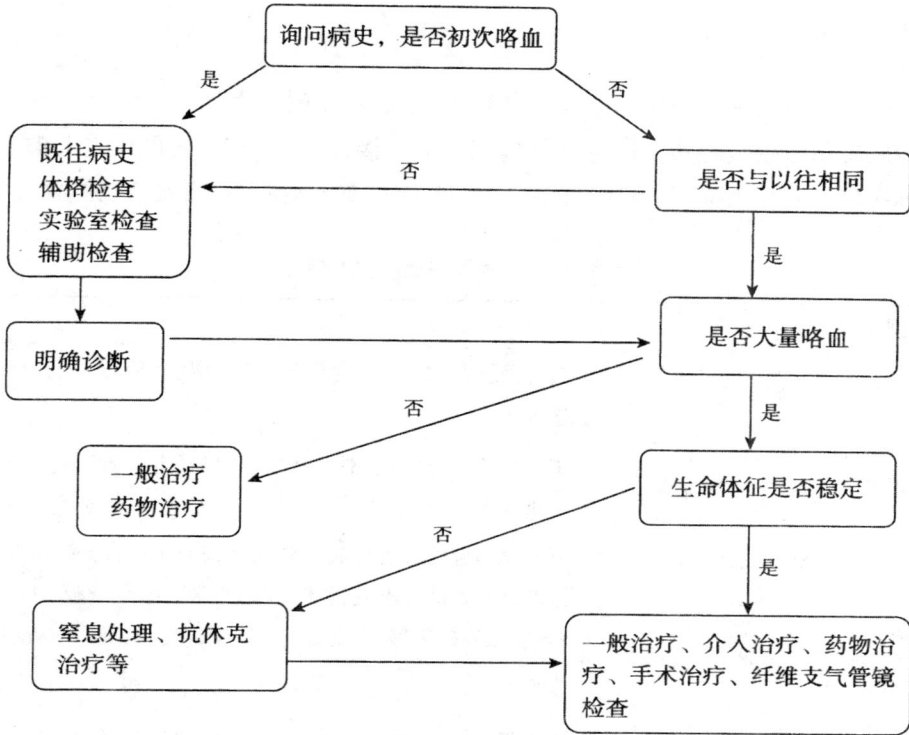

图 1-9　咯血的诊治流程

四、救治原则

咯血急诊治疗的原则是:①制止出血;②保持呼吸道通畅,防治窒息;③维持患者的生命体征;④同时进行病因治疗及防治并发症。

五、注意事项

1.对咯血患者时刻注意保持呼吸道通畅,防止窒息。

2.对咯血患者,应立即进行生命体征评估,先维持生命体征,后对因治疗。

第十节　呕血与便血

呕血(hematemesis)是指上消化道(指屈氏韧带以上的消化器官,包括食管、胃、十二指肠、肝、胆、胰)疾病或全身性疾病所致的急性上消化道出血,血液经口呕出。便血(hematochezia)是指消化道出血,血液由肛门排出。少量出血不造成粪便颜色改变,须经隐血试验才能确定者,称为隐血(occult blood)。

一、病因

呕血与便血常见的病因见表 1-10。呕血最主要的三大病因:消化性溃疡、食管胃底静脉曲张破裂和急性胃黏膜病变。临床接诊呕血患者时,可首先考虑上述三种疾病。若病因未明,也应考虑一些少见疾病,如血管畸形、血友病、肿瘤等。

表 1-10　呕血与便血的主要病因

类型		病因
呕血 与 便血	食管疾病	食管静脉曲张破裂、食管炎、食管癌、食管异物、食管外伤等
	胃、十二指肠疾病	消化性溃疡、急性胃黏膜病变、急慢性胃炎、胃癌、胃黏膜脱垂症等
	肝、胆、胰疾病	肝硬化引起的食管胃底静脉曲张破裂出血、肝癌、肝脓肿或肝动脉瘤破裂出血、急性出血性胆管炎、胆囊癌、胆系结石、胰腺癌破裂等,大量血液流入十二指肠,反流入胃引起呕血
	血液疾病	血小板减少性紫癜、白血病、血友病、再生障碍性贫血及弥散性血管内凝血等
	急性传染病	流行性出血热、钩端螺旋体病、急性重型肝炎等
	其他	尿毒症、血管瘤、结节性多动脉炎等
便血	小肠疾病	肠结核、肠伤寒、急性出血性坏死性肠炎、钩虫病、克罗恩病、小肠肿瘤、小肠血管瘤、空肠憩室炎或溃疡、梅克尔憩室炎或溃疡、肠套叠等
	结肠疾病	急性细菌性痢疾、阿米巴痢疾、血吸虫病、溃疡性结肠炎、结肠憩室炎、结肠癌、结肠息肉、缺血性结肠炎等
	直肠肛管疾病	直肠肛管损伤、非特异性直肠炎、放射性直肠炎、直肠息肉、直肠癌、痔、肛裂、肛瘘等
	血管病变	血管瘤、毛细血管扩张症、血管畸形、血管退行性病变、缺血性肠炎、静脉曲

二、病情评估与危险分层

(一)病情评估

1.初次评估和管理 对意识丧失、呼吸停止及大动脉搏动不能触及的患者,立即开始心肺复苏。

2.紧急评估

(1)意识判断:意识障碍既是急性失血严重程度的重要表现之一,也是患者呕吐误吸导致窒息死亡和坠积性肺炎的重要原因。

(2)气道评估。

(3)呼吸评估:评估患者的呼吸频率、节律是否正常,是否有呼吸窘迫的表现(如三凹征),是否有氧合不良(发绀或血氧饱和度下降)等。

(4)血流动力学状态:对疑有上消化道出血的患者应当及时测量脉搏、血压、毛细血管再充盈时间,借以估计失血量,判断患者的血流动力学状态是否稳定。出现下述表现表明患者血流动力学状态不稳定,应立即收入抢救室开始液体复苏:心率>100 次/分,收缩压<90mmHg(或在未使用降压药物的情况下收缩压较基线水平下降超过 30mmHg),四肢厥冷,出现晕厥、少尿或其他休克的表现,以及持续的呕血或便血。

3.二次评估 消化道大出血患者在解除危及生命的情况、液体复苏和初始经验性治疗,或初次评估病情较轻、生命体征稳定时,开始二次评估,即全面评估。二次评估的内容主要包括:病史、全面查体和实验室检查等。通过此次评估对患者病情严重程度、可能的疾病诊断、有无活动性出血及出血预后作出判断。

4.治疗后再次评估 经积极治疗后再次评估患者出血是否得到有效控制。

(二)危险分层

在病情评估的同时进行危险分层,常用的有消化道出血严重程度分级和急性上消化道出血 Rockall 再出血和死亡危险性评分,后者用于预后分析。严重消化道出血收入重症监护病房者需进行急性生理学和慢性健康评估以及序贯性器官衰竭评估。

三、诊断思路与流程

(一)判断是否为呕血

呕血首先需要与鼻腔、口腔、咽喉等部位的出血或咯血相鉴别。

（二）估计出血量

根据患者的红细胞计数、血红蛋白及血细胞比容测定，也可估计失血程度。在连续测定中，三者迅速下降，表示继续出血，血红蛋白每下降 10g/L 提示出血量约 400ml。

（三）实验室及其他检查

①血、尿、粪便常规检查。②其他血液学检查：肝功能、肾功能、淀粉酶等检查对病因诊断有一定帮助。③内镜检查：是呕血病因诊断的重要手段。④X 线钡餐检查：可显示病变部位、大小等。⑤选择性动脉造影：对内镜及钡餐检查均无阳性发现的呕血患者，可考虑选择性腹腔动脉造影，必要时还可经动脉导管局部注入止血药或栓塞剂。

（四）判断出血是否停止

下列征象提示有继续出血或再出血，需及时处理：①经内科积极治疗不能止血而仍有呕血，或呕血转为鲜红色，黑便次数增多，粪质稀薄且色暗红，伴肠鸣音亢进。②周围循环衰竭的表现经积极补充血容量后未见明显改善，或好转后再度恶化，或中心静脉压正常后又下降。③红细胞计数、血红蛋白与血细胞比容持续下降。④胃管内抽出新鲜血。⑤补液与尿量足够的情况下，血尿素氮持续或再次增高。

四、救治原则

1.一般急救治疗　①卧床休息，保持呼吸道通畅，防止呕血时引起窒息。②对烦躁不安者可酌情应用地西泮类药物。③必要时行中心静脉压及心电监护。④呕血时患者应暂禁饮食，消化性溃疡所致呕血主张在出血停止后早进饮食，一般呕血停止 12～24h 即可进流质饮食，早进饮食可中和胃酸，维持营养及水、电解质平衡，并促进胃肠蠕动。食管静脉曲张破裂出血应在出血停止 48～72h 后进食。

2.液体复苏　①输血对于短期内大出血，尤其有循环衰竭的患者是首选治疗。②当血红蛋白低于 70～90g/L、收缩压低于 90mmHg 时应立即输入足量的全血或浓缩红细胞。③肝硬化者应输新鲜血，输血量应小于出血量，以避免门静脉压力增高导致再出血的危险。④输血、补液的同时注意补充电解质，维持酸碱平衡并注意补充凝血因子。

3.止血　可使用抑酸剂、垂体后叶素、生长抑素及其类似物、全身止血药物如云南白药及维生素 K 等，进行局部止血、三腔二囊管压迫止血、内镜下止血。

4.介入治疗 进行选择性血管造影及栓塞治疗,适用于内科保守治疗无效以及内镜下止血失败者。

5.手术治疗 经积极内科治疗未能有效止血或反复出血者,以及介入治疗无法进行或介入治疗失败者,应及早考虑行紧急外科手术治疗。

6.病因治疗。

五、注意事项

1.急性呕血与便血应注意首先争取稳定患者的生命体征,然后查找病因。

2.大量输入红细胞时应同时输注适量新鲜血浆和血小板,对于老年心脏病患者应注意控制输血速度。

3.对药物难以控制的出血应果断考虑介入栓塞或外科手术治疗。

第十一节 黄 疸

黄疸(jaundice)是由于血液中胆红素浓度增高,使巩膜、皮肤、黏膜以及其他组织和体液发生黄染的临床征象,是高胆红素血症的临床表现。血清总胆红素超过 $34.2\mu mol/L(2.0mg/dl)$ 时,肉眼可观察到组织黄染的称为显性黄疸。血清总胆红素在 $17.1\sim34.2\mu mol/L(1.0\sim2.0mg/dl)$ 时,肉眼通常难以观察到组织黄染,称为隐性黄疸。在摄食较多富含胡萝卜素的水果、蔬菜或服用某些药物时,可出现巩膜或皮肤发黄,但血清总胆红素不高,称为假性黄疸。

一、病因

黄疸的常见病因列于表 1-11。

表 1-11 黄疸的常见病因

黄疸类型	病因
溶血性黄疸	先天性溶血性贫血、后天获得性溶血性贫血如自身免疫性溶血性贫血、药物及中毒引发的溶血、阵发性睡眠性血红蛋白尿等
肝细胞性黄疸	各型急慢性病毒性肝炎、肝硬化、肝癌、钩端螺旋体病、四氯化碳中毒、药物性肝炎、严重脓毒症、中毒等

黄疸类型		病因
胆汁淤积性黄疸	肝外阻塞	胆管内因素:如结石、蛔虫、血凝块阻塞等
		胆管壁因素:如胆管狭窄、胆管癌、壶腹癌、胆管炎等
		胆管外因素:如胰腺癌、胰腺炎、肝门区淋巴结转移癌的压迫等
	肝内阻塞	肝内泥沙样结石、原发性肝癌侵犯肝内胆管或形成癌栓、华支睾吸虫病等
	肝内胆汁淤积	病毒性肝炎、药物性肝病、中毒、严重脓毒症、原发性胆汁性肝硬化、妊娠期胆汁淤积等
先天性非溶血性黄疸		Gilbert 综合征、Crigler-Najiar 综合征等

二、病情评估与危险分层

黄疸可表现为慢性渐进性过程,也可表现为急性进展过程,所反映的疾病可以是相对良性的,也可以为预后凶险。近期病情评估与危险分层主要考虑伴随症状或体征以及重要脏器的功能情况。

当合并以下情况时应视为高危情况:①意识障碍;②血流动力学紊乱,出现低血压和末梢组织灌注不足;③严重感染;④急性溶血;⑤黄疸迅速加深,总胆红素水平显著升高,超过正常值 5 倍以上,并合并有肝功能异常,血清白蛋白水平明显降低;⑥严重凝血功能障碍,有出血倾向,凝血酶原时间延长;⑦合并低氧血症或呼吸衰竭。

三、诊断思路与流程

黄疸的诊断包括病因以及分类诊断。黄疸的程度常与疾病的严重程度不完全平行。突然出现的黄疸常见于急性肝炎、急性胆囊炎、胆石症及大量溶血。缓慢或较隐匿发生的黄疸多为癌性黄疸,或为慢性溶血和先天性非溶血性黄疸。

(一)根据黄疸的起病方式、进展情况以及伴随症状和体征进行诊断

1.发热　病毒性肝炎、胆道系统感染、恶性组织细胞病、癌性黄疸尤其是肝癌合并感染及组织坏死;发生溶血时,多先有寒战、高热,而后出现黄疸。

2.腹痛　胆石症先有腹痛,继而出现黄疸;胆道蛔虫症常先有急性上腹绞痛,后出现黄疸;病毒性肝炎可有肝区隐痛或胀痛;溶血性黄疸出现溶血危象时可伴有上腹及腰背酸痛;肝癌、肝脓肿侵犯肝包膜时可出现肝区剧烈疼痛;肝外伤或肝癌

引起肝破裂造成血腹时,可引起腹部剧烈疼痛。

3.皮肤、黏膜改变　急性溶血性黄疸时巩膜呈浅柠檬色,皮肤色较深,无瘙痒;肝细胞性黄疸时皮肤和巩膜呈浅黄色至金黄色,皮肤有时瘙痒;胆汁淤积性黄疸时皮肤初期呈金黄色,以后可呈暗黄、黄绿或绿褐色,皮肤瘙痒显著,常出现在黄疸之前。皮肤、黏膜瘀点、瘀斑及口鼻出血可见于肝细胞性黄疸及严重脓毒症或休克。

4.肝大　急性肝炎或中毒性肝炎时呈轻度至中度肝大,质软而有触痛。肝损害严重时,黄疸进行性加深,无肝大,甚至出现肝缩小。慢性肝大可呈硬度增加,边缘变钝。肝脓肿接近肝表面时,局部皮肤出现红肿、压痛等炎症征象。慢性右心衰竭时,下腔静脉回流受阻形成肝瘀血,肝可肿大并有压痛。

5.胆囊肿大　均属于肝外阻塞。癌性阻塞性黄疸(如胰头癌、壶腹周围癌、胆总管癌等)时胆囊肿大且表面平滑,可移动,无压痛;急性胆囊炎时胆囊肿大,可有触痛,可合并胆囊积液、化脓。

6.腹水　多见于肝硬化失代偿期、肝癌、急慢性肝炎,多为漏出液,并发腹膜炎时可有腹痛,腹水为渗出液或脓性。血性腹水多见于肝癌。

(二)根据血中胆红素不同升高水平进行诊断

1.以非结合胆红素增高为主　多见于溶血性黄疸。此时结合胆红素亦有相应增高,尿中尿胆原增加而胆红素阴性。急性溶血发作时,常伴有发热、寒战、腰背酸痛、贫血,尿呈酱油色,为血红蛋白尿。由输血引发的溶血性黄疸,有明确的输血史。

2.以结合胆红素增高为主　多见于胆汁淤积性黄疸。此时尿中胆红素阳性,尿胆原减少或消失,粪中尿胆原减少或消失。

3.非结合和结合胆红素均增高　多见于肝细胞性黄疸。肝细胞对胆红素的摄取、结合和排泄功能发生障碍,导致血液中非结合胆红素潴留、增高,同时又因肝细胞受损及肝小叶结构破坏,致使结合胆红素不能正常地排入细小胆管而经肝细胞反流入血,最终导致血中非结合和结合胆红素均增高,其中以结合胆红素增高为主。

四、救治原则

(一)对高危患者,救治重点应为纠正脏器功能不全或衰竭

1.对合并呼吸衰竭者应保持呼吸道通畅,纠正低氧血症,必要时采用机械通气支持呼吸。

2.对合并休克者应给予补液、血管活性药物保证基本血压。同时积极纠正电

解质平衡紊乱和酸碱失衡、低蛋白血症。

3.对凝血时间显著延长者可酌情静脉输注凝血因子和新鲜血浆,补充维生素K,纠正凝血功能障碍。

(二)积极找寻引发黄疸的病因并去除

1.对于由输血及药物引发的溶血性黄疸应立即停止输血和停用药物,并给予肾上腺皮质激素治疗。

2.对于肝细胞性黄疸应针对不同的肝损害病因做相应的抗微生物治疗,并给予抗氧化、保肝、降酶治疗。

3.对肝衰竭者可考虑血液净化或人工肝支持。

4.对于肝外阻塞和肝内阻塞导致的胆汁淤积性黄疸应根据病因选择手术或介入方法解除阻塞。

5.对于由严重脓毒症、休克引发的肝内胆汁淤积性黄疸,应加强感染控制、抗炎症反应及抗休克治疗。

五、注意事项

1.黄疸的病因较多,发病机制复杂,多个发病机制可以并存,如严重脓毒症可导致肝细胞损伤和肝内胆汁淤积性黄疸。

2.合并全身表现的黄疸,尤其是有感染中毒表现者,应多学科联合救治。

第十二节　呕吐与急性腹泻

一、呕吐

呕吐(vomiting)是指将胃或部分小肠的内容物经食管、口腔排出体外的现象。多伴有恶心的先兆,并常有头晕、流涎、心悸等表现。

(一)病因

呕吐的常见病因见表1-12。

表 1-12　呕吐的常见病因

发生机制	常见病因
反射性	消化系统疾病:急性消化道感染性疾病、胃十二指肠溃疡、幽门梗阻、幽门痉挛、胃黏膜脱垂症、上消化道肿瘤、胃内肉芽肿;功能性消化不良;肠系膜上动脉综合征;胃切除术后空肠输出祥功能性梗阻 腹腔脏器疾病:腹腔脏器急性炎症、神经病变所致假性肠梗阻综合征 急性中毒 呼吸道感染疾病:急性肺炎、剧烈咳嗽 循环系统急症:高血压脑病、急性心肌梗死、主动脉夹层动脉瘤破裂、低血压 泌尿生殖系疾病:急性肾盂肾炎、肾结石、胆结石、急性附件炎、急性盆腔炎、异位妊娠破裂、卵巢囊肿蒂扭转 其他:闭角型青光眼、屈光不正
中枢性	中枢神经系统疾病:脑血管病变(脑出血、Wallenberg 综合征、椎基底动脉供血不足)和中枢神经系统感染(乙型脑炎、病毒性脑膜炎/脑炎、脊髓灰质炎、流行性脑脊髓膜炎、结核性脑膜炎、真菌性脑膜炎、脑脓肿等);脑外伤、脑肿瘤、脑积水;癫痫;偏头痛 药物不良作用:阿片类药物、洋地黄类药物、依米丁、硫酸铜、甲睾酮、化疗药物(如环磷酰胺、氟尿嘧啶、丝裂霉素) 急性中毒 代谢障碍:体内毒素的刺激、电解质紊乱(低钠血症)、尿毒症、糖尿病酮症酸中毒、内分泌危象(甲状腺危象、甲状旁腺危象、肾上腺危象);妊娠呕吐;急性全身性感染;放射性损害 前庭功能障碍:迷路炎、梅尼埃病、晕动病 神经症:功能性呕吐、神经性厌食症

（二）病情评估与危险分层

就呕吐本身而言,呕吐可将摄入胃内的有害物质排出,或减轻胃部不适,一般预后良好。但并发以下情况时应引起高度注意:

1.频繁呕吐　可导致水、电解质平衡紊乱(如低钠、低钾等)和酸碱平衡失调,营养障碍。

2.剧烈呕吐　可发生食管贲门黏膜撕裂伤。

3.呕吐伴意识障碍　有并发气道梗阻、呼吸衰竭的风险。

4.呕吐伴急性腹膜炎　可出现感染性休克及多器官功能衰竭。

5.呕吐伴心血管疾病　可诱发心律失常,甚至增加猝死的风险。

（三）诊断思路

1.询问病史　①先兆表现；②和食物、药物、体位、精神因素的关系；③呕吐物的性状与量,呕吐的伴随症状；④毒物、化学物质接触史；⑤酗酒史、既往发作史、腹部疾病或腹部手术史、颅脑疾病或外伤史；⑥慢性疾病如高血压、心脏病、肾病、糖尿病等内分泌系统疾病病史。

2.呕吐的特点和常见疾病　见表1-13。

表1-13　不同疾病呕吐的特点

呕吐的特点	常见疾病
进食不洁食物、宿食或伴腹痛、腹泻	急性细菌性食物中毒
有毒物接触史	急性中毒
呕吐为喷射性,伴剧烈头痛或意识障碍	急性脑出血、高血压脑病
伴头痛、发热和（或）脑膜刺激征	中枢神经系统感染
呕吐为喷射性,伴头痛,不伴恶心,与饮食无关,吐后头痛可缓解	颅内肿瘤
呕吐频繁、严重,呕吐量大	幽门梗阻合并胃扩张与潴留
呕吐物中混有胆汁,口中有苦感	高位小肠梗阻、胆系疾病、妊娠及晕动病
呕吐伴剧烈头痛	高血压脑病、青光眼
有脑外伤史	颅内出血
呕吐伴眩晕、耳鸣	前庭功能障碍性呕吐
反复呕吐而无导致呕吐的病理性因素或有明显心理因素	功能性呕吐
全身性疾病导致的呕吐	原发病的表现:如尿毒症者血肌酐增高,病毒性肝炎者肝酶异常,糖尿病酮症酸中毒者血糖增高、尿酮体阳性

（四）救治原则

1.出现误吸引发的气道梗阻时,首先清理气道,保持呼吸道通畅。紧急情况下行经口气管内插管、呼吸机支持治疗。

2.对低血压或休克者,应积极补液,增加有效循环血量。

3.通过病史、体征,结合辅助检查,尽快判明引发呕吐的原因,并进行病因治疗。

4.纠正水、电解质平衡紊乱和酸碱失衡。

5.对呕吐剧烈或频繁者可酌情使用具有中枢性镇吐作用的药物和抗组胺药物。急性食物中毒或急性中毒，以及病因未明时，不宜盲目使用镇吐药物。

二、急性腹泻

正常人排便次数一般为每日 1~3 次或每周 2~3 次不等，平均每日 1 次。粪便平均质量为 150~200g，含水分 60%~85%。腹泻(diarrhea)是指排便次数明显超过日常频率，排粪量增加，粪质稀薄，水分含量增加。急性腹泻发病急，病程一般为 1~3 周，可伴有黏液、脓血和肠痉挛所致的腹痛。

（一）病因

导致急性腹泻的常见疾病见表 1-14。

表 1-14　急性腹泻常见病因分类

类型	病因
急性细菌性食物中毒	沙门菌属、金黄色葡萄球菌、变形杆菌、嗜盐菌、肉毒杆菌、副溶血弧菌、致病性大肠埃希菌等所致的中毒
急性肠道感染	病毒感染：如轮状病毒、肠腺病毒、Norwalk 病毒等感染
	细菌感染：如痢疾志贺菌(志贺菌属)、产毒性大肠埃希菌、沙门菌属、霍乱弧菌、弯曲杆菌属、厌氧的产气荚膜梭菌感染
	寄生虫感染：梨形鞭毛虫、隐孢子虫、溶组织阿米巴原虫、血吸虫感染
	真菌感染：白念珠菌感染
急性中毒	植物类：发芽马铃薯、白果、火麻仁(大麻仁)
	动物类：河豚、动物肝、鱼胆
	毒蕈
药物	泻药、高渗性药物(甘露醇)、拟胆碱能药物(新斯的明)、抗生素、抗肿瘤化疗药和某些降压药(利血平、胍乙啶)

类型	病因
全身性疾病	急性全身性感染:如脓毒症、流行性感冒、脊髓灰质炎、急性病毒性肝炎、麻疹、肺炎、钩端螺旋体病、回归热、伤寒和副伤寒
	过敏性紫癜
	变态反应性胃肠病
	尿毒症
	异基因骨髓移植后移植物抗宿主病
	甲状腺危象
	其他:急性放射性肠炎、急性溃疡性结肠炎
旅行者腹泻	旅途中或旅行后发生,多数为细菌感染所致

(二)病情评估与危险分层

急性腹泻可以合并恶心、呕吐、腹痛、里急后重、发热等症状,严重时并发电解质与酸碱平衡紊乱、休克等,也可以是某些疾病的消化道表现。对患者病情演变与预后的评估应注意伴随表现、病因,尤其是感染性腹泻病原菌的致病力以及原发疾病情况。

1.起病急骤、早期出现明显全身感染中毒表现、严重电解质平衡紊乱及脏器功能损害、凝血功能障碍甚至休克者,提示预后不良。如中毒性细菌性痢疾、急性出血性坏死性肠炎、急性中毒等。

2.粪便性状为严重脓血便、次数频繁、粪便量明显增多者更易出现全身并发症如脓毒症、严重脱水、电解质平衡紊乱和酸碱失衡。

3.药物引发的急性腹泻,一般很少有并发症,停药后消失,预后良好。

4.全身性疾病导致的腹泻的病程及疾病转归和原发病病情程度相关。

(三)诊断思路与流程

急性腹泻的诊断首先是病因诊断,同时要注重并发症的诊断。病因诊断主要依靠病史、症状、体征,并结合辅助检查,尤其是粪便检查结果。急性腹泻最常见的原因是急性细菌性食物中毒与肠道感染。急性腹泻在诊断与鉴别诊断方面须注意以下情况:

1.起病情况与病程 ①急性细菌性食物中毒:发病前 2~24h 有进食不洁食物史和(或)进食有毒食物(如毒鱼、毒蕈)应考虑,应注意采集流行病学调查资料,明确是否有集体或家人在短时间内发病且有相类似表现。②肠道感染:发热、脓血便、血白细胞增高。③食物过敏:通常在食后几小时突觉脐周剧烈疼痛,水样泻 2~

4 次后自行缓解。④抗生素相关性腹泻及伪膜性肠炎:长期应用广谱抗生素,突然发生腹泻,一般在停用可能的药物后,腹泻迅速缓解。⑤急性放射性肠炎:在放疗期间发生腹泻或伴有血便。⑥急性中毒所致腹泻:有明确的毒物接触史。

2.区分感染性腹泻和非感染性腹泻　见表 1-15。

表 1-15　感染性腹泻与非感染性腹泻鉴别要点

腹泻类型	特点	常见疾病
感染性腹泻	粪便中含有渗出液、炎性细胞和血液,可伴有感染中毒表现	急性食物中毒、急性肠道感染、全身感染性疾病
非感染性腹泻	粪便中无或较少炎性细胞,可含有未消化食物,常无全身感染中毒表现	胃炎、胃癌、胃泌素瘤术后及胃空肠吻合术、变态性肠病、非感染性炎症性肠病、手术史、中毒史或服药史

(四)救治原则

腹泻往往是某种疾病的症状表现,病因治疗与对症支持治疗都很重要,前者是治疗的根本,后者对患者尽快稳定病情、防止器官功能恶化具有重要的作用。在病因未明的情况下,应慎重使用止泻药和镇痛药,以免造成误诊和漏诊(图 1-10)。

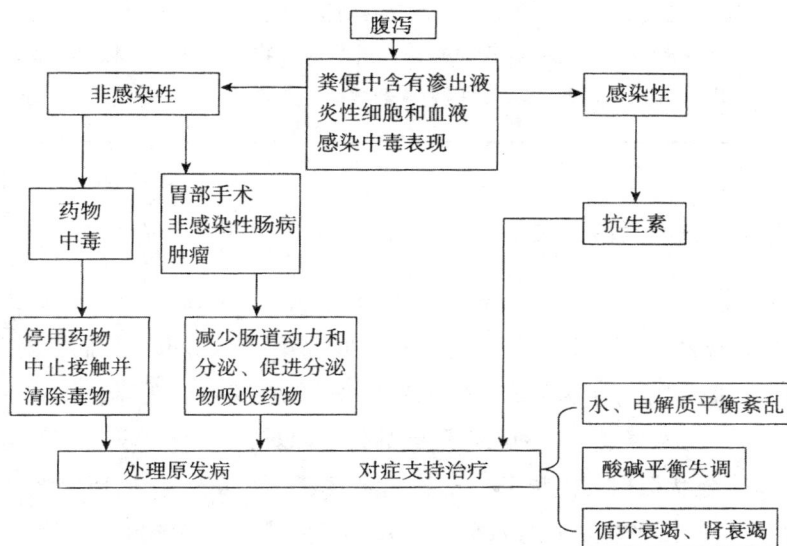

图 1-10　急性腹泻的救治流程

第十三节　排尿困难

排尿困难是指排尿不畅、排尿费力,排尿时须增加腹压才能排出。有时甚至需要屏气用力,乃至用手压迫下腹部才能将尿排出。

一、病因

排尿困难的常见病因见表 1-16。

表 1-16　排尿困难的常见病因

类型	病因
梗阻性	前尿道病变:见于前尿道狭窄、肿瘤、结石、异物、先天畸形,阴茎包皮嵌顿,阴茎异常勃起等后尿道病变:见于后尿道炎症、水肿、肿瘤、结石、异物,或前列腺肥大、前列腺癌、前列腺炎症或积脓等原因而压迫后尿道
	膀胱颈病变:见于膀胱颈部炎性狭窄、纤维化、挛缩、肿瘤、结石、异物,或见于妊娠子宫、盆腔肿瘤、卵巢囊肿压迫膀胱颈
功能性	神经系统或肌肉本身的功能障碍:如脊髓损伤、糖尿病神经源性膀胱
	手术后排尿困难:如会阴区手术或产伤可反射性引起尿道括约肌痉挛
	精神心理障碍:如神经症患者在公共厕所可能出现排尿困难
	药物导致的排尿困难:各种松弛平滑肌的药物如阿托品、溴丙胺太林、山莨菪碱,使用麻醉药物,长期使用利尿剂等

二、病情评估与危险分层

国际前列腺症状评分(International Prostate Symptom Score,IPSS)列出前列腺增生症主要的 7 种排尿症状(排尿不尽、排尿间隔小于 2h、间断性排尿、憋尿困难、尿线变细、排尿费力、夜尿次数增多)。这 7 种排尿症状可作为排尿困难的症状表现(不一定单指前列腺增生一种因素所致的排尿困难,也适用于其他病因导致的排尿困难),每个症状根据发生频率分成 6 个评分段(无,发生率少于 1/5、少于 1/2、约 1/2,多于 1/2,几乎总是),分数分别为 0~5 分。总的评分由每个症状的评分叠加,分数的范围是 0~35 分。0 分代表没有症状,而 35 分代表症状最为严重。根据不同的评分,可以将症状程度分为轻、中、重度:0~7 分为轻度症状,一般不需要治疗,等待观察,对生活质量几乎不会造成明显影响;8～18 分为中度症状,患者的临床症状比较明显,已经影响到生活质量,应该给予药物治疗,必要时行导尿术;19～35 分为重度症状,需要药物治疗,如果药物治疗效果不理想,可以考虑导尿术、膀胱穿刺术、手术治疗。IPSS 应作为排尿困难病情评估的重要依据。

除了根据排尿症状对排尿困难进行病情评估,还要结合排尿困难导致靶器官损伤的危险因素,对排尿困难进行危险分层。排尿困难导致靶器官损伤的危险因素包括:男性>55 岁,女性>65 岁;合并严重尿潴留;合并血尿、蛋白尿;合并脓尿;合并反复泌尿系统感染;直肠指诊表明前列腺肥大达正常腺体 2 倍以上,中间沟不明显或消失,表面平滑;超声显示前列腺增大;膀胱结石或肾、输尿管积水;膀胱残余尿量 ≥39ml;血尿素氮、肌酐水平升高;血清前列腺特异抗原(Prostatic Specific Antigen,PSA)水平升高。

根据 IPSS 及导致靶器官损伤危险因素情况,将排尿困难进行如下危险分层:

1.低危 IPSS≤7 分,无导致靶器官损伤危险因素者。

2.中危 8 分≤IPSS≤18 分,无导致靶器官损伤危险因素者;或 IPSS≤7 分,伴有 1～2 个靶器官损伤危险因素者。

3.高危 IPSS≥19 分,暂无靶器官损伤危险因素者;或 IPSS≤18 分,同时合并 3 种或更多靶器官损伤危险因素者。

4.超高危 IPSS≥19 分,同时合并 1～2 种靶器官损伤危险因素者;或 IPSS≤18 分,同时合并 3 种或更多靶器官损伤危险因素者。

三、诊断思路与流程

首先要仔细询问病史,如有无排尿困难病史,有无腰腹或会阴区绞痛史,是如何缓解的,每次发作后有无到医院检查、诊断、治疗、用药等情况;有无外伤史及手术史,如有无头部、脊柱、骨盆、盆腔脏器、会阴部的外伤史或手术史;有无泌尿系结石、尿路感染、血尿、糖尿病病史,有无插入导尿管史、行尿道镜史等。患者的年龄、性别对诊断也有一定意义。如老年男性以前列腺增生症和前列腺癌多见,成年男性以尿道狭窄、前列腺炎、神经性膀胱功能障碍多见,婴幼儿以包茎、尿道外口狭窄、尿道结石、先天性后尿道瓣膜多见;女性患者应注意妊娠子宫、卵巢囊肿、盆腔肿瘤等膀胱外病变压迫或神经性膀胱功能障碍的可能性。排尿困难的程度与病情相关。轻者表现为排尿延迟、射程短;重者表现为尿线变细、尿流淋漓且不成线;更严重的排尿困难为膀胱内有尿而不能排出,称尿潴留。当尿液因不能排出而在膀胱内迅速积聚产生急性尿潴留时,患者膀胱迅速膨胀、壁变薄,由于膀胱逼尿肌高频率收缩,虽有强烈尿意却不能排出尿液,患者常出现下腹部难以忍受的胀痛,常将手置于下腹,痛苦不已,有时从尿道口溢出少许尿液,但不能减轻下腹疼痛。长时间的排尿困难可导致慢性尿潴留,多表现为排尿不畅、尿频、尿后淋漓不尽,有时出现尿失禁现象,可出现尿逆流及肾损害,往往有明显上尿路扩张、肾积水,甚至出现尿毒症症状。

如合并尿潴留,在体格检查时可见:耻骨上区半球形膨胀的膀胱,用手按压有明显尿意,叩诊呈浊音。直肠指诊可确定前列腺的大小、质地、表面光滑度、触痛以及肿瘤等。B超检查对诊断前列腺疾病、泌尿系结石、膀胱内尿潴留情况有帮助;X线检查有助于发现隐性脊柱裂和脊柱损伤;前列腺液常规检查对诊断前列腺炎导致的排尿困难有一定意义;尿动力学检查是最有效、精确的手段之一,通过尿动力学分析仪检测尿路各部压力、流率及生物电活动,从而了解排尿的功能、机制和引起排尿功能障碍的病理生理学变化,从而明确排尿困难的确切病因;膀胱镜检查对膀胱颈部狭窄、结石、肿瘤的诊断有帮助。

四、救治原则

排尿困难的救治原则是解除病因,恢复排尿。如病因不明或梗阻一时难以解除,应先做尿液引流解除痛苦,然后进一步检查以明确病因并进行治疗。针对排尿困难常用的辅助治疗如下:①局部热敷法:热敷下腹部,并配合温水坐浴;②针灸刺穴法:针灸关元、中极、三阴交等穴位;③加压按摩法:在排尿时按摩下腹部,并逐渐加压,可促进排尿;④呼吸调息法:吸两次气,呼一次气,反复进行,直到排尿为止;⑤通下排便法:用开塞露一支,注入肛门,有便意时排便,一般尿液会随粪便排出;⑥条件反射法:拧开水管或用水杯倒水,让流水声刺激排尿中枢,诱导排尿。

针对合并急性尿潴留的患者,应尽快排空膀胱,减轻患者痛苦。导尿术是解除尿潴留最常用、最简便的方法,导尿时要注意无菌操作。尿潴留在短时间不能解除者,应留置导尿管作持续引流,1周左右再拔除。急性尿潴留患者在无法插入导尿管时,可采用耻骨上膀胱穿刺术或耻骨上膀胱穿刺造瘘术,持续引流尿液。如梗阻原因不能解除,可永久性引流尿液。

针对合并慢性尿潴留的患者:若为机械性梗阻病变引起,有上尿路扩张、肾积水、肾功能损害,应先行膀胱尿液引流,待肾积水缓解、肾功能改善后,针对病因择期手术或采取其他方法治疗,以解除梗阻;若为动力性梗阻引起,多数患者需自行间歇性清洁导尿,自行导尿困难或上尿路积水严重者,可作耻骨上膀胱穿刺造瘘术或其他尿流改道术。

五、注意事项

急性尿潴留引流尿液时,应间断地、缓慢地放出尿液,以避免因快速排空膀胱、膀胱内压突然降低而引起大出血。

第十四节　水　肿

水肿(edema)是指血管外的组织间隙中有过多的体液积聚。急诊常见急性左心衰竭、急性肺水肿、急性脑水肿、黏液性水肿昏迷等,还常见于肾炎、肺心病、肝硬化、营养障碍及内分泌失调等疾病。

一、病因

根据水肿的类型,水肿的常见病因见表 1-17。

表 1-17　水肿的常见病因

类型		病因
局限性水肿		静脉梗阻性水肿:如下肢静脉曲张等
		淋巴梗阻性水肿:常见于丝虫病的淋巴水肿等
		炎症性水肿:常见于丹毒所致的局部水肿
		变态反应性水肿:常见于血管神经性水肿等
全身性水肿	心源性水肿	充血性心力衰竭、缩窄性心包炎、心包积液、心肌硬化等
	肺水肿	肺微血管静水压升高性肺水肿常见于心肌梗死、高血压和主动脉等疾患引起的左心衰竭;二尖瓣狭窄及肺静脉闭塞性疾病引起肺静脉压升高时,肺微血管静水压升高;微血管和肺泡壁通透性增加性肺水肿;弥漫性肺部感染,吸入有毒气体;肺淋巴回流障碍;高原肺水肿易发生在 3000 米以上高原,过量运动或劳动为诱发因素
	脑水肿	各类颅脑损伤;颅内占位性病变;颅内炎症(脑炎、脑膜炎、脑室炎、脑脓肿及败血症所致颅内弥漫性炎症)脑血管病变;外源性或内源性中毒;脑代谢障碍;脑的放射性损害等
	肝源性水肿	肝硬化、肝坏死、肝癌、急性肝炎等
	营养不良性	原发性食物摄入不足

续表

类型	病因
水肿	继发性营养不良性水肿,见于多种病理情况(如胃肠疾患、妊娠呕吐、精神神经疾患、口腔疾患等)、消化吸收障碍(如消化液不足等)、排泄或丢失过多(如大面积烧伤和渗出、急性或慢性失血、蛋白尿等)
肾源性水肿	急性肾小球肾炎、慢性肾小球肾炎、肾病综合征、肾盂肾炎、肾衰竭期、肾小管病变等
内分泌性水肿	结缔组织病所致的水肿:常见于红斑狼疮、硬皮病及皮肌炎等

二、病情评估与危险分层

临床上根据水肿程度可分为轻、中、重三度。

轻度水肿:水肿仅发生于眼睑、眶下软组织、胫骨前、踝部皮下组织,指压后可出现组织轻度凹陷,平复较快。有时早期水肿仅有体重迅速增加而无水肿征象出现。中度水肿:全身蜂窝组织均有可见性水肿,指压后可出现明显的或较深的组织凹陷,平复缓慢。重度水肿:全身组织严重水肿,身体低垂部皮肤紧张、发亮,甚至可有液体渗出,有时可伴有胸腔、鞘膜腔积液及腹水。

三、诊断思路与流程

主要识别水肿可导致的相应器官功能障碍。如肺水肿可引起呼吸功能障碍;心包积液可影响心脏泵血功能;喉头水肿可致气道阻塞甚至窒息;脑水肿可致颅内压升高,甚至形成脑疝,危及生命。生命重要器官急速发生的水肿危害较大。早期诊断、早期处理有利于稳定生命体征,只有这样才有可能有效救治急危重症。

(一)急性左心衰竭的诊断要点

根据有引起急性左心衰竭的病因、突然出现的呼吸困难、咳大量白色或粉红色泡沫样痰、两肺布满湿啰音及哮鸣音等临床表现,诊断并不困难。一些特殊检查如心电图及胸部 X 线摄片等对了解心力衰竭的病因或血流动力学改变的程度有帮助。急性左心衰竭应与下列伴有呼吸困难的疾病相鉴别:

1.急性肺栓塞　常有突然出现的呼吸困难、烦躁、发绀、休克,与急性左心衰竭相似。

2.自发性气胸　多发生于原来健康的青壮年或有肺气肿、肺大疱、肺结核等病史者;发作时胸痛剧烈,刺激性干咳;患侧胸廓膨胀,肋间隙增宽,叩诊为过清音,听诊呼吸音减低或消失而无干湿啰音及哮鸣音;胸部 X 线检查可确诊。

3.支气管哮喘　多发生于青少年,常有反复发作的病史,且发作多在冬春季,也可有家族史,常突然发作、突然停止,胸部 X 线片示心脏正常、肺野透亮度增加。而心源性哮喘多见于中年以上,多发生于高血压、冠心病、二尖瓣狭窄的患者,常在夜间熟睡后突然发作,多有相应的心脏体征,若一时难以鉴别,可先注射氨茶碱缓解症状后进一步检查,但不能应用吗啡和肾上腺素。

4.成人呼吸窘迫综合征　常由创伤、感染、休克、误吸、氧中毒等因素引起,喜平卧而不愿端坐,肺动脉楔压≤18mmHg,X 线片示双肺弥漫性间质浸润等,可与急性左心衰竭鉴别。

5.其他原因　引起的肺水肿如农药中毒、海洛因中毒及高原性肺水肿等。

(二)急性肺水肿的诊断要点

1.临床表现　①有引起急性肺水肿的原发病的相应症状。②患者有严重呼吸困难,强迫体位,呼吸浅速,焦躁不安,发绀,大汗,咳嗽,咳白色或粉红色泡沫样痰,有时伴有哮喘样发作。③肺水肿早期肺部可闻及哮鸣音,之后布满水泡音,心源性者有心脏体征。

2.辅助检查　①胸部 X 线检查有助于与高压性和渗透性肺水肿鉴别。②血气分析:多表现为低氧血症、呼吸性碱中毒、血 pH 正常到轻微偏碱性。许多肺水肿患者动脉血气分析还能明确提示是呼吸性酸中毒还是代谢性酸中毒,两者常可同时存在。

3.鉴别诊断　①心源性肺水肿与支气管哮喘需要鉴别。②心源性与渗透性肺水肿的鉴别:了解原发病或发作诱因;心源性肺水肿患者呼吸困难症状更加明显,多为端坐呼吸,卧位时明显加重;胸部 X 线检查有助于鉴别,详见表 1-18。

表 1-18　心源性与渗透性肺水肿 X 线检查的鉴别

项目	心源性肺水肿	渗透性肺水肿
心脏大小	扩大	正常
上叶血管	扩张	正常
Kerley B 线	存在	无
肺阴影	中央模糊	周围斑片
支气管充气征	不常见	常见

（三）急性脑水肿的诊断要点

急性脑水肿所致颅内压增高,根据头痛、呕吐、视神经盘水肿三个主要症状,诊断不难,应该注意颅内压增高时婴幼儿视神经盘水肿不一定出现,儿童的头痛主诉有时不明显,呕吐可能是唯一主征。颅内压增高明确诊断后,应进一步寻找病因。行急诊颅脑 X 线摄片、CT 扫描及 MRI、腰椎穿刺等辅助检查有助于诊断。

（四）变态反应与微血管壁通透性增高所致水肿的诊断要点

变态反应性水肿常见于血管神经性水肿、接触性皮炎等,出现呼吸困难。关注是否有呼吸困难、口唇发绀青紫的急性喉头水肿表现;还常见于炎症、缺氧、酸中毒等。

四、救治原则

（一）急性左心衰竭的救治原则

急性左心衰竭的救治原则以增强心肌收缩力和减轻心脏负荷为主。防止左心衰竭发展到急性肺水肿阶段是降低死亡率的关键。对于急性左心衰竭的初发阶段及时采取下列措施,往往可使病情很快得到控制:

1.保持适当体位　使患者采取坐位或半坐卧位,两腿下垂,以减少静脉回流。必要时加止血带轮流结扎四肢。

2.吸氧。

3.应用吗啡　特别适用于间质性肺水肿及早期肺泡内水肿期,有镇静、抑制过度兴奋的呼吸中枢、扩张小动脉及静脉、增加内脏循环血量等作用。但对肺水肿晚期、休克及呼吸衰竭者,则禁用吗啡及哌替啶,以免加重对呼吸的抑制。

4.应用血管扩张剂　对于血压高而急需降压者应用硝普钠需作血压和心电监护,二尖瓣狭窄及主动脉瓣狭窄者忌用。

5.快速利尿　已有心源性休克者不用。

6.应用强心剂　①最常用的是强心苷类,适用于以心肌收缩功能异常为特征的心力衰竭及室上性因素所致的心室率过大,对心房颤动或室上性心动过速诱发的心力衰竭尤为适宜。②磷酸二酯酶抑制剂:如系单纯二尖瓣狭窄引起的肺水肿,则不宜用强心剂,以免因右心排血量增加而加重肺瘀血。此时宜利尿或用扩血管药,但伴心房颤动、心室率快时可使用洋地黄。

7.应用氨茶碱　在难以判断心源性哮喘或支气管哮喘时,使用该药较为安全。

8.应用消泡剂及机械辅助呼吸　在肺泡性水肿阶段,应尽早使用消泡剂以改善通气。对极严重的肺水肿,有神志不清、休克而痰液较多时,宜作气管内吸痰、气管内插管配合机械辅助呼吸,对血容量低、气胸、肺大疱及急性心肌梗死患者,应用机械辅助呼吸应慎重。

9.应用肾上腺皮质激素。

10.纠正酸中毒。

(二)急性肺水肿的救治原则

对于急性肺水肿应尽快去除病因,进行氧疗和镇静,控制输液,加快利尿,增加心肌收缩力,减轻心脏负荷,使用血管扩张剂和肾上腺皮质激素。对严重者尽早使用机械辅助呼吸,以改善缺氧。

(三)急性脑水肿的救治原则

应降低颅内压,尤其是即将发生或已经发生脑疝时,脱水剂与利尿剂联合应用是急救的主要措施;应用血清白蛋白和浓缩血浆;手术治疗的目的在于去除病灶,清除急性脑水肿的病因;减小脑体积和扩大颅内容积,从而降低颅内压,此乃治疗脑疝的最终方法。

五、注意事项

1.注意病情交代,如高血压性肺水肿病情发展极快,死亡率高,而渗透性肺水肿患者的预后相对较好。应将病情向患者的家属交代清楚,让其有充分的思想准备。

2.动态观察病情变化,及时处理危急症状。

第十五节　眩　晕

眩晕(vertigo)是患者主观的一种运动错觉,空间关系的定向障碍和平衡感觉障碍导致感到周围物体或自身在旋转,是视觉、本体觉、前庭功能障碍所致的一组症状。多由前庭系统及小脑功能障碍所致。常伴眼震。与头晕不同。

一、病因

按病变所在部位分为周围性眩晕和中枢性眩晕两类,前者多为前庭周围病变引起。后者由脑干内前庭核以上中枢传导通路损害引起。其特点见表1-19。

表 1-19　周围性和中枢性眩晕的特点

特点	周围性眩晕	中枢性眩晕
起病	突然	渐起
持续时间	短,几秒到几小时、几天	久,几天到几个月
头位	多有关	多无关
听力下降	多有	不明显
耳鸣	多有	不明显
恶心、出汗	频繁	少见
中枢神经系统症状	无	有
程度	严重	不定或轻
频度	发作性	持续性
眼震	旋转、水平	垂直、多变

周围性眩晕中,良性阵发性位置性眩晕(Benign Paroxysmal Positional Vertigo,BPPV)、前庭神经元炎(vestibular neuronitis)和梅尼埃病(ménières disease)是主要病因。

二、病情评估与危险分层

1.前庭核与脑干血管运动中枢、迷走神经核连接,损害时伴有恶心呕吐,面色苍白,出汗及血压、呼吸、脉搏改变。周围性眩晕自主神经症状明显,多为水平性眼震。中枢性眩晕自主神经症状轻或不明显,多有脑干、小脑或顶颞叶损害症状。

2.眩晕的症状、起病的快慢和前庭代偿功能有关。如起病急,自身前庭代偿功能尚未建立,患者眩晕重,视物旋转感明显;前庭功能代偿后,患者眩晕逐渐消失,多数前庭周围性眩晕呈短暂发作性病程。慢性化脓性中耳炎者,感染向颅内扩散时可波及迷路,发生浆液性或化脓性迷路炎。

3.中枢性眩晕症状轻但病情严重。警惕脑后循环缺血(Posterior Circulation Ischemia,PCI),栓塞是 PCI 的最常见病因。常见栓塞部位是椎动脉颅内段和基底动脉远端。PCI 包括脑后循环的短暂性脑缺血发作(Transient Ischemic Attack,TIA)和脑梗死。常以多发症状出现。对疑为 PCI 的患者应进行神经 MRI 检查。磁共振弥散加权成像(Diffusion Weighted Imaging,DWI)用于超早期脑缺血的诊断,对急性病变最有诊断价值。

三、诊断思路与流程

眩晕的诊断思路和流程见图 1-11。其中,Dix-Hallpike 试验是诊断后半规管
BPPV 的金标准。

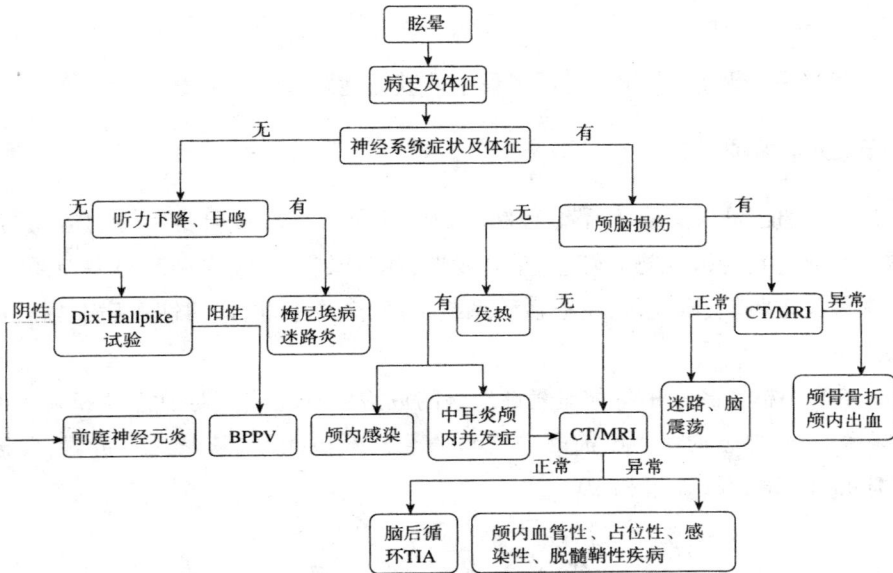

图 1-11　眩晕的诊断思路和流程

四、救治原则

(一)病因治疗

1.积极进行病因治疗　对危重患者要监测生命体征。避免搬动患者。急性发
作期安静闭眼卧床休息。耳性眩晕时健侧耳向下侧卧。

2.对 PCI 的急性期处置与脑前循环缺血性卒中相同　积极开展脑卒中单元的
组织化治疗模式。对起病 3h 内的合适患者可开展静脉阿普替酶(rt-PA)溶栓治
疗。有条件者可进行动脉溶栓治疗,治疗时间窗可适当放宽。对不适合溶栓治疗
且无禁忌证者,予以阿司匹林每天 100~300mg 治疗。

3.体位疗法　是 BPPV 的首选。

(二)药物治疗

1.镇静药　抑制前庭反应,减轻眩晕引发的呕吐。常用药物为地西泮、茶苯海

明等。

2.血管扩张剂　改善内耳和脑部血液循环,较重者配合使用镇静止晕药。

3.抗胆碱能药物　扩张微血管,抑制前庭系统活性。常用阿托品、氢溴酸东莨菪碱及胞磷胆碱等。

4.利尿剂　改善膜迷路积水。

(三)手术治疗

症状严重、药物治疗无效者可考虑手术破坏迷路或切断前庭神经。

五、注意事项

1.要区别眩晕与头晕　后者无平衡障碍,无外界环境或自身旋转的运动幻觉。眩晕有明显的自身或他物旋转感;呈阵发性,伴有眼震、平衡失调及自主神经症状。头晕常为头重脚轻、眼花等,由心血管系统疾病、全身中毒、代谢性疾病、眼病、贫血等疾患引起。

2.了解中枢性眩晕中各种血管性疾病的危险因素　注重对脑神经和共济运动(眼球运动、面部感觉、听觉、前庭功能)的检查,对以头晕、眩晕为主诉者,要进行Dix-Hallpike 试验以排除 BPPV。

第十六节　晕　厥

晕厥(syncope)是意识短暂丧失的常见原因,又称为昏厥,为大脑半球或脑干短暂的灌注降低而导致的突发的一过性意识丧失,伴姿势性张力不能维持的临床综合征。晕厥在普通人群中常见,女性发病率多于男性,直立位、坐位及仰卧位均可发病,一般为突然发作,历时数秒至数分钟,很快恢复,很少留有后遗症,临床上以快速发作、持续时间短及自限性为特点。晕厥可因血管迷走神经反射、直立性低血压、心排血量减少引起全脑灌注降低或脑后循环缺血,导致脑干选择性低灌注所致。

一、病因

任何原因导致全脑或脑干血流灌注不足均可产生晕厥,引起晕厥的病因见表1-20。

表 1-20　晕厥的病因

类型	病因
反射性晕厥	血管迷走反射性晕厥
	直立性低血压性晕厥
	情景相关性晕厥(咳嗽、排尿等)
	颈动脉窦性晕厥
心源性晕厥	冠心病
	心动过缓
	心动过速
	心室内占位性病变
	先天性心脏病
脑源性晕厥	高血压性脑病
	缺血性脑血管病
	主动脉弓综合征
其他	药物性晕厥
	精神性晕厥
	癔症性晕厥

反射性晕厥是因血压调节异常、心率反射弧障碍及自主神经功能不全导致血压急剧下降、心排血量突然减少,从而使全脑或脑干的血流灌注降低所致;心源性晕厥是各种原因导致心排血量急剧减少所致;脑源性晕厥乃短暂性全脑或脑干供血不足所致,患者突发意识障碍,但面色无明显变化,血压正常。

二、病情评估与危险分层

重点检查心血管及神经系统,临床检查可提示 45%晕厥的病因,心电图阳性率总体上较低。

大多数晕厥患者需进行病情评估。伴胸痛、不能解释的气短、充血性心力衰竭病史或瓣膜性疾病的患者需要住院。心电图有室性心律失常、缺血、QT 间期显著延长或新发束支传导阻滞等表现的患者也需要住院。对下述患者需持续监测:年龄大于 45 岁、心血管或充血性心脏病史、家族猝死史、有严重并发症如糖尿病或劳累后晕厥。

晕厥的急诊评估常不能得出确切结论。通过病史采集、体格检查、12 导联心电图检查仍有多达50%的患者不能明确诊断。45岁以下,无明显症状、体征及心电图变化的患者危险性较低,可门诊治疗。

晕厥的短期死亡风险与结构性心脏疾患、心力衰竭、心律失常相关,因此强调危险分层。冠状动脉或脑血管疾病、糖尿病、高血压等慢性疾病史可增加晕厥后死亡风险。既往用药史对危险分层有重要意义。严重心脑血管疾病反复晕厥发作,属于高危,随时有死亡的风险,应特别重视。

三、诊断思路与流程

诊断晕厥应详细询问病史并进行体格检查。体检多无阳性发现,但详细的病史询问可提供重要的信息,诊断流程见图1-12。病史和查体有所发现时,根据病情做心电图、心脏超声、颅脑CT、电解质、血糖、血常规、妊娠试验、粪便隐血等检查。

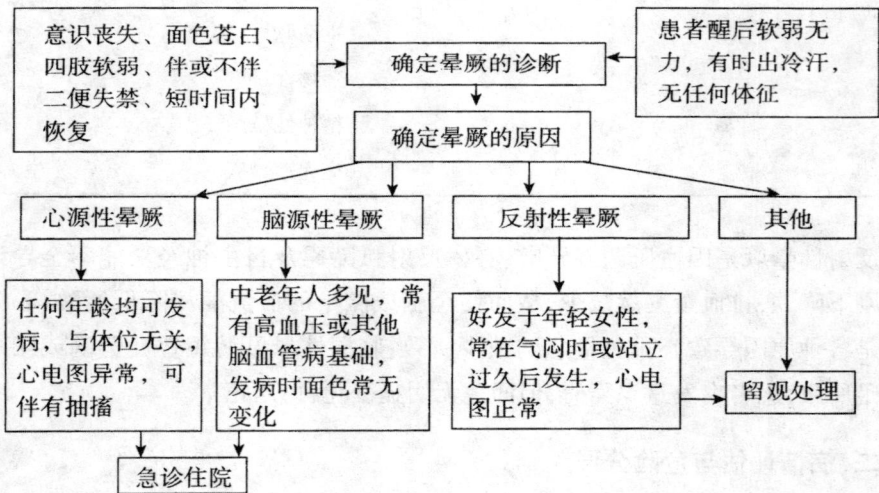

图1-12 晕厥的诊断流程

四、救治原则

对晕厥患者应紧急处置,争取尽快明确诊断,对因治疗。

1.发作现场应避免跌倒以致外伤。

2.病情危重时可行现场心肺复苏。

3.立即送医院进行处理①吸氧,保持呼吸道通畅。②病情危重者持续进行心电、血压监护。③对症支持治疗,完善相关检查。对反射性晕厥,应避免发生晕厥的诱因;对严重的心源性晕厥、脑源性晕厥应积极治疗原发疾病。④对病因复杂诊断不明确者应定期随诊。

第十七节　意识障碍

意识障碍(disturbance of consciousness)是指对周围环境以及自身状态的识别和觉察能力出现障碍,为急诊科常见的一类临床综合征,病因复杂。意识障碍由各种原因引起高级中枢功能活动受损,在临床实践中,可表现为嗜睡、意识模糊、昏睡和昏迷,同时还存在一种特殊的意识障碍如谵妄。判断意识障碍的程度,尽早、正确分析其病因,合理诊断,及时救治,有着非常重要的临床意义。

一、病因

意识障碍的常见病因分为神经系统疾病和非神经系统疾病,见表1-21。

表 1-21　意识障碍的常见病因

神经系统疾病	非神经系统疾病
脑血管病	急性感染性疾病
脑出血	败血症
脑梗死	感染中毒性脑病
短暂性脑缺血发作	内分泌与代谢性疾病
颅内占位性病变	低血糖
原发性或转移性颅内肿瘤	糖尿病性昏迷
脑内肉芽肿	尿毒症
脑寄生虫囊肿等	肝性脑病
颅脑外伤	肺性脑病
脑挫裂伤	甲状腺危象
颅内血肿等	甲状腺功能减退
脑弥漫性病变	艾迪生病
颅内感染性疾病	库欣综合征
弥漫性颅脑损伤	水、电解质平衡紊乱

神经系统疾病	非神经系统疾病
蛛网膜下腔出血	物理性损害
脑水肿	热射病
脑变性及脱髓鞘性病变	电击伤
癫痫发作	中毒

人的意识需要完整而正常的中枢神经系统来维持。当脑干网状上行激活系统抑制或双侧大脑皮质广泛性损害时,觉醒状态减弱,意识内容减少或改变,即可造成意识障碍。

二、病情评估与危险分层

(一)病情评估

1.判断意识障碍的程度

(1)嗜睡:是最轻的意识障碍,是一种病理性疲倦,患者处于持续的睡眠状态,轻微的刺激即可唤醒,醒后能正确回答和做出各种反应,但当刺激去除后很快再入睡。

(2)意识模糊:是意识水平轻度下降、较嗜睡深的一种意识障碍。患者能保持较简单的精神活动,但对时间、地点、人物的定向力发生障碍。

(3)昏睡:是接近昏迷的一种意识障碍,觉醒功能严重受损,处于熟睡状态,不易唤醒,在较强刺激下可被唤醒,醒后语言含糊、答非所问,各种反射活动存在,但很快再入睡。

(4)昏迷:是严重的意识障碍,觉醒状态及意识内容完全丧失,任何刺激均不能唤醒。按其程度可分为:

①轻度昏迷:对外界刺激无反应,自主活动、语言活动及随意活动消失,对疼痛刺激有痛苦反应或肢体退缩等防御反应,各种生理反射(吞咽、咳嗽、角膜、瞳孔对光反射等)存在或迟钝,可有病理反射,可伴谵妄或躁动,生命体征平稳或不平稳。

②中度昏迷:随意活动消失,对疼痛刺激无反应,剧烈刺激可出现防御反射,角膜反射消失,瞳孔对光反射迟钝,眼球无转动,体温、脉搏、呼吸无明显改变,生命体征平稳或不平稳。

③深度昏迷:全身肌肉松弛,所有反射(生理反射、浅反射、深反射及病理反射)消失,生命体征不平稳,有自主呼吸,但节律可不规则。

(5)谵妄:是一种特殊类型的意识障碍。在意识模糊的同时,伴有明显的精神运动兴奋,有定向力丧失、感觉错乱、躁动不安、言语杂乱症状,见于感染中毒性脑病、颅脑外伤、药物中毒、代谢障碍等。有些可康复,有的发展为昏迷。

意识障碍的程度评估方法很多,以 Glasgow 昏迷量表法较常用,见表 1-22。

表 1-22 Glasgow 昏迷量表

睁眼动作	评分	言语反应	评分	运动反应
自动睁眼	4	正常回答	5	可按指令动作
呼唤睁眼	3	回答错误	4	能确定疼痛部位
刺痛睁眼	2	语无伦次	3	对疼痛有肢体退缩反应
无反应	1	只有发音	2	肢体异常屈曲(去皮质强直)
		无反应	1	肢体异常伸展(去大脑强直)肢体无反应

说明:总分 15 分,最低 3 分。根据得分多少,评估其意识障碍程度。13~14 分为轻度意识障碍,9~12 分为中度意识障碍,3~8 分为重度意识障碍(多呈昏迷状态)

2.根据患者的病史、症状、体征及辅助检查认识急危重症 对于意识障碍的患者,判断意识程度的同时,应该立即简单询问病史和症状(发病急缓、外伤史、既往史及伴随症状),评估其生命体征(体温、脉搏、血压、呼吸、血糖),进行体格检查(瞳孔、眼球、脑膜刺激征、病理反射及其他各种反射等)、眼底检查及辅助检查(血常规、血气分析、酮体、颅脑 CT 等)。

(1)识别危及生命的症状、体征及相关疾病:昏迷前如有剧烈头痛、呕吐,可能有颅内高压,应考虑脑肿瘤、脑脓肿、脑出血、脑膜炎等。

①伴发热:先发热然后有意识障碍可见于重症感染性疾病;先有意识障碍然后有发热,见于脑出血、蛛网膜下腔出血、巴比妥类药物中毒等。

②伴呼吸缓慢:是呼吸中枢受抑制的表现,可见于吗啡、巴比妥类、有机磷农药等中毒、银环蛇咬伤等。

③伴瞳孔散大:可见于颠茄类、酒精、氰化物等中毒以及癫痫、低血糖状态等。

④伴瞳孔缩小:可见于吗啡类、巴比妥类、有机磷农药等中毒。

⑤伴有双侧瞳孔不等大:可能有颅内高压、脑疝、脑出血、大面积脑梗死等。

⑥伴心动过缓:可见于颅内高压,房室传导阻滞以及吗啡类、毒蕈等中毒。

⑦伴高血压:可见于高血压脑病、脑血管意外、肾炎、尿毒症等。

⑧伴低血压:可见于各种原因的休克。

⑨伴皮肤黏膜改变:出血点、瘀斑和紫癜等可见于严重感染和出血性疾病;口

唇呈樱桃红色提示一氧化碳中毒。

⑩伴脑膜刺激征:见于脑膜炎、蛛网膜下腔出血等。

(2)识别危及生命的异常辅助检查结果:血常规提示重度贫血、凝血功能异常、重度酸中毒、胆碱酯酶活性低下,颅脑 CT 提示大面积脑出血、小脑出血等都需要及时抢救处理,否则危及生命。

(二)危险分层

意识障碍是危险系数大、涉及危及生命的疾病广而多的一类临床综合征,可按意识障碍的程度进行分层,但它们相互之间可能出现转化或进展,所以都不能忽视。特别对于昏迷者,可能存在威胁患者生命的状况,如生命体征不平稳、颅内高压等,需要立即抢救处理,并尽早进行病因诊断。

三、诊断思路与流程

1.鉴别是否为意识障碍

(1)木僵:常见于精神分裂症患者。表现为对外界刺激均无反应,不言不动,甚至不吃不喝,面部表情固定,二便潴留。常伴有自主神经紊乱,如流涎、低体温等。

(2)精神抑制状态:见于癔症或受严重的精神打击。源于精神因素,起病突然,对外界刺激无反应,呼吸急促或屏住呼吸,僵卧不动,急速轻眨眼,翻开双眼睑可见眼球活动,神经系统检查正常。

(3)闭锁综合征:只有眼睑及眼球垂直运动。头面及四肢运动功能丧失,不能言语,实际上意识清楚,其思维表达方式可以通过眼睑及眼球运动回答。见于脑桥肿瘤、血管病及脱髓鞘疾病等。

(4)晕厥:是意识突然、短暂丧失,但很快恢复的一类临床综合征。多由于大脑一过性血液灌注不足引起,包括心源性晕厥、神经源性晕厥、反射性晕厥等。

2.评估意识障碍的程度及危险分层。

3.确定意识障碍的疾病诊断。

(1)迅速、准确地询问病史:包括起病方式、首发症状、伴随症状、发生环境及既往病史等。

(2)全面而有重点地查体:掌握生命体征,重点进行神经系统检查及一般检查,便于迅速按病因诊断,缩小疾病范围。随机根据提供的线索确定查体的重点。注意生命体征、瞳孔、眼球、巩膜、面容、唇色、口腔及耳部情况、呼出的气味及脑膜刺激征等。

（3）进行必要的实验室检查：如血常规、电解质、血糖、肝肾功能、凝血功能、血气分析、心电图、胸部 X 线、脑脊液、颅脑 CT 或 MRI、脑血管造影等检查。

（4）根据病史、体征及相关检查，分析、判断病因。

四、救治原则

对于意识障碍患者立即明确其意识障碍程度，评估生命体征的危急程度，并给予及时、有效的处置。具体过程如图 1-13。

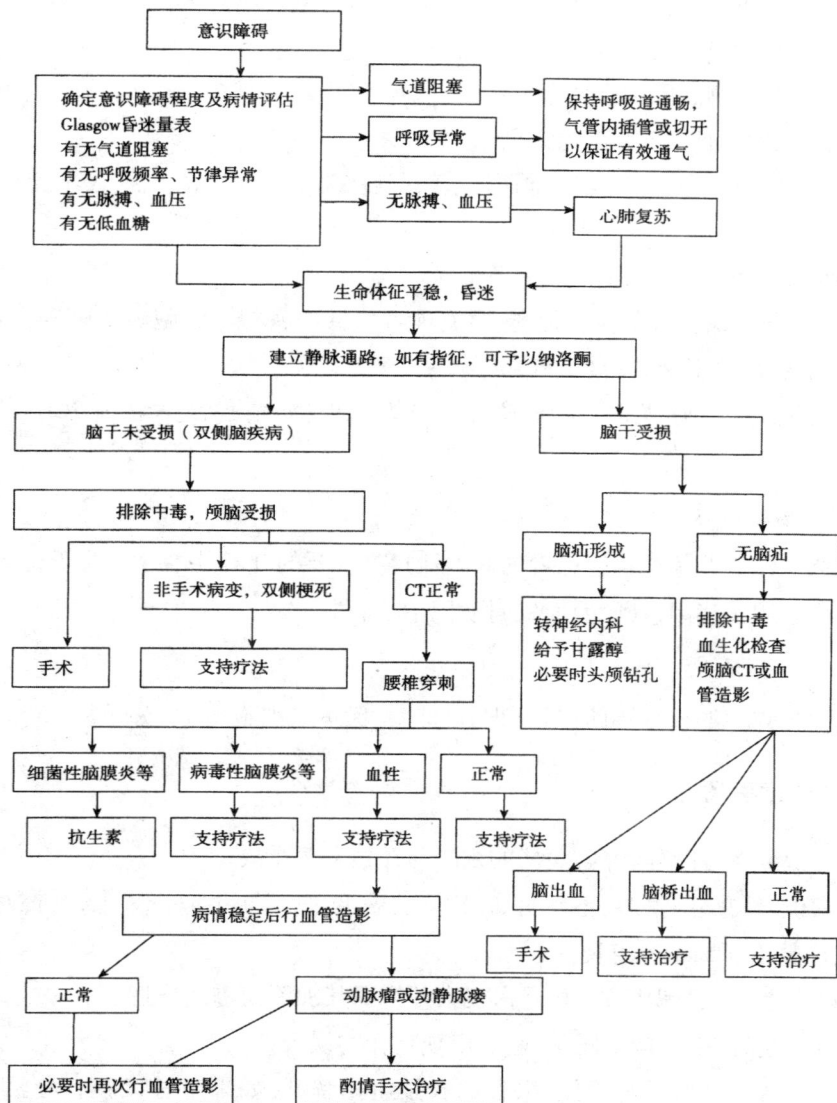

图 1-13　意识障碍的诊断和治疗流程

（一）急救处理原则（危重症）

1.保持呼吸道通畅,给氧,必要时使用呼吸中枢兴奋剂、行气管切开或气管内插管辅以人工呼吸。

2.维持有效的循环功能,给予强心、升压药物,纠正休克。

3.急诊查血常规、尿常规、电解质、肝肾功能、凝血功能、血气分析等。

4.对颅内压增高者给予脱水、降颅内压药物,如甘露醇、呋塞米、甘油、皮质醇激素。必要时行侧脑室穿刺引流。

5.预防及控制感染治疗。

6.控制过高血压和过高体温。

7.控制抽搐发作,必要时用地西泮、苯巴比妥等,如出现谵妄、抽搐不止可用人工冬眠疗法。

8.纠正水、电解质平衡紊乱,补充营养。

9.给予脑代谢促进剂及脑促醒药物,前者如 ATP、辅酶 A、胞磷胆碱等,后者如纳洛酮、醒脑静注射液、安宫牛黄丸等。

10.注意口腔、呼吸道、泌尿道及皮肤的护理,病情稳定后转入 ICU 进一步诊治。

（二）病因治疗

对意识障碍尤其是昏迷患者的病因治疗为主要的针对性治疗。对于昏迷的患者要求尽早明确病因诊断,及时针对病因治疗。

（三）其他治疗

其他治疗主要包括预防感染、止血、抑酸、保护脑细胞、营养支持等。

五、注意事项

1.意识障碍危险程度高,病情的判断与评估尤为重要。

2.意识障碍病因繁多,不易明确,病情发展迅速,威胁生命概率大,掌握意识障碍的急诊救治原则不容忽视。

（1）患者出现意识障碍时,严密观察并警惕其加深而进入昏迷。

（2）昏迷时,应保持头侧位,避免出现呕吐物误吸。

（3）保持呼吸道通畅,要将患者的衣领纽扣解开,如果患者口腔有分泌物,要及时吸出。可用口咽通气管,必要时行气管内插管或气管切开进行有效通气。

（4）出现瞳孔不等大及脑膜刺激征等颅内高压时及时合理地应用脱水药物。

（5）维持血压平稳,控制抽搐发作。

3.保证生命体征平稳后尽快、尽早明确病因诊断,针对病因治疗。

第十八节　抽　搐

抽搐（tic）属于不随意运动,是指各种具有骨骼肌痉挛症状的局限性或全身性癫痫样发作,或其他非自主性发作的全身性（至少是双侧的）骨骼肌痉挛,主要包括惊厥（伴有或不伴有意识丧失的抽搐,一般为全身性、对称性）和手足搐搦（tetany）。

一、病因

病因可分为特发性和症状性,见表1-23。

表1-23　抽搐的常见病因

类型		病因
特发性病因		先天性脑部不稳定状态、部分脑损害引发的小儿惊厥
症状性病因	脑部疾病	脑感染、外伤、肿瘤、血管疾病,脑寄生虫病,先天性脑发育不全及原因未明的大脑变性等
	全身性疾病	感染、内源性或外源性中毒、心血管疾病、代谢障碍、风湿病及突然撤药等
		淹溺、窒息、触电、热射病等
	神经症	癔症性抽搐及惊厥

二、病情评估

由于异常放电神经元的部位不同,临床上可出现短暂的运动、感觉、意识、行为及自主神经等单独或组合出现的功能障碍,通常可分为全身性和局限性抽搐两种。

1.全身性抽搐　以全身骨骼肌痉挛为主要表现,典型者为癫痫大发作,先表现为强直性即持续性收缩,后为阵挛性即断续性收缩。

2.局限性抽搐　以身体某一局部连续性肌肉收缩为主要表现,多见于口角、眼睑、手、足等,部分患者自一处开始,依大脑皮质运动区的排列形式逐渐扩展。

三、诊断思路与流程

1.病史采集

（1）一般情况：年龄、职业等。婴幼儿常见先天性疾病所致的抽搐；青壮年以外伤、原发性癫痫、急性感染为多见；中老年人以颅脑肿瘤或外伤、脑血管意外等为主；老年人以脑血管病、脑肿瘤、神经退行性变为主。

（2）家族史、既往史和服药中毒史：家族中有无相关病史；有无服用抗癫痫药，精神疾病和类似发作史。既往有无颅脑外伤或手术、脑血管意外或肿瘤及感染病史，若有相应病史考虑是否为该种疾病的延续或者并发。同时询问有无大量服药中毒史。

（3）发病情况：包括抽搐时间、程度、范围（全身性还是局部性），发病间隔时间（持续性还是间歇性）以及伴随症状。

2.体格检查　包括神经系统检查及一般内科检查。

3.辅助检查

（1）考虑颅内疾病（神经系统疾病）的患者可行颅脑 CT 或 MRI 检查；如考虑中枢神经系统感染可能需加做脑脊液检查；考虑癫痫发作可行脑电图检查。同时常规检查血糖、电解质。

（2）考虑颅外疾病相应检查：血尿粪常规、电解质、肝肾功能、心肌酶谱、内分泌功能、动脉血气分析、心电图、X 线检查、毒物分析等。

四、救治原则

评估患者的生命状态。包括检查生命体征和神志、瞳孔。倘若出现呼吸或心搏停止，则马上进行心肺脑复苏，如图 1-14。

1.一般处理　卧床静息，保持头侧位，防止误吸。

（1）监测生命体征，判断神志、瞳孔。

（2）保持呼吸道通畅，吸氧。

2.控制抽搐发作　通常选择速效抗惊厥药，如地西泮、苯巴比妥钠、水合氯醛或副醛、硫酸镁等。

抽搐发作

是否全身抽搐

是 ↓ 否

全身性强直阵挛发作持续状态（癫痫持续状态）抢救流程

评估：
神志、呼吸、脉搏、血压、瞳孔、皮肤黏膜、GCS评分、血氧饱和度、血糖、四肢肌力及肌张力、主要的病理反射，同时考虑可能的病因（如中毒、电解质平衡紊乱、癫痫小发作）

中毒环境

询问病史（癫痫、用药史）

高温环境、长时间运动后

其他发作：如酸碱失衡

急性中毒
按急性中毒流程处理

癫痫小发作
保持气道通畅
吸氧
对症治疗

中暑
按热痉挛处理

保持气道通畅
吸氧
对症治疗

再次评估：
神志、呼吸、脉搏、血压、瞳孔、皮肤黏膜、GCS评分、血氧饱和度、血糖；必要时做心电图

院前
生命体征平稳后，严密监护，转送医院
做好保护措施，防止呕吐、窒息、受伤

院内
完善各项检查，必要时专科会诊

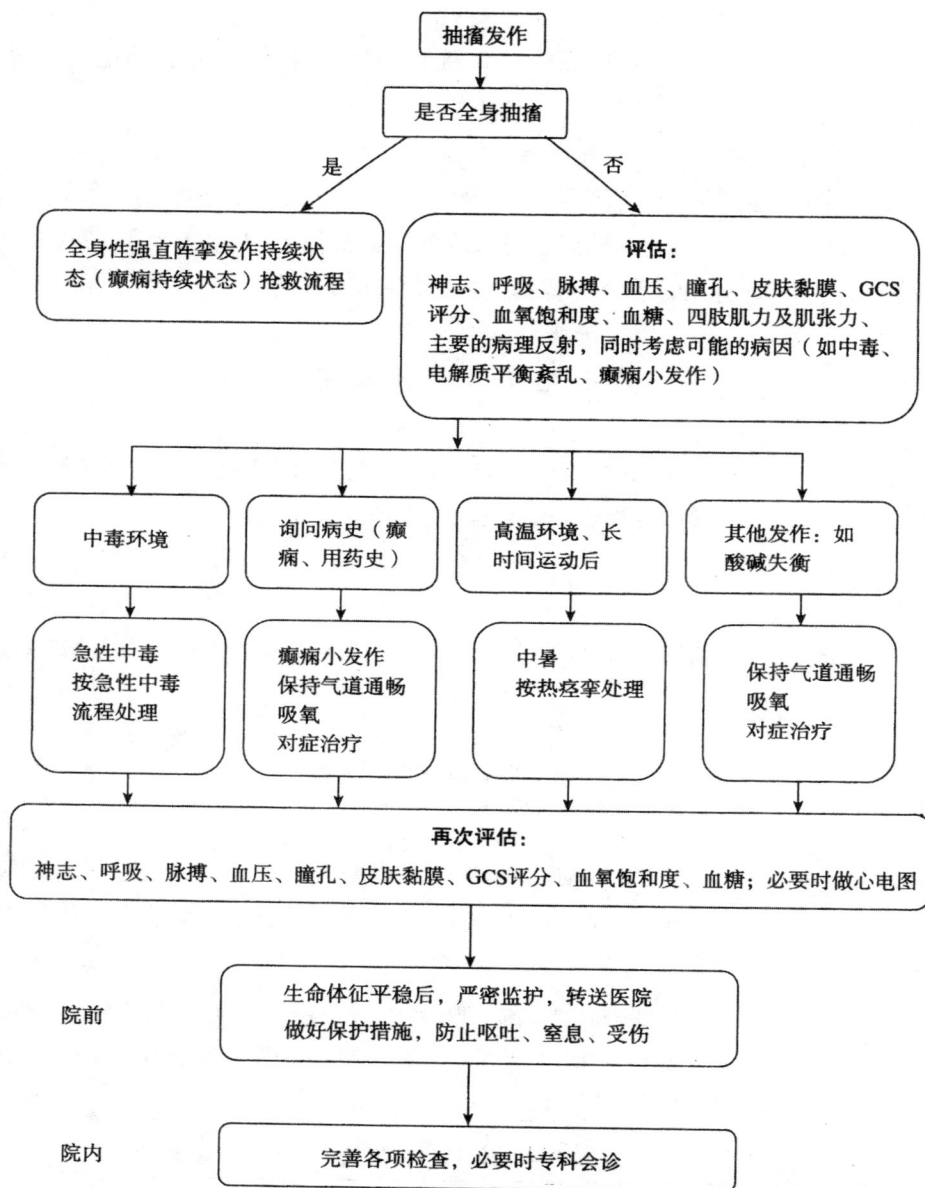

图 1-14 抽搐的诊断及救治流程

3.病因治疗

（1）发热、惊厥：以降温为主，使体温降至 38℃以下。

（2）手足搐搦：补钙及维生素 D。

（3）脑源性抽搐：相应地控制颅内引起抽搐的原因，脱水降颅内压，必要时施

行外科手术治疗。

(4)心源性抽搐:尽快建立有效循环,提高心排血量,恢复心脏功能,治疗原发病。

(5)肝肾衰竭:改善并恢复其功能至关重要。

(6)中毒性抽搐:尽快彻底清除毒物,给予解毒剂及快速排除毒素的治疗。

4.防治并发症　长时间的抽搐易引起缺氧和脑水肿,故需给予吸氧,必要时进行高压氧疗;对于脑水肿应给予甘露醇、甘油果糖等脱水治疗。

第十九节　急性瘫痪

瘫痪(paralysis)是指随意肌收缩功能障碍。不完全的随意肌收缩功能障碍形成肌力减退,为不完全瘫痪;收缩功能完全丧失,即为完全瘫痪。

一、病因

可从急性瘫痪的临床表现推测其类型。根据瘫痪类型的不同,病因总结如表1-24。

表1-24　急性瘫痪的常见病因

类型	病因
肌源性瘫痪	肌营养不良症、强直性肌病、重症肌无力与肌无力综合征、炎症性肌病、周期性瘫痪、代谢性肌病以及其他肌病(如横纹肌溶解症、肌红蛋白尿症、中毒性肌病等)
下运动神经元性瘫痪	脊髓前角细胞病变、前根病变、神经丛病变、周围神经病变。主要疾病有:急性脊髓灰质炎、急性感染性多发性神经炎(脱髓鞘病变)、臂丛神经炎、多发性神经炎、神经麻痹等
上运动神经元性瘫痪	红核脊髓束、网状脊髓束与前庭脊髓束等所发生的病变

二、病情评估

(一)肌源性瘫痪

1.瘫痪分布　大多对称,以肢体近端为重,不符合神经支配规律。

2.肌束震颤　通常没有。

3.肌肉萎缩　随病程进展,出现病肌萎缩,但不见于疾病的急性期。

4.牵张反射　由于运动效应器病损,而致紧张性牵张反射(表现为肌张力)与位相性牵张反射(表现为腱反射)均降低。

5.病理反射　病理反射是上运动神经元性瘫痪的特征,不见于肌源性瘫痪。

6.实验室检查　多见血肌酶如肌酸磷酸激酶等升高。肌电图呈肌病性改变。肌肉活检证实各种肌肉疾病的特征性变。

（二）下运动神经元性瘫痪

1.瘫痪分布　主要是小组肌肉或单块肌肉的瘫痪,其分布符合脊髓节段或周围神经支配的规律。

2.肌束震颤　肌束震颤是下运动神经元性瘫痪的特征之一,但很少见于急性病期。确认肌束震颤与下运动神经元病变有关时,必须除外良性肌束震颤与可能表现为肌束震颤的其他疾病如甲状腺毒性肌病、抗胆碱酯酶药物过量与电解质紊乱等,后者无其他神经系统症状。

3.肌肉萎缩　肌肉萎缩通常始见于失神经支配后1~2周,是蛋白代谢呈负平衡的结果。

4.牵张反射　由于反射通路受阻而致肌张力、腱反射均减退。睡眠、昏迷或小脑病变时,也见牵张反射减退,诊断时应注意识别。

5.病理反射　病理反射是上运动神经元疾病症状,不见于下运动神经元性瘫痪。

6.实验室检查　血肌酶大多正常,有的急性疾病如急性感染性脱髓鞘性多发性神经病,或见肌酸磷酸激酶轻度增高。肌电图呈去神经性变。肌肉活检证实去神经性表现。

（三）上运动神经元性瘫痪

1.瘫痪分布　瘫痪分布符合神经解剖的规律,通常是肌群或肢体的瘫痪。涉及皮质运动区的病损引起对侧相应部位的瘫痪;内囊处即使病灶较小,也造成包括翼肌、下半面部与颏舌肌在内的对侧偏瘫;一侧脑干病变引起交叉性瘫痪。颈膨大以上的高位颈髓病变,危及双侧皮质脊髓束时,引起四肢上运动神经元性瘫痪;颈膨大病损累及双侧前角与皮质脊髓束,导致双上肢的下运动神经元性瘫痪与双下肢的上运动神经元性瘫痪;或伴呼吸困难;胸髓病损及双侧皮质脊髓束时引起上运动神经元性截瘫。

2.肌束震颤　瘫痪肌不呈现肌束震颤。

3.肌肉萎缩　上运动神经元病变通常不影响下运动神经元对肌肉的营养作

用,故瘫痪肌常无萎缩。但久瘫后可见瘫痪肌失用性萎缩,因此不见于急性病期。

4.牵张反射　上运动神经元病损时,瘫痪肌牵张反射增强,表现为张力增高、反射亢进。但是,在病损急性期,因参与瘫痪肌牵张反射的下运动神经元突然失去上级运动神经元的调控而进入阻抑状态,牵张反射因之消失,瘫痪肌张力降低,腱反射难以引出,属脊髓休克状态。

5.病理反射　锥体系病损时,屈曲回缩反射失去抑制,上肢可能出现 Hoffmann征,下肢可能出现跖反射伸性(或 Babinski 征)。

6.实验室检查　血肌酶、肌电图与肌肉活检的诊断价值不大。

三、诊断思路与流程

神经系统疾病的诊断主要解决两个问题:①病变部位,即定位诊断;②病变性质,即定性诊断。两者结合可做出疾病诊断。急性瘫痪的诊断思维宜从两个方面入手:

1.确认是否为真性瘫痪　为确认真性瘫痪,要与失用、骨关节病引起的随意肌运动障碍以及癔症性瘫痪相鉴别。

小脑病损时,可能合并病肌肌力减退,但总以小脑共济失调征为主。震颤麻痹时,病肢可能无力,但总无明显瘫痪,且病肌张力呈齿轮状增高,尚伴震颤、运动迟缓、表情呆滞与瞬眼动作减少等,易于识别。严重的舞蹈症可能引起轻瘫,是为麻痹性舞蹈病,病肢舞蹈动作减弱,甚或消失,结合舞蹈症病史与瘫肢肌张力降低可资鉴别。

骨、关节病变时,随意肌运动可能受限,但不属真性瘫痪。依骨、关节病史,保护体位,局部关节肿胀、按痛,被动活动受限、致痛,可做出识别。

癔症性瘫痪好发于青年女性。发病快,但病前常有心理因素,瘫痪分布不一,以单瘫、截瘫较为常见。瘫痪程度不定,可能时轻时重,除可能测得瘫痪肢体在被动活动时阻力有所增加外,不见其他神经系统体征。病征具暗示性,或含富于感情色彩的精神症状。患者的癔症性格与类似发作史有助于诊断。但确诊癔症必须小心,排除器质性病因后才能考虑。

2.识别急性瘫痪类型　参考前述各类瘫痪的临床特征,可以决定瘫痪的类型。必须注意:①患者是否处于脊髓休克状态。脊髓休克时,其急性瘫痪的根本原因是有关的上运动神经元的急性病变,但其临床表现却属下运动神经元性瘫痪的特征,即瘫痪肌张力降低,反射消失,没有病理反射。②在下运动神经元性瘫痪的急性期,瘫痪肌通常不显示肌束震颤与肌肉萎缩。③肌源性瘫痪的急性期,同样没有肌肉萎缩。因此,遇急性瘫痪时,多从瘫痪肌的分布、必要的实验室检查与病史资料入手决定急性瘫痪的类型。

四、救治原则

1.病因治疗　积极治疗原发病。

2.对症治疗　①眼肌瘫痪有复视者,可遮蔽病眼,或用三棱镜暂时校正。②面肌瘫痪眼睑不能闭合者,可用眼罩保护暴露的角膜、结膜并加用眼部用药滴、涂;对瘫痪面肌进行按摩、理疗以防止挛缩与被健侧面肌牵引。③吞咽困难者,及时鼻饲,按需静脉滴注,补给热量。④呼吸困难者,及时行气管切开,保持呼吸道通畅,按需考虑人工辅助呼吸。⑤肢体瘫痪者,加强被动活动,鼓励主动活动,并给予瘫痪肌按摩;静息时,可将瘫痪肌安放至功能位,为日后康复治疗创造条件。

3.防止并发症　加强瘫痪护理,防止发生褥疮、肺炎、尿路感染、便秘、烫伤与肢体挛缩。

第二十节　精神异常

一、病因

精神异常的常见病因见表1-25。

表1-25　精神异常的常见病因

常见综合征	病因
谵妄	颅脑病变:癫痫、脑外伤、颅内感染及出血或其他脑血管病、颅内肿瘤等
	成瘾性药物或物质戒断
	内分泌功能失调
	内脏疾病
	代谢性疾病伴发热
	过敏性疾病
	物理因素致病
	药物

常见综合征	病因
痴呆	中枢神经系统变性疾病(阿尔茨海默病、亨廷顿病、帕金森病等) 颅内占位性病变及感染、脑外伤等 代谢障碍和内分泌障碍(桥本脑病等) 血管性痴呆 中毒、缺氧(酒精、重金属、一氧化碳、药物、缺氧性脑病等)
遗忘综合征	下丘脑后部和近中线结构的大脑损伤。酒精滥用导致维生素 Bi 缺乏是最常见的病因。其他如心脏停搏所致的缺氧、一氧化碳中毒、脑血管疾病、脑炎、第三脑室肿瘤等
幻觉、妄想状态	以功能性精神病多见,如精神分裂症妄想型、反应性精神病等,但器质性精神障碍也可出现,较常见的有中毒性神经病,如阿托品类、异烟肼中毒,癫痫性谵妄状态,某些血液系统疾病(白血病和缺铁性贫血、恶性贫血),各种内分泌疾患(甲状腺功能亢进或减退、肢端肥大症、肾上腺皮质功能亢进)等
抑郁	内分泌疾患,尤其是内分泌腺体功能减退的一组疾患,如甲状腺功能减退、肾上腺皮质功能减退和腺垂体功能减退等,常有自杀企图。代谢性脑病,如慢性尿毒症、肺性脑病

二、病情评估

1.全面、详细地询问病史　　向患者家属、同事、亲友甚至护送者详细询问异常情况十分重要。病史中应尽可能包括有无类似发作史、躯体疾患史、服药史、住院史、阳性家族史、既往性格和秉性、精神创伤史等内容。

2.仔细观察病情和进行体格检查　　体格检查和神经系统检查应全面而有重点地完成,只重视精神状态而忽视体格检查往往会出现差错,应绝对避免。患者的外貌衣着、言谈举止、情绪变化以及行为活动都是精神症状的观察内容。通常要注意有无感知觉障碍,如错觉、幻觉等;注意力是否集中;记忆力有无缺损;思想内容有无异常,特别要注意有无妄想等。智能方面可用最简单的计算来考查,如"100 减 7 等于几"。对于意向行为要观察意志减退或增强;本能活动如食欲和性欲的减退或增强;有无冲动伤人或自伤行为;有无怪异动作或行为。

必须善于鉴别个别神经心理异常与精神症状,前者主要指脑器质性病变时所出现的失语、失用、失认、失读、失写、体象障碍和空间结构障碍等。不要把混合性失语误认为思维障碍、"胡言乱语",把失用误认为行为异常。

3.进行必要的实验室检查　对有精神异常的患者应检查白细胞计数和分类、血色素、尿糖、尿常规、血糖、肝功能、肾功能、电解质、胸部 X 线摄片、心电图等。如怀疑由脑部器质性病变引起精神异常,则脑电图、颅脑 CT 和脑脊液检查是必需的,如有条件应考虑行颅脑 MRI 检查。

三、诊断思路与流程

在综合医院中发现有精神异常的患者,掌握鉴别器质性和功能性精神障碍的要领十分必要。具体地说,确定患者有无意识障碍、定向障碍、注意力和记忆力缺损、智能减退、神经心理方面的缺损等是关键所在。当然还需要全面的体格检查和神经系统检查,以及配合必要的实验室检查,这样方能确立广义的器质性精神障碍的诊断,然后采取病因治疗。在排除了广义的器质性精神障碍之后,才能考虑功能性精神障碍。

在综合医院遇到精神异常的患者,首诊的急诊医师至少应确定下列基本情况:①是躯体疾患还是精神障碍;②精神障碍是器质性的还是功能性的;③是轻性还是重性精神障碍,有无精神病性症状,意识和自知力是否受到损害;④心理社会因素在发病中的作用;⑤判断出主要症状和综合征,一时难以做出疾病诊断者,可先行处理,继续观察,待以后诊断;⑥确定急诊患者是否需要精神科的处理,及时请精神科会诊,进行药物治疗、非药物治疗等;⑦优先处理躯体疾病。

四、救治原则

1.对任何以精神症状为主要临床表现的患者,诊断上均应首先排除神经系统或其他躯体疾病。器质性精神障碍患者的原发疾病处于急性期,或病情危重,或处于症状恶化阶段者,应以原发躯体疾病的治疗为主。

2.精神药物的使用应充分考虑患者对药物的耐受能力,以短期、速效、小量为原则。器质性精神障碍的处理是在积极治疗原发病的基础上给予相应的对症支持治疗,对于有明显精神症状的患者,则给予相应的小剂量精神药物。除给予药物处理外,部分患者需要给予心理治疗。

五、注意事项

1.首先要分清轻、重、缓、急,对生命垂危者,先了解心律、呼吸、血压及精神状态、营养状况等一般情况的严重程度,生命体征改变者应优先诊治,如进行心肺复苏、抗休克等。

2.要掌握好病史重点,进行重点的神经系统检查及精神检查,得出诊断印象,判明疾病性质。如不能做出准确诊断,需估计病情的严重程度与危害性,及时做出相应处理。

3.对有自杀、自伤、伤人、冲动毁物行为者,尽快采取安定患者的治疗措施,同时注意周围人员的安全。急诊处理后,应计划好下一步治疗,做好交接班工作并进行登记。

第二章　心肺脑复苏

第一节　心搏骤停与心肺复苏概述

一、心搏骤停

(一)概念

心搏骤停(Sudden Cardiac Arrest,SCA)是指心脏泵血功能突然停止,患者对刺激无反应,无脉搏,无自主呼吸或呈濒死叹息样呼吸。心搏骤停一旦发生,脑血流突然中断,10s 左右患者即可出现意识丧失,经及时救治可存活,否则将发生生物学死亡。

猝死(sudden death)是指外表健康或非预期死亡的人在外因或无外因的作用下突然和意外发生的非暴力性死亡。心脏性猝死(Sudden Cardiac Death,SCD)是指急性症状发作后 1h 内发生的以意识骤然丧失为特征的、由心脏原因引起的自然死亡。心搏骤停是 SCD 的直接原因和最常见的形式。在发达国家,冠状动脉粥样硬化已成为成人 SCD 最主要的病因。心肌梗死、心肌缺血、左室功能受损、室性心动过速患者是 SCD 的高危人群,男性、高龄人群中猝死发生率较高。随着冠心病发生率的增加,我国 SCD 的发生率有增加的趋势。

(二)病因

心搏骤停的病因包括心脏病变与非心脏病变(表 2-1),可总结为 6 个"H"和 5 个"T"(表 2-2)。

表 2-1　心搏骤停的病因

心脏病变	非心脏病变
冠状动脉血栓形成	大面积肺栓塞
心肌梗死	张力性气胸
心肌炎	毒素

心肌病	麻醉意外
恶性心律失常	手术中神经牵拉导致的迷走神经反射
心力衰竭	创伤后的失血性休克和循环衰竭
心脏压塞	严重胸外伤后的纵隔摆动
风湿性心脏病及各种心脏瓣膜病	严重酸碱失衡和电解质平衡紊乱
先天性心脏病	高温下剧烈运动
细菌性心内膜炎	体温过低
Brugada 综合征	癫痫大发作或持续发作等
心脏病变	非心脏病变
长 QT 间期综合征	
心脏肿瘤等	

表 2-2　6"H"和 5"T"

6"H"	5"T"
低血容量(hypovolemia)	心脏压塞(cardiac tamponade)
低氧血症(hypoxia)	张力性气胸(tension pneumothorax)
氢离子/酸中毒(hydrogenion/acidosis)	冠状动脉血栓形成或肺栓塞(thrombosis of the coronary/pulmonary vasculature)
高钾/低钾血症(hyper/hypokalemia)	创伤(trauma)
低体温(hypothermia)	毒素(toxins)
低血糖(hypoglycemia)	

（三）心电图分型

心搏骤停时心脏丧失了泵血功能,心电图包括心室纤颤、无脉性室性心动过速、心室停搏、电-机械分离四种类型。

心室纤颤时心肌发生不协调、快速而紊乱的连续颤动。心电图上 QRS 波群以及 ST 段与 T 波的波形、振幅与频率极不规则,无法辨认。在心搏骤停的早期最常见,复苏成功率最高。抢救成功的关键在于实施高质量的心肺复苏和及早电除颤。

无脉性室性心动过速是指出现致命性室性心动过速,但不能启动心脏机械收缩。

心室停搏是心室完全丧失收缩活动,呈静止状态,心电图呈直线。复苏效果差。

电-机械分离是指心脏有持续的电活动,但无有效的机械收缩,心电图呈间断出现的、宽大畸形、振幅较低的 QRS 波群,频率小于 20~30 次/分。

（四）临床表现

心搏骤停的临床表现为意识突然丧失,或伴有短暂全身性抽搐、心音及大动脉搏动消失、呼吸断续、叹息样呼吸或呼吸停止。绝大多数患者无先兆症状,少数在发病前数分钟至数十分钟有乏力、头晕、心悸、胸闷等非特异性症状。心脏停搏 5~10s 即出现意识丧失,停搏 10~15s 可发生阿-斯综合征,伴有全身性抽搐及二便失禁,停搏 20~30s 出现呼吸停止、面色发绀,停搏后 30~60s 出现瞳孔散大,此期如能进行及时恰当的抢救,患者有复苏的可能。如果停搏超过 4~6min,因中枢神经系统缺氧过久而造成不可逆的损害。所以及早复苏是提高复苏成功率的关键。

二、心肺复苏概述

心肺复苏(Cardiopulmonary Resuscitation,CPR)是指针对心搏、呼吸骤停采取的抢救措施,即用心脏按压或其他方法形成暂时的人工循环并恢复心脏自主搏动和血液循环,用人工呼吸代替自主呼吸并恢复自主呼吸,达到恢复苏醒和挽救生命的目的。随着技术的进步,恢复患者自主呼吸和循环的可能性较以往有了很大的提高,但是长时间心搏骤停后导致缺血缺氧性脑病,成为影响预后的严重障碍。故提出心肺脑复苏(cardio-pulmonary-cerebral resuscitation,CPCR)的概念,旨在强调脑保护和脑复苏的重要性。

心肺复苏的基本框架始于 20 世纪 60 年代。1960 年马里兰医学会将胸外心脏按压与人工呼吸结合起来。1966 年美国召开了第一届全美 CPR 会议。1974 年美国心脏协会(American Heart Association,AHA)制定了第一个 CPR 指南。2000 年国际复苏联合委员会(International Liaison Committee on Resuscitation,ILCOR)和 AHA 制定并发表了《2000 国际心肺复苏和心血管急救指南》。2010 年,ILCOR 和 AHA 发表了最新的《2010 年国际心肺复苏和心血管急救指南》。现代心肺复苏包括基础生命支持、高级心血管生命支持和心搏骤停后的管理三部分。

第二节　基础生命支持

基础生命支持(Basic Life Support,BLS)是维持人生命体征最基础的救生方法和手段。目的是在尽可能短的时间里,用简单易行的措施建立人工呼吸和循环支持,包括采用心脏按压维持患者的循环状态、人工呼吸给患者供氧和电除颤纠正紊乱的心室节律,为心脑提供最低限度的血流灌注和氧供,以争取对患者采取进一步的救治。

BLS 是 SCA 后挽救生命的基础,基本内容包括心搏骤停的识别、呼叫急救系统、尽早开始 CPR、迅速使用除颤器/自动体外除颤器(Automatic External Defibrillator,AED)。BLS 的简化流程见图 2-1。针对成年 SCA 患者的医务人员 BLS 流程见图 2-2。

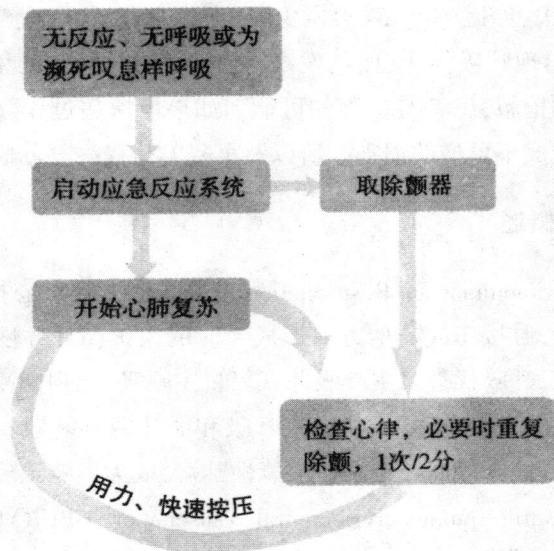

图 2-1　成人 BLS 简化流程图

一、心搏骤停的识别

急救者首先要评估环境,在确认现场安全的情况下,迅速识别心搏骤停。施救者轻拍患者的肩膀,并大声呼唤"你还好吗?"判断患者有无反应。判断有无呼吸,一旦发现成人无呼吸或呼吸不正常(例如仅喘息),立即采取复苏措施。判断时间不超过 10s。

二、启动应急反应系统并获取 AED

1.判断患者无反应、无呼吸或呼吸不正常,启动应急反应系统,取来 AED,实施 CPR,需要时立即除颤。

2.若多名急救者在场,其中一人按步骤进行 CPR,另一人启动应急反应系统,取来 AED。

3.如果患者为淹溺或窒息性心搏骤停,急救者应在启动应急反应系统前先期实施 5 个周期(2min)的 CPR。

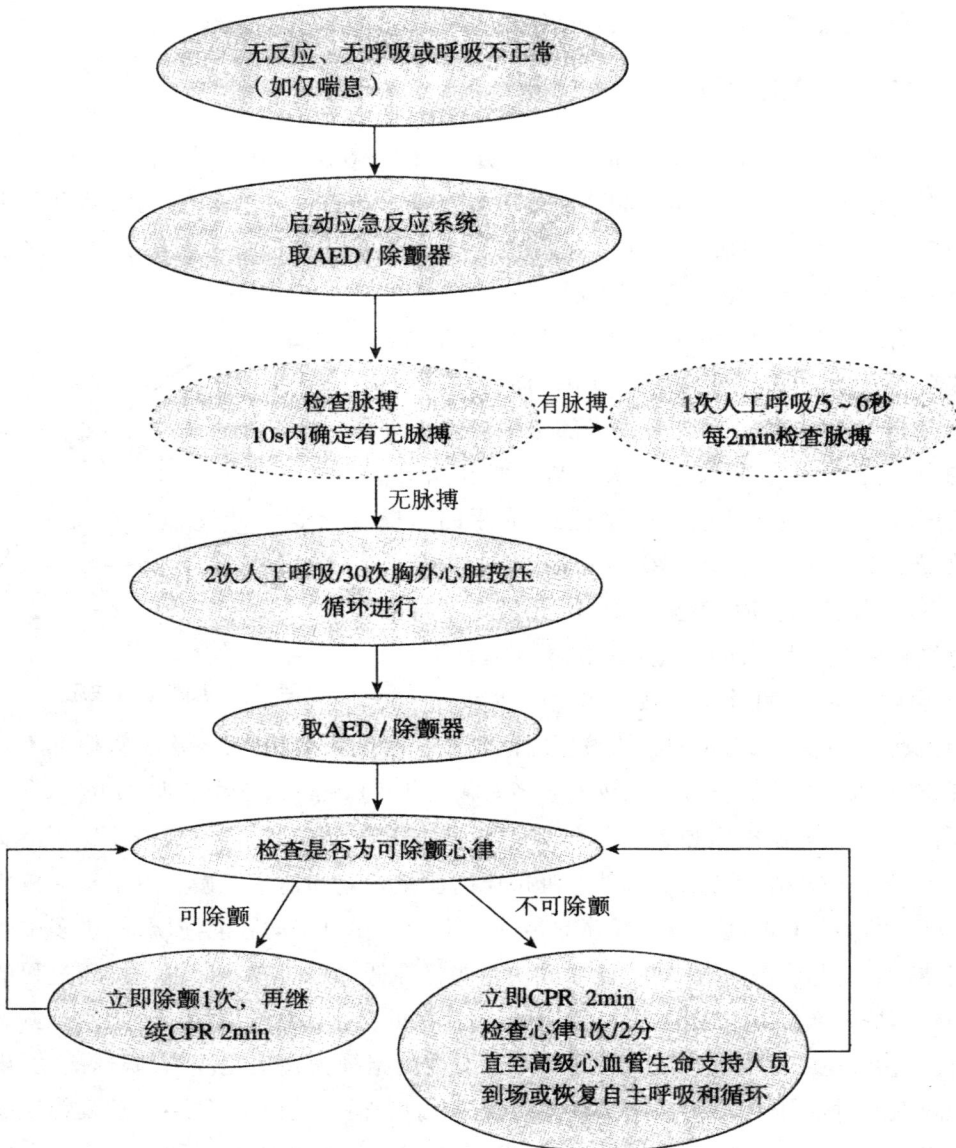

图 2-2　针对成年 SCA 患者的医务人员 BLS 流程

三、检查脉搏

触诊颈动脉搏动判断有无心搏,用示指和中指触摸到甲状软骨,向外侧下方滑动 2~3cm,至胸锁乳突肌凹陷处,检查有无动脉搏动。检查脉搏不超过 10s。若未扣及脉搏,立即进行 CPR,开始胸外心脏按压,按压/通气时间比率为 30：2,直至获得高级心血管生命支持或其人员到达。

四、胸外心脏按压

胸外心脏按压(Cardiac Compression,C)指的是在胸骨中下部进行的有力而有节奏的按压。通过按压增加胸膜腔内压及直接压迫心脏产生血流,为心肌和脑组织提供一定水平的血流灌注。有效的心脏按压可以使心排血量达到正常时的 25%~33%,维持生命的最基本要求。

确保患者仰卧于硬板床等平坦、坚实的表面或在其肩背下加垫板,注意不要因为放置垫板而延迟 CPR。如图 2-3,成人按压部位为患者胸部的中央,相当于双乳头连线水平与胸骨相交处。按压时手掌根部与胸骨长轴平行,将右手的掌根放置于左手背上,十指交错,手指翘起,上半身前倾,双肘伸直,肩、肘、腕呈一直线,凭借上半身的重量和肩背部肌肉的力量,有节奏地垂直下压。按压频率至少 100 次/分,按压深度至少 5cm。按

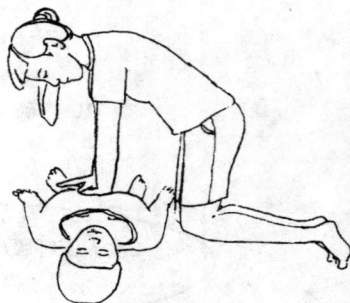

图 2-3　胸外心脏按压

压间歇应确保胸廓完全回弹。按压时间与放松时间大致相当,放松时掌根部不离开胸壁,以免按压点移位。如双人或多人施救,应每 2min 或 5 个周期 CPR(每个周期包括 30 次心脏按压和 2 次人工呼吸)更换按压者,并在 5s 内完成按压职责的交换,以防止按压者疲劳以及胸外心脏按压的质量变差和速率变慢。由于每次按压中断后需要很长时间才能重新建立足够的主动脉和冠状动脉灌注压,故过多中断会使冠状动脉和脑血流中断,复苏成功率明显降低。因此应尽量避免按压过程的中断。按压部位不当或用力过猛易引起胸骨骨折、气胸、血胸、肾裂伤、大动脉撕裂等严重并发症,故需特别注意。心脏按压有效的指征为昏迷变浅,有眼球活动,出现睫毛反射及对光反射,甚至手脚抽动,肌张力增加;瞳孔由大变小;面色发绀明显减轻,转为红润;按压时可触及大动脉搏动;呼吸改善或出现自主呼吸。

五、开放气道

心搏骤停的患者舌根、软腭及会厌等口咽软组织后坠,必然导致上呼吸道梗阻。在开放气道(open airway,A)的同时应该清除其口中异物(义齿、分泌物等)。解除上呼吸道梗阻的基本手法有:

1.仰头抬颏法　施救者一手掌根置于患者的前额,用手掌推动,使头后仰;另一手的示指、中指并拢置于颏骨下,提起下颏,使下颌尖、耳垂连线与地面垂直。向上抬动下颏时,避免用力压迫下颌部软组织,避免人为造成气道阻塞。对于创伤和非创伤的患者,均推荐使用仰头抬颏法开放气道,但不适合疑有颈椎骨折的患者。

2.托颌法　施救者位于患者头侧,两手拇指置于患者口角旁,余四指托住患者下颌部位,在保证头部和颈部固定的前提下,用力将患者下颌向上和向前抬起,并利用拇指轻轻向前推动颏部使口张开。因为此法可以减少颈部和脊椎的移动,当高度怀疑患者颈椎受伤时适用。

3.仰头抬颈法　施救者一手置于患者前额向后、向下压,使其头部尽量后仰,另一手将患者颈部向前上抬起,使舌根不压迫咽后壁。对于颈椎骨折者,不适合应用此方法。

六、人工呼吸

人工呼吸(Artificial Breathing,B)是指通过徒手或机械装置使气体被动吹入肺泡,以达到维持肺泡通气和氧合的作用,再利用胸廓和肺组织的弹性回缩力使进入肺内的气体呼出,从而减轻组织缺氧和二氧化碳潴留。如此周而复始以代替自主呼吸。

口对口人工呼吸的方法如图 2-4。施救者托住患者颈部,使头后仰开放气道,清洁其口鼻腔,清除气道异物,以拇指和示指捏紧患者的鼻孔,用自己的双唇把患者的口部完全包绕,然后吹气 1s 以上,使其胸廓扩张;吹气毕,应立即与患者口部脱离,松开捏鼻孔的手,让患者的胸廓及肺依靠其弹性自主回缩以呼气。

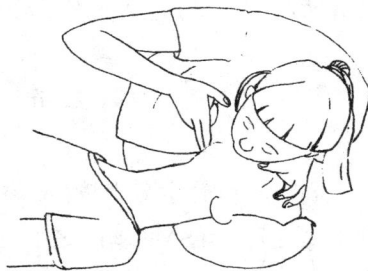

图 2-4　口对口人工呼吸

口对鼻人工呼吸是面部受伤或其他原因致患者口腔不能打开时进行的人工通气。施救者首先开放患者气道,将嘴封住患者的鼻子,同时抬高患者的下颌并封闭口唇,用力向患者鼻孔内深吹一口气,移开施救者的嘴并张开患者口唇,让患者呼气。在建立了高级气道后,每6~8s进行一次通气,即呼吸频率为8~10次/分。在通气时不需要停止胸外心脏按压。

球囊-面罩装置可以在没有高级气道时产生正压而通气。方法是开放气道,清除患者口腔异物,从鼻部向下,将面罩紧密置于面部,贴紧皮肤。采用"EC形"手法固定面罩,一手拇指和示指成C形置于面罩边缘,将面罩加压于患者面部,中指、环指、小指成E形托住患者下颌。用另一只手均匀用力挤压气囊,挤压气囊的1/3~2/3为宜,用力不可时大时小,以免损伤肺组织,避免过多气体挤压到胃部。

无论是口对口、口对面罩、球囊-面罩还是球囊对高级气道人工通气,均应该持续吹气1s以上,保证有足够量的气体进入肺内,潮气量以500~600ml(6~7ml/kg)为宜,避免过度通气。用1L容量的球囊时要挤压球囊的2/3,用2L容量的球囊时要挤压约1/3。过度通气可使脑血管收缩和颅内压升高,脑血流量减少;同时可致胸腔内压升高,回心血量减少,心排血量减少。通气不足会引起组织缺氧和二氧化碳潴留。吹气量过大、吹气时间过快,可造成咽部压力过大,使气体进入食管和胃,引起胃胀气,胀气严重时可使横膈抬高,肺扩张障碍,容量减少,影响肺通气。

七、电除颤

心搏骤停时最常见的心律失常是心室纤颤,而终止心室纤颤的最有效的方法是早期电除颤。如果能在心搏骤停发生后3~5min内行电除颤,则复苏成功率可高达50%以上。每延迟1min除颤,复苏成功率下降7%~10%。因此,一旦心电监测显示为无脉性室性心动过速或心室纤颤,应立即进行电除颤。

当心搏骤停发生在院外时,在准备除颤器的同时应先开始CPR。对院内心搏骤停患者,从出现心室纤颤到除颤的时间应少于3min。有2位施救者时,一人施行CPR,另一人启动应急反应系统并准备除颤器。

第三节 高级心血管生命支持

高级心血管生命支持(Advanced Cardiovascular Life Support,ACLS)是建立在基础生命支持(BLS)的基础之上,由专业急救、医护人员应用急救器材和药品实施的一系列复苏措施。主要包括人工气道的建立、机械通气、循环辅助仪器、药物和液体应用、电除颤、病情和疗效评估、复苏后脏器功能的维持等,良好的BLS是ACLS的基础。

一、呼吸管理

在高级心血管生命支持阶段,常用于开放气道的辅助器械包括基础气道设备和高级气道设备两种。

(一)基础气道设备

1.口咽通气管　可以防止舌阻塞气道,使球囊-面罩通气时有充足的通气量。口咽通气管插入不当会导致舌移动到喉咽部,引起气道阻塞。为便于球囊-面罩通气,口咽通气管可用于没有咳嗽或呕吐反射的无意识(无反应)的患者,而且仅由受过培训的人员操作。

2.鼻咽通气管　对气道阻塞或有气道阻塞风险的患者特别是牙关紧闭妨碍放置口咽通气管者很有用。对非深度意识障碍的患者,鼻咽通气管比口咽通气管更容易耐受。严重颅面部损伤的患者应慎用鼻咽通气管。

(二)高级气道设备

1.声门上气道装置是气管内插管的合适的替代方法,能在不中断胸外心脏按压时成功实施。

2.食管-气管导管隔离气道、降低误吸的风险和通气更可靠。用食管-气管导管时,如果其末端在食管或气管的位置识别错误,可能会出现致命并发症。因此确认位置很有必要。使用食管-气管导管的其他可能的并发症是食管损伤,包括穿孔、擦伤和皮下气肿。

3.喉管的优点与食管-气管导管一样,但是喉管更简单,更容易插入(与食管-气管导管不同,喉管仅能进入气管)。对受过培训的专业医务人员,在心搏骤停进行气道管理时,可以考虑喉管替代球囊-面罩通气或气管内插管。

4.喉罩提供比面罩更安全和可靠的通气方法。

5.气管内插管为保证气道专用,可以吸除气道内分泌物,输入高浓度的氧气,可作为一些药物的备用给药途径,便于调节潮气量,使用气囊保护以防止误吸。

紧急气管内插管的指征:①无意识的患者,不能用球囊和面罩提供充足的通气量;②气道保护消失的患者,包括手术前插管、无法自主咳痰等情况。因为心搏骤停期间心排血量比正常时低,所以通气的需求也降低。高级气道建立后,通气者应每6~8s给予一次通气(8~10次/分),不需暂停胸外心脏按压(除非按压不中断时通气不足)。潮气量需500~600ml。气道建立后的短期内可以给予100%氧气。呼吸兴奋剂的应用并不重要。气管内插管后,抢救人员应立即全面评估导管位置,不需中断胸外心脏按压。物理检查评估包括:观察两侧胸廓起伏,在上腹部(应听不见呼吸音)和两侧肺野听诊(呼吸音应对称和足够)。也应使用呼气 CO_2 检测仪、食管探测仪等确认气管导管位置是否正确。如果怀疑导管不在位,用喉镜观察导管是否通过声带。如果仍有怀疑,应拔出导管给予球囊-面罩通气,直到重新插管。插入和确认气管内插管的正确位置后,抢救人员应该在门牙处标记导管的深度并予以固定保护。患者抬头和低头时或从一个位置搬移到另一个位置时,气管导管很可能移位。推荐用二氧化碳波形图持续监测气管导管的位置。气管导管应用带子或商业仪器安全固定。使用仪器和带子时避免压住颈部前面和侧面,否则会降低大脑的静脉回流。

二、电除颤

心搏骤停由四种心律失常引起:心室纤颤(室颤)、无脉性室性心动过速(无脉性室速)、无脉性电活动和心室停搏。高质量的 CPR 和最初几分钟内成功除颤是 ACLS 成功的基础。其原因如下:①目击下的心搏骤停最常见的初始心律为心室纤颤;②电除颤是治疗心室纤颤的有效手段;③除颤成功的可能性随时间延长迅速降低;④如果不能及时纠正心室纤颤,可能迅速转为心脏停搏等难以纠正的心律失常。

三、建立给药途径

抢救心搏骤停期间主要的给药途径包括:外周静脉、中心静脉、骨髓腔和气管内给药。

四、应用抗心搏骤停药物

心搏骤停期间药物治疗的主要目的是促进自主心律的恢复和维持。应用复苏药物应在不中断 CPR 的基础上进行,主要药物包括:

1.肾上腺素　在成人心搏骤停期间,每 3~5min 使用 1mg 肾上腺素是合理的,高剂量可用于特殊情况,如 β 受体阻断剂或钙通道阻滞剂过量。如果静脉通路/骨髓腔通路延误或无法建立,肾上腺素可气管内给药,每次 2~2.5mg。

2.加压素　加压素是非肾上腺素能外周血管收缩药,是天然的抗利尿激素,大剂量时产生强烈的血管收缩作用,也能引起冠状动脉和肾血管收缩。因为治疗心搏骤停时,加压素与肾上腺素的效果没有差异,所以可用一次剂量的加压素 40U 静脉或骨髓腔内给药替代第一次或第二次剂量的肾上腺素。

3.胺碘酮　可以考虑用于对除颤、CPR 和血管加压药无反应的室颤或无脉性室速患者的治疗。首剂为 300mg,用 5% 葡萄糖液稀释到 20ml,静脉或骨髓腔内注射,随后可接着用 150mg,如果需要可以重复 6~8 次。

4.利多卡因 利多卡因与其他可能使用的抗心律失常药相比,即刻的副作用更少,是一种相对安全的抗心律失常药物。然而,利多卡因对心搏骤停没有证实的短期或长期效果。如果没有胺碘酮,可考虑利多卡因。初始剂量为 1~1.5mg/kg 静脉注射。如果室颤或无脉性室速,每隔 5~10min 后可重复用 0.5~0.75mg/kg 静脉注射,直到最大量 3mg/kg。

5.硫酸镁 镁离子缺乏时补充镁是有益的,但是心搏骤停时常规使用镁剂的价值没有得到肯定。有研究表明,静脉注射硫酸镁有助于终止尖端扭转型室速(TdP)与长 QT 间期相关的不规则/多形性室速。硫酸镁对正常 QT 间期的不规则/多形性室速患者无效。当室颤、无脉性室速型心搏骤停与 TdP 相关时,抢救者可以给予硫酸镁 1~2g,用 5% 葡萄糖液 10ml 稀释后静脉或骨髓腔内给药,10~15min 后可以酌情重复。

6.阿托品 其应用指征为:血流动力学不稳定的窦性、房性或交界性心动过缓。1mg 静脉或骨髓腔内注射,可以重复给予直至总量为 3mg。

7.碳酸氢钠 心搏骤停期间血流中断和 CPR 期间低血流导致组织酸中毒和酸血症,酸中毒的程度受心搏骤停的时间、血流水平、CPR 期间动脉血氧含量的影响。碳酸氢钠可降低全身血管阻力、引起细胞外碱中毒、产生高钠血症、加重中心静脉的酸中毒,同时抑制儿茶酚胺的活性。因此,心搏骤停患者不推荐常规使用碳酸氢钠。在一些特殊复苏情况下可使用碳酸氢钠:①复苏后动脉血气分析显示 pH<7.1;②存在危及生命的高钾血症或高钾血症引起的心搏骤停;③三环类抗抑郁药过量。常规起始剂量为 1mmol/kg。只要有可能,应根据碳酸氢根浓度、血气分析或实验室检查提供的碱缺失来指导碳酸氢钠治疗。

8.钙剂 注射钙剂后导致的高血钙对缺血心肌和受损脑细胞的恢复可能有害。仅在一些特殊情况下需要及时应用钙剂:①高钾血症;②低钙血症;③钙通道阻滞剂中毒。

9.溶栓药物 在心搏骤停期间以溶栓药物治疗可能使冠状动脉近端完全闭塞的冠状动脉血栓和大块致命性肺栓塞。正在进行的 CPR 不是溶栓的绝对禁忌,但是有增加颅内出血的风险。

五、静脉补液

如果心搏骤停与大量血容量减少有关,应怀疑低血容量性心搏骤停。这些患者在心搏骤停前有循环休克的征象。这种情况下应迅速恢复血容量。复苏期间建立静脉通路的主要目的是用药。除非有明确存在的低血糖,一般避免输入含葡萄糖液体,以免引起高血糖,从而加重停搏后神经系统功能障碍。

第四节　脑复苏

在心肺复苏后有相当比例的存活者并发神经系统功能损害,研究表明约80%复苏成功的患者昏迷时间超过1h,其中40%的患者进入了持续性植物状态,神经功能转归良好率仅为11%~18%。这种心肺复苏成功后继发的脑损害称为"复苏后缺血缺氧脑病"。因此,脑复苏是CPR成败的关键。自1961年国际复苏研究委员会将"心肺复苏"(CPR)的概念扩展到"心肺脑复苏"(CPCR)以来,脑复苏日益受到医疗界重视,目前已成为复苏有效的评估指标。

一、复苏后缺血缺氧脑病的发病机制

脑组织的代谢率高、氧耗量大,但能量储备很有限。脑血流一旦停止10~15s,脑的氧储备即完全消耗,患者出现意识丧失,4~6min后神经细胞发生不可逆性损伤。循环恢复早期由于脑微循环改变和脑灌注压低等原因,可出现无复流现象。继而由于脑血管的麻痹出现数十分钟的反应性充血期,然后为延迟性多灶性低灌注期,此期可持续2~12h,是脑缺血缺氧损害的最重要阶段。缺血再灌注时,自由基的脂质过氧化作用和钙质沉积导致线粒体结构破坏和功能异常,使神经细胞发生继发性能量代谢障碍。

二、复苏后缺血缺氧脑病的临床表现

复苏后意识未恢复的患者,多数持续昏迷1周左右,2~3周内进入植物状态。有害刺激可引起较长时间延迟的肢体屈曲回缩,但动作缓慢,张力失调,缺乏正常的急速运动反应。瞳孔对光反射大多正常,少数有两侧不对称。多存在吞咽反射,但没有咀嚼运动,多数患者保留有呕吐、咳嗽、吸吮反射。可出现中枢性发热、多汗、水及电解质平衡紊乱等。

三、复苏后缺血缺氧脑病的诊断

意识障碍程度的判定是脑复苏后临床观察的重点,可分为意识模糊、嗜睡、昏睡、昏迷,严重者进入植物状态,甚至发生脑死亡。

植物状态的诊断要点在于此类患者下丘脑及脑干的功能基本保存,因此多能保持自主呼吸和血压;但患者认知功能丧失,无意识活动,不能理解和表达语言,不能执行指令;患者能自动睁眼或在刺激下睁眼,可有无目的性的眼球跟踪运动;有睡眠-觉醒周期。与植物状态不同,昏迷的特征是无反应状态,患者在刺激下不能产生觉醒和睁眼。植物状态持续1个月以上者称为持续性植物状态。

脑死亡是全脑功能不可逆性的丧失。诊断依据为:①昏迷原因明确,并排除各种原因的可逆性昏迷;②同时具备深昏迷、脑干反射全部消失、自主呼吸丧失;③脑电图平直、经颅多普勒超声呈脑死亡图形、躯体感觉诱发电位 p14 以上波形消失,此三项中至少一项阳性;④首次判定 12h 后复查,结果仍符合脑死亡判定标准者,方可最终确认为脑死亡。

四、脑复苏治疗

(一)脑复苏的时机

估计心肺复苏不够及时(大于 4min),且已呈明显的脑缺氧体征时,应立即进行脑复苏。如果脑损伤的程度已使患者的肌张力完全丧失(即软瘫),病情往往已接近"脑死亡"的程度,目前的脑复苏措施还不能使其恢复。

(二)脑复苏的措施

脑复苏的主要任务是防治脑水肿和颅内压增高,以减轻或避免脑组织灌注损伤,保护神经细胞功能。脑复苏是一个综合治疗的过程,脱水、亚低温治疗和肾上腺皮质激素是现今较为行之有效的防治急性脑水肿的措施。

1.尽快恢复自主循环　胸外心脏按压可至少产生正常心排血量 20%~30% 的血供,可维持一定的冠状动脉灌注压及脑血流量,提高自主循环恢复的机会,延缓脑缺血性损伤的进程。脑复苏时应采取头部抬高 15°~30° 的体位,以利于静脉回流,增加脑血供,减轻脑水肿。

2.脱水　对于昏迷患者应维持正常或稍高的平均动脉压,降低颅内高压,保证最适的脑灌注压。脱水应以增加排出量来完成,不应使入量低于代谢需要,否则得不偿失。渗透性利尿剂由于其作用相对缓和且持久,可作为脱水治疗的主要药物,临床常用的有 20% 甘露醇。如单用渗透性利尿剂治疗效果欠佳,可联合应用呋塞米,并与渗透性利尿剂间隔给药。蛋白及血浆制剂的利尿作用缓和、持久,且有利于血浆胶体渗透压和血容量,常用制剂有白蛋白、血浆等。由于脑水肿一般在第3~4 天达到高峰,因此脱水治疗应持续 5~7 天。

3.亚低温治疗　低温可使神经细胞的需氧量降低,从而维持脑供氧平衡,起到脑保护作用。国际上将低温分为轻度(体温 33～35℃)、中度(体温 28～32℃)、深度(体温 17～27℃)和超深度(体温 ≤16℃),轻中度低温(体温 28～35℃)都具有良好的脑保护作用,而且无明显副作用,故统称亚低温。可予全身冰毯或用冰袋置于颈、腋、腹股沟等大血管经过的部位,头部可用冰帽重点降温,力争在 3～6h 内使鼻咽部、食管或直肠温度降至 32～35℃。降温前应使用吩噻嗪类、苯二氮卓类、巴比妥类药物,以避免全身降温所引起的寒战反应。当患者神智开始恢复或好转时可终止亚低温治疗。

4.肾上腺皮质激素　早期大量应用可抑制血管内凝血,降低毛细血管通透性,维持血脑屏障完整性,并有稳定溶酶体膜作用。对于神经组织水肿的预防作用较明显,因此宜尽早用药。一般使用 3～5 天即可停药,以免引起并发症。常用地塞米松,20～30mg/d。其应用原则是速用速停。

5.高压氧疗　高压氧疗可明显提高脑复苏的成功率;高压氧疗越早,则脑功能的恢复越好。心肺脑复苏患者自主循环恢复后,只要心率>60 次/分,血压用升压药能维持,血流动力学相对稳定,应及时进行高压氧疗。在 24h 内实施治疗效果更佳。对于重症患者也不应轻易放弃治疗,可试用长疗程高压氧疗,使一些去皮质状态患者获得生机。

6.神经促代谢剂　应用神经代谢剂可减轻神经细胞损害,促进其功能恢复。常用药物有维生素 B 类如吡硫醇(脑复新)、吡拉西坦(脑复康)、胞磷胆碱、脑蛋白水解物(脑活素)、神经细胞生长因子、单唾液酸四己糖神经节苷脂(GM-1)等。

7.其他治疗手段

(1)机械通气:可以实施机械通气进行脑复苏,其目的不仅在于保持患者氧合良好,还在于借助轻度的过度通气(PaCO$_2$ 25～35mmHg)造成呼吸性碱中毒,引起脑血管收缩以减轻脑水肿的发展。

(2)钙通道阻滞剂:用于脑复苏的有硝苯地平、尼莫地平、维拉帕米等。

(3)巴比妥类药物:巴比妥类药物主要抑制再灌注后儿茶酚胺引起的大脑高代谢,降低氧耗及颅内压,改善脑血流分布及脑缺血区能量代谢;并有清除氧自由基、降温及膜稳定等作用。在有效循环恢复后,可考虑选用超短效巴比妥类药物如硫喷妥钠。

五、脑复苏后脑功能的评估及监测

(一)临床评估

脑复苏后床旁神经功能检查仍然是预测脑功能结局常用的指标。心搏骤停

72h 后没有瞳孔对光反射或角膜反射预示神经功能预后极差。心搏骤停后 24h 尚没有神经体征预示结局不良。GCS 判断预后的临床应用价值尚不明确。

（二）神经功能监测

1.脑电图（Electroencephalogram，EEG）　EEG 反映的是大脑自发的电活动，能提供脑功能的情况。CPR 后 24~48h 床旁动态脑电图有助于判断预后，并可动态观察 EEG 变化以判断病情。一些恶性的病例 EEG 波形与较差功能结局相关，最可靠的是泛化抑制到<20μV、出现了爆发抑制的广泛癫痫样电活动和平台背景上的广泛周期性复合波。

2.躯体感觉诱发电位（Somatosensory Evoked Potential，SEP）　SEP 中的正中神经刺激产生的 N_2O（代表原发的皮质反应）在预测研究中是被研究得最深入的诱发电位波形。在心搏骤停存活者中，心肺复苏后 24h 至 1 周内缺乏正中神经刺激诱发的双侧 N_2O 波形预示神经功能结局差。推荐认为 N_2O 的缺失较床旁神经功能检查对较差结局的预测更具价值。

3.生化标志物　脑脊液中肌酸磷酸激酶和外周血神经元特异性烯醇酶、S100β已被应用于心搏骤停后功能结局的预测。检测的结果数值越大，预后越差。

4.神经影像　神经影像被应用于明确心搏骤停后的结构性脑损伤。最被广泛应用和研究的是颅脑 CT，颅脑 CT 能显示出心搏骤停后脑水肿的典型特征。早期颅脑 CT 显示脑水肿的表现则提示脑损伤严重，患者预后差。颅脑 MRI 因设备的限制较少而应用于危重病患者。

第五节　复苏后综合征

一、概念

复苏后综合征（Post-Resuscitation Syndrome，PRS）是心肺复苏成功、机体自主循环恢复（ROSC）后复杂的病理生理过程。包括脑损伤、心肌损伤、全身缺血再灌注损伤等多器官功能不全。患者在经历了成功的心肺复苏并建立自主循环后，还需要度过复苏后综合征这一关才可。这一综合征由 Vladimir Negovsky 于 20 世纪 70 年代提出。这一过程的长短、严重程度直接决定了患者的恢复情况及生活质量。

二、发病机制

1.脑损伤　导致脑损伤的机制比较复杂，包括神经兴奋性毒性、钙稳态失衡、氧自由基形成等;脑血管自身调控受损;脑水肿;缺血后神经退行性变。这些因素导致脑水肿、颅内压升高而引起脑损伤。

2.心肌损伤　不同于脑损伤,心肌损伤对于治疗的反应较好,而且能够逆转。心率、血压变化很大,可能与心脏局部及血液循环中儿茶酚胺浓度升高有关。PRS所致的心肌损伤对多巴酚丁胺的治疗敏感。

3.全身性缺血再灌注损伤　ROSC后心肌细胞受损、血流动力学不稳定、微血栓形成及微循环衰竭,导致组织器官发生缺血再灌注损伤,表现为程度不一的多器官功能不全,如血容量减少,血管调节功能受损;凝血功能激活,机体高凝状态;肾上腺皮质功能不全;以及抗感染能力下降等。

三、临床表现

PRS临床上主要分为四期,临床表现概括为表2-3。需注意的是各期临床表现无明显分界点。

表2-3　复苏后综合征的临床分期及表现

临床分期	时间	临床表现
第1期(极早期)	20min内	不同程度的意识障碍及心脏功能损害
第2期(早期)	20min至6~12h	同第1期
第3期(中期)	6~12h至72h	同第1期,持续高热、高血糖、MODS
第4期(恢复期)	3天以后	同第3期,感染

MODS:multiple organ dysfunction syndrome,多器官功能障碍综合征

四、辅助检查

基本监测包括有创动脉血压、血氧饱和度、心电图、深部体温(肛温或膀胱温)、尿量、动脉血气分析、乳酸、血糖、电解质、血常规、肝肾功能、胸部X线检查等。对心脏的监测包括心脏超声、心导管或脉搏指示剂连续心排血量测定、中心静脉压测定。对脑功能的监测有脑电图、持续颅内压监测等。

五、病情评估、危险分层及诊断

依据患者心搏骤停的病史、ROSC后出现的器官功能障碍的不同程度即可做出PRS的诊断,应进一步对累及的器官及其损伤程度进行评估。

病情严重程度的评估需要在心搏骤停前、中、后三个过程分别进行分析。心搏

骤停前的疾病对病情有影响,高龄、糖尿病、全身性感染、肿瘤晚期、肾功能不全、脑卒中等因素可以加重患者的病情。心搏骤停中的救治情况直接影响患者的预后,如进行心肺复苏的水平、ROSC 时间的长短等。心搏骤停后的评估则以各种反射的情况,有无中枢性、持续性高热等进行,并需要对患者的神经功能进行及时再评估。

六、救治措施

总体治疗原则是立即将患者送入重症监护病房进行加强医疗,依据具体的病情进行个体化治疗;掌握治疗的黄金时间。救治要点见表 2-4。

表 2-4 复苏后综合征的治疗要点

循环支持:早期目标化治疗
氧合维持:维持正常的二氧化碳水平,保证正常的氧分压
亚低温治疗:发病后 12~24h 内使体温达到 32~34℃,至少维持 24h
心脏病等原发病治疗
镇静肌松、抗抽搐、控制血糖、控制感染等治疗

1.循环支持 由于 PRS 时脑血管丧失了压力调节功能,因此脑灌注取决于平均动脉压与颅内压的差值,维持血压乃至循环的稳定至关重要。PRS 后组织缺血再灌注损伤、心肌损伤与全身性感染的发病机制有许多的共性,所以全身性感染时的早期目标化治疗原则同样适用于 PRS 循环支持。治疗的关键是在数小时内使血流动力学达标,也就是 6h 内达到以下要求:中心静脉压 8~12mmHg,颅内压 65~90mmHg,中心静脉血氧饱和度($ScvO_2$)>70%,血细胞比容达 30% 以上或血红蛋白达 80g/L,乳酸水平小于 2mmol/L,每小时尿量大于 0.5ml/kg 体重等。血管活性药物则应该根据心肌收缩力、血管张力等进行选择及调整。上述指标可以通过心脏超声、心导管等获得。若经过上述治疗血压仍不能维持,则要考虑应用机械手段如主动脉内球囊反搏、体外膜式氧合、体外循环等来达到理想血压。

2.氧合状态 尽管现有指南强调心肺复苏时需应用纯氧,但是 PRS 时,应该避免过度氧化导致氧自由基的产生,使人体受到损害。因此,维持血氧饱和度在 94%~96% 即可。机械通气的患者要注意避免高碳酸血症或过度通气导致颅内压升高、酸中毒等情况,因此应使 PRS 患者保持二氧化碳在正常水平。

3.亚低温治疗 亚低温治疗是第一项被承认有效的治疗 PRS 手段,对于脑保护极为重要。亚低温的治疗目标是使患者在 12～24h 内体温在 33℃ 或 32～34℃。多数专家建议亚低温治疗应该持续 24h。实际操作可以分成三个步骤进行,即诱导期、维持期及复温期。

亚低温治疗的过程中应注意酸碱平衡、电解质水平、循环情况等。常见的并发症是诱导期的肌束颤动。轻度低温可以增加全身血管阻力,从而使心排血量下降;还可诱发各种心律失常,以心动过缓常见;导致利尿而使血流动力学不稳定及内环境紊乱;使胰岛素的分泌下降、敏感性下降,从而导致高血糖;抑制血小板等凝血因子,导致出血可能性增加;还可以损害免疫系统而诱发感染。由于硫酸镁可以降低肌束颤动的阈值,并可抗心律失常,因此硫酸镁常用于 PRS。

若由于各种原因不能进行亚低温治疗,那么至少应该在第一个 72h 内防止高体温的发生。PRS 后的第一个 48h 极易发生高体温,随体温的升高脑恢复的可能性下降,内环境紊乱进一步加重,预后不良率递增。

4.原发病的治疗　治疗导致心搏骤停的原发病很关键。例如,对急性心肌梗死患者尽早进行再灌注治疗。对于心律失常的治疗包括:维持正常的电解质平衡、使用抗心律失常药物、植入起搏器等。对于其他的原发病例如脑卒中、肺栓塞、中毒、创伤等也应该尽早祛除病因,防止导致心搏骤停的因素持续存在而再发。

5.镇静肌松、抗抽搐、控制血糖、控制感染等治疗　对 PRS 患者应该积极进行镇静、肌松,原因有:①ROSC 后 5～10min 内患者不能苏醒,则应该进行气管内插管、机械通气,因此镇静肌松是有必要的。②可以降低氧耗。③在亚低温时可以防止肌束颤动的发生,从而更早地达到低温的目标。镇静肌松期间应该进行持续的脑电图监测。

对于持续的抽搐,应该积极应用各种药物如苯二氮卓类、丙泊酚、丙戊酸、巴比妥类、苯妥英钠等进行控制。否则可以导致体温升高、亚低温治疗失败、内环境紊乱、横纹肌溶解等。

PRS 期间高血糖常见。因此应该注意血糖的控制。尽管可能发生肾上腺皮质功能不全,但因为没有足够的证据,因此不建议使用激素类药物。有感染迹象时,注意及时使用抗菌药。

第三章　心血管系统疾病的诊断与治疗

第一节　冠状动脉粥样硬化心脏病

冠状动脉粥样硬化性心脏病（coronaryatheroscleroticheartdisease）指冠状动脉粥样硬化使血管腔狭窄或阻塞,和(或)因冠状动脉功能性改变(痉挛)导致心肌缺血缺氧或坏死而引起的心脏病,统称冠状动脉性心脏病（coronaryheartdisease）,简称冠心病,亦称缺血性心脏病（ischemicheartdisease）。

冠心病是严重危害人民健康的常见病。1999 年我国农村和城市男性 35～74 岁人群中冠心病死亡率分别为 64/10 万和 106/10 万,同期美国同年龄段男性冠心病死亡率为 230/10 万。

【病因】

本病病因尚未完全明确,目前认为是多种因素作用于不同环节所致,这些因素亦称为危险因素或易患因素。主要的危险因素有以下几点。

1.年龄、性别　本病多见于 40 岁以上人群,男性与女性相比,女性发病率较低,但在更年期后发病率增加。

2.血脂异常　脂质代谢异常是动脉粥样硬化最重要的危险因素。总胆固醇(TC)、甘油三酯(TG)、低密度脂蛋白(LDL)或极低密度脂蛋白(VLDL)增高;高密度脂蛋白尤其是它的亚组分Ⅱ($HDL_Ⅱ$)减低,载脂蛋白 A(ApoA)降低和载脂蛋白B(ApoB)增高都被认为是危险因素。新近又认为脂蛋白(a)［Lp(a)\］增高是独立的危险因素。

3.高血压　血压增高与本病密切相关。60%～70%的冠状动脉粥样硬化病人有高血压,高血压病人患本病较血压正常者高 3～4 倍,收缩压和舒张压增高都与本病关系密切。

4.吸烟　吸烟可造成动脉壁氧含量不足,促进动脉粥样硬化的形成。吸烟者与不吸烟者比较,本病的发病率和病死率增高 2～6 倍,且与每天吸烟的支数呈正比,被动吸烟也是冠心病的危险因素。

5.糖尿病和糖耐量异常　糖尿病病人中本病发病率较非糖尿病者高 2 倍。糖耐量减低者中也常见本病病人。

次要的危险因素包括:①肥胖;②缺少体力活动;③进食过多的动物脂肪、胆固醇、糖和钠盐;④遗传因素;⑤A 型性格等。

近年来发现的危险因素还有:①血中同型半胱氨酸增高;②胰岛素抵抗增强;③血中纤维蛋白原及一些凝血因子增高;④病毒、衣原体感染等。

【临床分型】

1979 年 WHO 将冠心病分为以下 5 型。

1.无症状性心肌缺血　病人无自觉症状,但静息、动态或运动心电图有 ST 段压低,T 波低平或倒置等心肌缺血性改变。

2.心绞痛　有发作性胸骨后疼痛,为一时性心肌供血不足引起。

3.心肌梗死　症状严重,由冠状动脉闭塞致心肌急性缺血性坏死所致。

4.缺血性心肌病　表现为心脏增大、心力衰竭和心律失常,为长期心肌缺血导致心肌纤维化引起。临床表现与扩张型心肌病类似。

5.猝死　因原发性心脏骤停而猝然死亡,多为缺血心肌局部发生电生理紊乱,引起严重的室性心律失常所致。

近年来提出急性冠状动脉综合征(acute coronary syndrome,ACS)的概念,包括不稳定型心绞痛、非 ST 段抬高心肌梗死及 ST 段抬高心肌梗死。这 3 种病症的共同病理基础均为不稳定的粥样斑块,只是伴发了不同程度的继发性病理改变,如斑块内出血、斑块纤维帽破裂,血小板在局部激活聚集(白色血栓),继续发展形成红色血栓,并有血管痉挛参与。一旦斑块出现继发性病变,病人往往出现胸痛,而胸痛发作之初并不能确定其最终的结果,是仅仅停留于不稳定型心绞痛还是进展至非 ST 段抬高或 ST 段抬高心肌梗死,统称为急性冠状动脉综合征有利于对这类病人的重视,及时地做出正确的临床判断并尽早采取积极的救治措施,可以大大降低死亡率。

一、心绞痛

(一)稳定型心绞痛

稳定型心绞痛(stableanginapectoris)是在冠状动脉狭窄的基础上,由于心肌负荷的增加而引起心肌急剧的、暂时的缺血与缺氧的临床综合征。其典型特点为阵发性的前胸压榨性疼痛,主要位于胸骨后部,可放射至心前区和左上肢尺侧,常发生于劳力负荷增加时,持续数分钟,休息或用硝酸酯制剂后消失。

【病因与发病机制】

本病的基本病因是冠状动脉粥样硬化。正常情况下,冠状循环血流量具有很大的储备力量,其血流量可随身体的生理情况有显著的变化,在剧烈体力活动、情绪激动等对氧的需求增加时,冠状动脉适当扩张,血流量增加(可增加6~7倍),达到供求平衡。当冠状动脉粥样硬化致冠状动脉狭窄或部分分支闭塞时,其扩张性减弱,血流量减少,当心肌的血供减少到尚能应付平时的需要,则休息时无症状。一旦心脏负荷突然增加,如劳累、激动、心力衰竭等使心脏负荷增加,心肌耗氧量增加时,对血液的需求增加,而冠脉的供血已不能相应增加,即可引起心绞痛。

【临床表现】

1.症状　以发作性胸痛为主要临床表现,典型的疼痛特点有以下几点。

(1)部位:主要在胸骨体中段或上段之后,可波及心前区,界限不很清楚,常放射至左肩、左臂内侧达无名指和小指,或至颈、咽或下颌部。

(2)性质:为压迫、发闷、紧缩、烧灼感,但不尖锐,不象针刺或刀割样痛,偶伴濒死感,发作时病人常不自觉地停止原来的活动。

(3)诱因:体力劳动、情绪激动、饱餐、寒冷、吸烟、心动过速、休克等。

(4)持续时间:疼痛出现后常逐渐加重,3~5min 内逐渐消失,可数天或数周发作 1 次,亦可 1 天内多次发作。

(5)缓解方式:休息或含服硝酸甘油可缓解。

2.体征　心绞痛发作时,病人面色苍白、出冷汗、心率增快、血压升高,心尖部听诊有时出现第四心音奔马律,可有暂时性心尖部收缩期杂音。

【实验室及其他检查】

1.心电图　约有半数病人静息心电图为正常,亦可出现非特异性 ST 段和 T 波异常,心绞痛发作时可出现暂时性心肌缺血引起的 ST 段压低(≥0.1mV),有时出现 T 波倒置,在平时有 T 波持续倒置的病人,发作时可变为直立。运动心电图及 24h 动态心电图可显著提高缺血性心电图的检出率。

2.多排探测器螺旋 X 线计算机断层显像　进行冠状动脉三维重建,有助于冠状动脉病变的诊断。

3.放射性核素检查　利用放射性铊心肌显像所示灌注缺损提示心肌供血不足或血供消失,对心肌缺血诊断较有价值。

4.冠状动脉造影　选择性冠状动脉造影可使左、右冠状动脉及其主要分支得到清楚的显影,具有确诊价值。

【诊断要点】

根据典型的发作性胸痛,结合年龄和存在的冠心病危险因素,排除其他原因所致的心绞痛,一般即可建立诊断。诊断仍有困难者,可考虑作运动心电图、冠状动脉造影等。

【治疗要点】

1.发作时的治疗

(1)休息:发作时应立即休息,一般病人停止活动后症状即可消除。

(2)药物治疗:宜选用作用较快的硝酸酯制剂,这类药物除可扩张冠状动脉增加冠状动脉血流量外,还可扩张外周血管,减轻心脏负荷,从而缓解心绞痛。①硝酸甘油 0.3~0.6mg 舌下含化,1~2min 内显效,约 30min 后作用消失;②硝酸异山梨酯 5~10mg,舌下含化,2~5mm 显效,作用维持 2~3h。

2.缓解期的治疗

(1)硝酸酯制剂:硝酸异山梨酯 5~20mg 口服,每天 3 次,服后半小时起作用,持续 3~5h。缓释制剂可维持 12h,可用 20mg,每天 2 次;5-单硝酸异山梨酯,是新型的长效硝酸酯药物,有口服或注射制剂,尤肝脏首过效应,生物利用度几乎 100%;长效硝酸甘油制剂,口服半小时起作用,持续 8~12h,可每 8 小时服 1 次,每次 2.5mg;2%硝酸甘油油膏或橡皮膏贴片用于胸前、上臂皮肤而缓慢吸收,可用于预防夜间心绞痛发作。

(2)β 受体阻滞剂:抗心绞痛作用主要是通过降低血压、减慢心率,降低心肌收缩力,降低心肌氧耗量。常用药物有美托洛尔、普萘洛尔(心得安)、阿替洛尔(氨酰心安)等口服。该药能引起低血压,宜以小剂量开始,停用时应逐步减量,突然停用有诱发心肌梗死的可能,对有低血压、支气管哮喘、心动过缓、Ⅱ 度或以上房室传导阻滞的病人不宜应用。

(3)钙通道阻滞剂:抑制钙离子进入细胞内,抑制心肌收缩,减少氧耗;并通过扩张冠状动脉,扩张外周血管、减轻心脏负荷,从而缓解心绞痛,还可以降低血黏度,抗血小板聚集,改善心肌的微循环。常用药物有维拉帕米、硝苯地平缓释制剂、地尔硫卓。

(4)抗血小板药物:阿司匹林 100~300mg,每天 1 次。

（5）调整血脂药物：可选用他汀类、贝特类等药物，治疗目标水平应达到 TC ＜ 4.68mmol/L（180mg/dl）、TG ＜ 1.69mmol/L（150mg/dl）、LDI－C ＜ 2.60mmoI/L（100mg/dl）。

（6）中医中药治疗：如活血化淤药物、针刺或穴位按摩等。

3.经皮穿刺腔内冠状动脉成形及支架植入术　见"冠状动脉介入性诊断及治疗"。

4.外科治疗　可行主动脉-冠状动脉旁路移植术。

5.运动锻炼疗法　合理的运动锻炼有利于促进侧支循环的建立，提高体力活动的耐受量而改善症状。

（二）不稳定型心绞痛

目前，临床上已趋向将除上述典型的稳定型劳力性心绞痛以外的缺血性胸痛统称为不稳定型心绞痛（unstable angina pectoris，UAP）。除变异型心绞痛（Prinzmetal' svariantangina）具有短暂 ST 段抬高的特异心电图变化而仍为临床所留用外，原有心绞痛的其他分型命名临床上均已弃用。这不仅是基于对不稳定的粥样斑块的深刻认识，也表明这类心绞痛病人临床上的不稳定性和进展至心肌梗死的危险性，必须予以足够的重视。

【发病机制】

与稳定型劳力性心绞痛的差别主要在于冠状动脉内不稳定的粥样斑块继发的病理改变，使局部的心肌血流量明显下降，如斑块内出血、斑块纤维帽出现裂隙、表面有血小板聚集和（或）刺激冠状动脉痉挛，导致缺血性心绞痛，虽然也可因劳力负荷诱发，但劳力负荷终止后胸痛并不能缓解。

【临床表现】

不稳定型心绞痛的胸痛部位、性质与稳定型心绞痛相似，可以表现为：①原有稳定型心绞痛在 1 个月内疼痛发作的频率增加、程度加重、时限延长、诱因发生改变，硝酸酯类药物缓解作用减弱；②1 个月之内新发生的较轻负荷所诱发的心绞痛；③休息状态下发作心绞痛或较轻微活动即可诱发，发作时表现有 ST 段抬高的变异型心绞痛。此外，由于贫血、感染、甲亢、心律失常等原因诱发的心绞痛称为继发性不稳定型心绞痛。

临床上根据不稳定型心绞痛的严重程度不同，分为低危组、中危组和高危组。低危组是指新发生的或是原有劳力性心绞痛恶化加重，发作时 ST 段下移 ≤1mm，持续时间<20min；中危组就诊前 1 个月内（但近 48h 内未发）发作 1 次或数次，静息心绞痛及梗死后心绞痛，发作时 ST 段下移>1mm，持续时间<20min；高危组就诊前 48h 内反复发作，静息心电图 ST 段下移持续时间>20min。

【治疗要点】

1.一般处理　卧床休息 1～3 天，床边 24h 心电监护，严密观察血压、脉搏、呼吸、心率、心律变化，给予吸氧。

2.止痛　烦躁不安、剧烈疼痛者可给予吗啡 5～10mg 皮下注射。硝酸甘油或硝酸异山梨酯含服或持续静滴，直至症状缓解。另外，根据病人有无并发症等具体情况，选用钙通道阻滞剂或 β 受体阻滞剂等。

3.抗栓（凝）　应用阿司匹林、肝素或低分子肝素以防止血栓形成，阻止病情进展为心肌梗死。

4.急诊冠状动脉介入治疗　详见"冠状动脉介入性诊断及治疗"。

不稳定型心绞痛经治疗病情稳定，出院后应继续强调抗凝治疗和降脂治疗以促使斑块稳定。缓解期的进一步检查及长期治疗方案与稳定型劳力性心绞痛相同。

（三）心绞痛病人的护理

【常用护理诊断/问题、措施及依据】

1.疼痛　胸痛与心肌缺血、缺氧有关。

（1）休息与活动：心绞痛发作时应立即停止正在进行的活动，休息片刻即可缓解。不稳定型心绞痛者，应卧床休息，并密切观察。

（2）心理护理：安慰病人，解除紧张不安情绪，以减少心肌耗氧量。

（3）吸氧。

（4）疼痛观察：评估病人疼痛的部位、性质、程度、持续时间，给予心电监测，描记疼痛发作时心电图，严密监测心率、心律、血压变化，观察病人有无面色苍白、大汗、恶心、呕吐等。

（5）用药护理：心绞痛发作时给予病人舌下含服硝酸甘油，用药后注意观察病人胸痛变化情况，如服药后 3～5min 仍不缓解可重复使用。对于心绞痛发作频繁者，可遵医嘱给予硝酸甘油静滴，但应控制滴速，并告知病人及家属不可擅自调节滴速，以防低血压发生。部分病人用药后出现面部潮红、头部胀痛、头晕、心动过速、心悸等不适，应告知病人是由于药物所产生的血管扩张作用导致，以解除顾虑。

肝素抗凝治疗病人的护理措施详见"肺血栓栓塞症"的护理。

（6）减少或避免诱因：疼痛缓解后，与病人一起分析引起心绞痛发作的诱因，如过劳、情绪激动、寒冷刺激等。调节饮食，禁烟酒。保持排便通畅，切忌用力排便，以免诱发心绞痛。保持心境平和，改变焦躁易怒、争强好胜的性格等。

2.活动无耐力　与心肌氧的供需失调有关。

（1）评估活动受限程度：评估病人由于心绞痛发作而带来的活动受限程度。

（2）制订活动计划：心绞痛发作时应立即停止活动，缓解期的病人一般不需要卧床休息，不稳定型心绞痛者可卧床休息。根据病人的活动能力制订合理的活动计划，鼓励病人参加适当的体力劳动和体育锻炼，最大活动量以不发生心绞痛症状为度，避免竞赛活动和屏气用力动作，避免精神过度紧张的工作和长时间工作。适当运动有利于侧支循环的建立，提高病人的活动耐力。对于规律性发作的劳力性心绞痛，可进行预防用药，如于外出、就餐、排便等活动前含服硝酸甘油。

（3）观察与处理活动中不良反应：监测病人活动过程中有无胸痛、呼吸困难、脉搏增快等反应，出现异常情况应立即停止活动，并给予含服硝酸甘油、吸氧等处置。

【其他护理诊断/问题】

1.潜在并发症　心肌梗死。

2.焦虑　与心绞痛反复频繁发作有关。

3.知识缺乏　缺乏控制诱发因素及预防心绞痛发作的知识。

【健康指导】

1.改变生活方式　生活方式的改变是冠心病治疗的基础，应指导病人：①合理膳食：宜摄入低热量、低脂、低胆固醇、低盐饮食，多食蔬菜、水果和粗纤维食物如芹菜、糙米等，避免暴饮暴食，注意少量多餐；②控制体重：在饮食治疗的基础上，结合运动和行为治疗等综合治疗；③适当运动：运动方式应以有氧运动为主，注意运动的强度和时间因病情和个体差异而不同，必要时需要在监测下进行；④戒烟；⑤减轻精神压力：逐渐改变急躁易怒的性格，保持平和的心态，可采取放松技术或与他人交流的方式缓解压力。

2.避免诱发因素　告知病人及家属过劳、情绪激动、饱餐、寒冷刺激等都是心绞痛发作的诱因，应注意尽量避免。

3.病情自我监测指导　教会病人及家属心绞痛发作时的缓解方法，胸痛发作时应立即停止活动或舌下含服硝酸甘油。如服用硝酸甘油不缓解,或心绞痛发作比以往频繁、程度加重、疼痛时间延长,应立即到医院就诊,警惕心肌梗死的发生。不典型心绞痛发作时可能表现为牙痛、上腹痛等,为防止误诊,可先按心绞痛发作处理并及时就医。

4.用药指导　指导病人出院后遵医嘱服药,不要擅自增减药量,自我监测药物的不良反应。外出时随身携带硝酸甘油以备急需。硝酸甘油见光易分解,应放在棕色瓶内存放于干燥处,以免潮解失效。药瓶开封后每 6 个月更换 1 次,以确保疗效。

5.定期复查　告知病人应定期复查心电图、血糖、血脂等。

【预后】

大多数心绞痛病人发病之后仍能从事一般性体力工作,且能存活很多年。部分心绞痛病人有发生心肌梗死或猝死的危险,尤其是不稳定型心绞痛病人。控制冠心病进展的重要方面是防治冠状动脉粥样硬化。

二、心肌梗死

心肌梗死(myocardialinfarction)是心肌的缺血性坏死,系在冠状动脉病变的基础上,发生冠状动脉血供急剧减少或中断,使相应的心肌严重而持久地急性缺血导致心肌坏死。临床上表现为持久的胸骨后剧烈疼痛、发热、白细胞计数和血清心肌坏死标记物增高及心电图进行性改变。常可发生心律失常、心源性休克或心力衰竭,属冠心病的严重类型。

目前,在全球每年 1700 万死于心血管疾病者中,有一半以上死于急性心肌梗死。

【病因与发病机制】

本病的基本病因是冠状动脉粥样硬化(偶为冠状动脉栓塞、炎症、先天性畸形、痉挛和冠状动脉口阻塞所致),造成一支或多支血管管腔狭窄和心肌供血不足,而侧支循环尚未充分建立。一旦血供急剧减少或中断,使心肌严重而持久地急性缺血达 1h 以上,即可发生心肌梗死。心肌梗死的原因多数是不稳定粥样斑块破溃,继而出血或管腔内血栓形成,使血管腔完全闭塞,少数情况是粥样斑块内或其下发生出血或血管持续痉挛,也可以使冠状动脉完全闭塞。

促使粥样斑块破溃出血及血栓形成的诱因有:休克、脱水、出血、外科手术或严重心律失常,使心排血量骤降,冠状动脉灌流量锐减;重体力活动、饱餐特别是进食多量高脂饮食后、情绪过分激动或血压剧升,心肌需氧量猛增,冠状动脉供血明显不足;晨起 6 时至 12 时交感神经活动增加,机体应激反应增强,冠状动脉张力增高。

【临床表现】

1.先兆　50%~81.2%的病人在发病前数天有乏力,胸部不适,活动时心悸、气急、烦躁、心绞痛等前驱症状,以新发生心绞痛或原有心绞痛加重最为突出。心绞痛发作较以往频繁、性质较剧、持续时间长,硝酸甘油疗效差,诱发因素不明显。心电图示 ST 段一时性明显抬高或压低,T 波倒置或增高。及时处理先兆症状,可使部分病人避免发生心肌梗死。

2.症状

(1)疼痛:为最早出现的最突出的症状。疼痛的性质和部位与心绞痛相似,但程度更剧烈,多伴有大汗、烦躁不安、恐惧及濒死感,持续时间可达数小时或数天,休息和服用硝酸甘油不缓解。部分病人疼痛可向上腹部放射而被误诊为急腹症或因疼痛向下颌、颈部、背部放射而误诊为其他疾病。少数病人无疼痛,一开始即表现为休克或急性心力衰竭。

(2)全身症状:一般在疼痛发生后 24~48h 出现,表现为发热、心动过速、白细胞增高和血沉增快等,由坏死物质吸收所引起。体温可升高至 38℃ 左右,很少超过 39℃,持续约 1 周。

(3)胃肠道症状:疼痛剧烈时常伴恶心、呕吐、上腹胀痛,与迷走神经受坏死心肌刺激和心排血量降低组织灌注不足等有关。肠胀气亦不少见,重者可发生呃逆。

(4)心律失常:大部分病人都有心律失常,多发生在起病 1~2 天,24h 内最多见。心律失常以室性心律失常最多,尤其是室性期前收缩,如频发(每分钟 5 次以上)、多源、成对出现、短阵室速或呈 RonT 现象的室性期前收缩常为心室颤动的先兆。室颤是急性心肌梗死早期,特别是入院前的主要死因。前壁心肌梗死易发生室性心律失常,下壁心肌梗死则易发生房室传导阻滞及窦性心动过缓。

(5)低血压和休克:疼痛发作期间血压下降常见,但未必是休克,如疼痛缓解而收缩压仍低于 80mmHg,且病人表现为烦躁不安、面色苍白、皮肤湿冷、脉细而快、大汗淋漓、尿少、神志迟钝,甚至晕厥者则为休克表现,一般多发生在起病后数小时至 1 周内,主要为心源性休克,为心肌广泛坏死,心排血量急剧下降所致。

(6)心力衰竭:主要为急性左心衰竭,为心肌梗死后心脏舒缩力显著减弱或不协调所致。表现为呼吸困难、咳嗽、发绀、烦躁等症状,重者可发生肺水肿,随后可发生颈静脉怒张、肝大、水肿等右心衰表现。右心室心肌梗死者可一开始就出现右心衰竭表现,伴血压下降。

3.体征　心脏浊音界可正常或轻至中度增大;心率多增快,也可减慢,心律不齐;心尖部第一心音减弱,可闻第三或第四心音奔马律;部分病人在起病第 2~3 天出现心包摩擦音,为反应性纤维性心包炎所致;亦有部分病人在心前区可闻及收缩期杂音或喀喇音,为二尖瓣乳头肌功能失调或断裂所致;除急性心肌梗死早期血压可增高外,几乎所有病人都有血压下降。

4.并发症

(1)乳头肌功能失调或断裂:二尖瓣乳头肌因缺血、坏死等使收缩功能发生障碍,造成二尖瓣脱垂及关闭不全。轻者可以恢复,重者可严重损害左心功能致使发生急性肺水肿,在数天内死亡。

(2)心脏破裂:少见,常在起病 1 周内出现,多为心室游离壁破裂,偶有室间隔破裂。

(3)栓塞:发生率 1%~6%,见于起病后 1~2 周,如为左心室附壁血栓脱落所致,则引起脑、肾、脾或四肢等动脉栓塞。由下肢静脉血栓脱落所致,则产生肺动脉栓塞。

(4)心室壁瘤:主要见于左心室,发生率 5%~20%。较大的室壁瘤体检时可见左侧心界扩大,超声心动图可见心室局部有反常运动,心电图示 ST 段持续抬高。

(5)心肌梗死后综合征:发生率为 10%。于心肌梗死后数周至数月内出现,可反复发生,表现为心包炎、胸膜炎或肺炎,有发热、胸痛等症状,可能为机体对坏死组织的过敏反应。

【实验室及其他检查】

1.心电图

(1)特征性改变:ST 段抬高性急性心肌梗死心电图表现特点为:①在面向透壁心肌坏死区的导联 ST 段明显抬高呈弓背向上型,宽而深的 Q 波(病理性 Q 波),T 波倒置;②在背向心肌坏死区的导联则出现相反的改变,即 R 波增高,ST 段压低和 T 波直立并增高。非 ST 段抬高的心肌梗死心电图特点:①无病理性 Q 波,有普遍性 ST 段压低≥0.1mV,但 aVR 导联 ST 段抬高,或有对称性 T 波倒置;②无病理性 Q 波,也无 ST 段变化,仅有 T 波倒置变化。

(2)动态性改变:ST 段抬高急性心肌梗死的心电图演变过程为:①在起病数小

时内可无异常或出现异常高大两支不对称的 T 波;②数小时后,ST 段明显抬高,弓背向上,与直立的 T 波连接,形成单相曲线;数小时~2 天内出现病理性 Q 波,同时 R 波减低,为急性期改变(图 3-21),Q 波在 3~4 天内稳定不变,此后大多永久存在;③如果急性心肌梗死早期不进行治疗干预,抬高的 ST 段可在数天至 2 周内逐渐回到基线水平,T 波逐渐平坦或倒置,为亚急性期改变;④数周至数月后,T 波呈 V 形倒置,两支对称,为慢性期改变。非 ST 段抬高的心肌梗死则表现为普遍压低的 ST 段(除 aVR,有时 V_1 外)和对称倒置加深的 T 波逐渐恢复,但始终不出现 Q 波。

(3)定位诊断:ST 段抬高性心肌梗死的定位和范围可根据出现特征性改变的导联数来判断:V_1、V_2、V_3 导联示前间壁心肌梗死,V_3~V_5 导联示局限前壁心肌梗死,V~V_5 导联示广泛前壁心肌梗死,Ⅱ、Ⅲ、aVF 导联示下壁心肌梗死,Ⅰ、aVL 导联示高侧壁心肌梗死,V_7~V_8 导联示正后壁心肌梗死,Ⅱ、Ⅲ、aVF 导联伴右胸导联(尤其是 V_{4R})ST 段抬高,可作为下壁心肌梗死并发右室梗死的参考指标。

2.超声心动图　切面和 M 型超声心动图有助于了解心室壁的运动和左心室功能,诊断室壁瘤和乳头肌功能失调等。

3.放射性核素检查　可显示心肌梗死的部位与范围,观察左心室壁的运动和左心室射血分数,有助于判定心室的功能、诊断梗死后造成的室壁运动失调和心室壁瘤。

4.实验室检查

(1)血液检查:起病 24~48h 后白细胞计数增高,中性粒细胞增多,嗜酸性粒细胞减少或消失,红细胞沉降率增快,C 反应蛋白增高均可持续 1~3 周。

(2)血清心肌坏死标记物增高:①心肌肌钙蛋白 Ⅰ(cTn Ⅰ)或 T(cTnT)在起病 3~4h 后升高,cTn Ⅰ 于 11~24h 达高峰,7~10 天降至正常,cTnT 于 24~48h 达高峰,10~14 天降至正常;②肌红蛋白于起病后 2h 内即升高,12h 内达高峰,24~48h 内恢复正常;③肌酸激酶(CK)在起病 6h 内升高,12h 达高峰,3~4 天恢复正常。④肌酸激酶的同工酶(CK-MB)在起病后 4h 内增高,16~24h 达高峰,3~4 天恢复正常;⑤天门冬酸氨基转移(AST)在起病 6~10h 后升高,24h 达高峰,3~6 天后降至正常。

对心肌坏死标记物的测定应进行综合评价,AST、CK、CK-MB 是传统的诊断急性心肌梗死的血清标记物,但某些疾病可致假阳性,如心肌疾病、心肌炎等均可影响其特异性。肌红蛋白在急性心肌梗死后出现最早,但骨骼肌损伤可影响其特异性,如早期检测结果阳性,应再测定其他心肌坏死特异性标记物予以证实。cTn Ⅰ

和 cTnT 出现稍延迟,但特异性很高。CK-MB 增高的程度能较准确地反映梗死的范围,其高峰出现时间是否提前有助于判断溶栓治疗是否成功。

【诊断要点】

急性心肌梗死的诊断标准,必须至少具备下列 3 条标准中的 2 条:①缺血性胸痛的临床病史;②心电图的动态演变;③心肌坏死的血清心肌标记物浓度的动态改变。

对老年病人,突然发生严重心律失常、休克、心力衰竭而原因未明,或突然发生较重而持久的胸闷或胸痛者,都应考虑本病的可能,并先按急性心肌梗死来处理。

【治疗要点】

对 ST 段抬高的急性心肌梗死,强调及早发现、早入院治疗,加强入院前的就地处理,并尽量缩短病人就诊、各种检查、处置、转运等延误的时间。治疗原则是尽早使心肌血液再灌注(到达医院后 30min 内开始溶栓或 90min 内开始介入治疗)以挽救濒死的心肌,防止梗死面积扩大或缩小心肌缺血范围,保护和维持心脏功能,及时处理严重心律失常、泵衰竭和各种并发症,防止猝死。

1.一般治疗

(1)休息:病人未行再灌注治疗前,应绝对卧床休息,减少不良刺激。

(2)吸氧:间断或持续吸氧 2~3 天。

(3)监测:急性期应住在冠心病监护室,进行心电、血压、呼吸监测 3~5 天,必要时进行血流动力学监测。

(4)阿司匹林:无禁忌证者给予口服水溶性阿司匹林或嚼服肠溶性阿司匹林,一般首次剂量达到 150~300mg,此后 75~150mg 每天 1 次长期服用。

2.解除疼痛　①哌替啶(杜冷丁)50~100mg 肌注或吗啡 5~10mg 皮下注射,必要时可重复使用;②疼痛较轻者可用可待因或罂粟碱;③再试用硝酸甘油或硝酸异山梨酯。

3.再灌注心肌　积极的治疗措施是起病 3~6h(最多 12h)内使闭塞的冠状动脉再通,心肌得到再灌注,濒临坏死的心肌可能得以存活或使坏死范围缩小,对梗死后心肌重塑有利,改善预后。

(1)经皮冠状动脉介入治疗(percutaneous coronary intervention,PCI):有条件的医院对具备适应证的病人应尽快实施 PCI,可获得更好的治疗效果。详见"冠状动脉介入性诊断及治疗"。

（2）溶栓疗法(thrombolytictherapy)：所有在症状发作后12h内就诊的ST段抬高的心肌梗死病人，若无禁忌证均可考虑溶栓治疗。发病虽超过12h但仍有进行性胸痛和心电图ST段抬高者，也可考虑溶栓治疗。

1）适应证：①2个或2个以上相邻导联ST段抬高（胸导联≥0.2mV，肢导联≥0.1mV），或病史提示急性心肌梗死伴左束支传导阻滞，起病时间<12h，病人年龄<75岁；②ST段显著抬高的心肌梗死病人年龄>75岁，经慎重权衡利弊仍可考虑；③ST段抬高的心肌梗死发病时间已达12~24h，但如有进行性缺血性胸痛，广泛ST段抬高者可考虑。

2）禁忌证：主要有：①既往发生过出血性脑卒中，1年内发生过缺血性脑卒中或脑血管事件；②近期（2~4周）活动性内脏出血（月经除外）、外科大手术、创伤史，包括头部外伤、创伤性心肺复苏或较长时间（>10min）的心肺复苏，在不能压迫部位的大血管穿刺；③严重而未控制的高血压（>180/110mmHg）或慢性严重高血压病史；④可疑主动脉夹层；⑤出血性疾病或有出血倾向者，严重肝肾功能损害及恶性肿瘤等。

3）溶栓药物的应用：溶栓药物是以纤维蛋白溶酶原激活剂激活血栓中纤维蛋白溶酶原，使转变为纤维蛋白溶酶而溶解冠状动脉内的血栓。常用的溶栓药物有：①第一代纤溶药物有尿激酶(UK)和链激酶(SK)，不具有纤维蛋白选择性，对血浆中纤维蛋白原的溶解作用明显，可致全身纤溶状态。尿激酶150万~200万U，30min内静滴，链激酶150万U静滴，60min内滴完；②第二代纤溶药物主要以组织型纤溶酶原激活剂(t-PA)为代表，具有纤维蛋白选择特性，主要溶解已形成的纤维蛋白血栓，而对血浆中纤维蛋白原的降解作用较弱；③第三代纤溶药物是通过对t-PA进行蛋白质工程技术的改造获得，主要特点是半衰期长，血浆清除减慢，更适合静注给药。目前临床上主要应用敢组组织型纤溶酶原激活剂(rt-PA)，一般以100mg在90min内静脉给予，先静注15mg，继而30min内静滴50mg，其后60min内再静滴35mg。

（3）紧急主动脉-冠状动脉旁路移植术：介入治疗失败或溶栓治疗无效有手术指征，宜争取6~8h内施行主动脉-冠状动脉旁路移植术。

4.消除心律失常　心律失常必须及时消除，以免演变为严重心律失常甚至猝死。

（1）一旦发现室性期前收缩或室性心动过速，立即用利多卡因50~100mg静注，必要时可重复使用，至期前收缩消失或总量达300mg，继以1~3mg/min的速度静滴维持，如室性心律失常反复发作者可用胺碘酮。

（2）发生心室颤动时，尽快采用非同步直流电除颤；室性心动过速药物疗效不满意时，也应及早用同步直流电复律。

（3）缓慢性心律失常可用阿托品 0.5~1mg 肌注或静注。

（4）第二度或第三度房室传导阻滞，伴有血流动力学障碍者，宜用临时心脏起搏器。

（5）室上性快速心律失常药物治疗不能控制时，可考虑同步直流电复律。

5.控制休克　心肌梗死时有心源性休克，也有血容量不足、外周血管舒缩障碍等因素存在，因此，应在血流动力学监测下，采用升压药、血管扩张剂、补充血容量和纠正酸中毒等抗休克处理。如上述处理无效时，应选用在主动脉内气囊反搏术的支持下，立即行直接 PTCA 或支架植入，使冠状动脉及时再通，也可做急诊冠脉旁路移植术。

6.治疗心力衰竭　主要是治疗急性左心衰竭，以应用吗啡（或哌替啶）和利尿剂为主，也可选用血管扩张剂减轻左心室的前、后负荷。心肌梗死发生后 24h 内不宜用洋地黄制剂，有右心室梗死的病人应慎用利尿剂。

7.其他治疗

（1）抗凝疗法：目前多用在溶栓治疗后，对防止梗死面积扩大及再梗死有积极疗效。常用药物为肝素或低分子肝素，口服抗凝药物有阿司匹林或氧吡格雷。对有出血倾向者、活动性溃疡病、新近手术创面未愈合者、血压过高及严重肝肾功能不全者禁用抗凝治疗。

（2）β 受体阻滞剂、钙通道阻滞剂和血管紧张素转换酶抑制剂：在起病的早期即应用普萘洛尔、美托洛尔或阿替洛尔等 β 受体阻滞剂，尤其是前壁心肌梗死伴有交感神经功能亢进者，可防止梗死范围的扩大，改善预后。钙通道阻滞剂中的地尔硫卓亦有类似效果。血管紧张素转换酶抑制剂中的卡托普利有助于改善恢复期心肌的重构，降低心力衰竭的发生率，从而降低死亡率。

（3）极化液疗法：用氧化钾 1.5g、胰岛素 10U 加入 10% 葡萄糖溶液 500ml 内静滴，每天 1 次，7~14 天为一疗程，此法对恢复心肌细胞膜极化状态，改善心肌收缩功能，减少心律失常有益。

【护理评估】

急性心肌梗死是最常见的心血管急症，护士应在最快时间内描记心电图，进行心电、血压监测，给氧，建立静脉通道，抽血送检等。在此基础上，分步完成护理评估，不能延误抢救时间。

1.病史

（1）本次发病特点与目前病情：评估病人此次发病有无明显的诱因，胸痛发作的特征，尤其是起病的时间、疼痛剧烈程度、是否进行性加重，有无恶心、呕吐、乏力、头晕、呼吸困难等伴随症状，是否有心律失常、休克、心力衰竭的表现。

（2）患病及治疗经过：评估病人的年龄、性别、职业；了解病人有无肥胖、高脂血症、高血压、糖尿病等患病的危险因素；了解病人的生活习惯，有无摄入高脂饮食、吸烟等不良生活习惯，是否有充足的睡眠，有无锻炼身体的习惯，工作与生活压力情况及性格特征；有无心绞痛发作史，有无家族史。病人患病的起始时间，患病后的诊治过程，是否遵从医嘱治疗，目前用药及有关的检查等。

（3）心理-社会状况：急性心肌梗死时胸痛程度异常剧烈，病人可有濒死感，或行紧急溶栓、介入治疗，由此产生恐惧心理。由于心肌梗死使病人活动耐力和自理能力下降，生活上需要照顾；病人入院后住冠心病监护病房（coronary care unit，CCU），需面对一系列检查和治疗，加上对预后的担心、对工作与生活的顾虑等，病人易产生焦虑。家庭也可能面临对疾病知识缺乏、经济压力等而应对无效。

2.身体评估

（1）一般状态：观察病人的精神意识状态，尤其注意有无面色苍白、表情痛苦、大汗或神志模糊、反应迟钝甚至晕厥等表现。

（2）生命体征：观察体温、脉搏、呼吸、血压有无异常及其程度。

（3）心脏听诊：注意心率、心律、心音的变化，有无奔马律、心脏杂音及肺部啰音等。

3.实验室及其他检查

（1）心电图：常规十二导联心电图是否有心肌梗死的特征性、动态性变化，对下壁心肌梗死者应加做右胸导联，判断有无右心室梗死。连续监测有无心律失常等。

（2）血液检查：定时抽血检测血清心肌标记物以了解心肌坏死程度和病情进展；评估血常规检查有无白细胞计数增高，血清电解质、血糖、血脂等有无异常。

【常用护理诊断/问题】

1.疼痛　胸痛与心肌缺血坏死有关。

2.活动无耐力　与心肌氧的供需失调有关。

3.有便秘的危险　与进食少、活动少、不习惯床上排便有关。

4.潜在并发症　心律失常、心力衰竭。

【目标】

(1)病人主诉疼痛程度减轻或消失。

(2)能主动参与制订活动计划并按要求进行活动。主诉活动耐力增强,活动后无不适反应。

(3)能描述预防便秘的措施,不发生便秘。

(4)心律失常能被及时发现和处理。

(5)能自觉避免诱发心力衰竭的因素,不发生心力衰竭。

【护理措施及依据】

1.疼痛:胸痛

(1)饮食与休息:起病后 4~12h 内给予流质饮食,以减轻胃扩张,随后过渡到低脂、低胆固醇清淡饮食,提倡少量多餐。发病 12h 内应绝对卧床休息,保持环境安静,限制探视,并告知病人和家属休息可以降低心肌耗氧量和交感神经兴奋性,有利于缓解疼痛,以取得合作。

(2)给氧:鼻导管给氧,氧流量 2~5L/min,以增加心肌氧的供应,减轻缺血和疼痛。

(3)心理护理:疼痛发作时应有专人陪伴,允许病人表达内心感受,给予心理支持,鼓励病人战胜疾病的信心。向病人讲明住进 CCU 后病情的任何变化都在医护人员的严密监护下并能得到及时的治疗,最终会转危为安,以缓解病人的恐惧心理。简明扼要地解释疾病过程与治疗配合,说明不良情绪会增加心肌耗氧量而不利于病情的控制。医护人员工作应紧张有序,避免忙乱而带给病人不信任感和不安全感。将监护仪的报警声尽量调低,以免影响病人休息,增加病人的心理负担。烦躁不安者可肌注地西泮使病人镇静。

(4)止痛治疗的护理:遵医嘱给予吗啡或哌替啶止痛,注意有无呼吸抑制等不良反应。给予硝酸酯类药物时应随时监测血压的变化,维持收缩压在 100mmHg 以上。

(5)溶栓治疗的护理

1)询问病人是否有脑血管病病史、活动性出血和出血倾向、严重而未控制的高血压、近期大手术或外伤史等溶栓禁忌证。

2)溶栓前先检查血常规、出凝血时间和血型。

3)迅速建立静脉通路,遵医嘱应用溶栓药物,注意观察有无不良反应:①过敏反应表现为寒战、发热、皮疹等;②低血压(收缩压低于 90mmHg);③出血,包括皮肤黏膜出血、血尿、便血、咯血、颅内出血等,一旦出血,应紧急处置。

4)溶栓疗效观察:可根据下列指标间接判断溶栓是否成功:①胸痛 2h 内基本消失;②心电图 ST 段于 2h 内回降>50%;③2h 内出现再灌注性心律失常;④血清 CK-MB 酶峰值提前出现(14h 以内)。冠状动脉造影可直接判断冠脉是否再通。

2.活动无耐力

(1)评估进行康复训练的适应证:评估病人的年龄、病情进展、心肌梗死的面积及有无并发症等。如病人的生命体征平稳,无明显疼痛,安静时心率低于 100 次/分,无严重心律失常、心力衰竭和心源性休克时,可进行康复训练。经有效的再灌注治疗(溶栓或急诊 PTCA+支架置入)使闭塞的血管及时再通者可根据病情提早活动,尤其是早发冠心病(年龄 55 岁以下)者。

(2)解释合理活动的重要性:向病人讲明活动耐力恢复是一个循序渐进的进程,既不能操之过急,过早或过度活动,也不能因担心病情而不敢活动。急性期卧床休息可减轻心脏负荷,减少心肌耗氧量,缩小梗死范围,有利于心功能的恢复;病情稳定后应逐渐增加活动量,可促进侧支循环的形成,提高活动耐力,防止深静脉血栓形成、便秘、肺部感染等并发症。目前主张早期活动,实现早期康复。

(3)制订个体化运动处方:急性期 24h 内绝对卧床休息,若病情稳定无并发症,24h 后可允许病人坐床边椅。指导病人进行腹式呼吸、关节被动与主动运动,协助病人洗漱、进餐,在病人活动耐力范围内,鼓励病人自理部分生活活动,以增加病人的自我价值感,逐渐过渡到床边活动。心肌梗死后第 5~7 天后可病室内行走、室外走廊散步、做医疗体操,在帮助下入厕、洗澡、试着上下一层楼梯等。若有并发症,则应适当延长卧床时间。

(4)活动时的监测:开始进行康复训练时,必须在护理人员的监测下进行,以不引起任何不适为度,心率增加 10~20 次/分为正常反应。运动时心率增加小于 10 次/分可加大运动量,进入高一阶段的训练。若运动时心率增加超过 20 次/分,收缩压降低超过 15mmHg,出现心律失常或心电图 ST 段缺血型下降≥0.1mV 或上升>0.2mV,则应退回到前一个运动水平。出现下列情况时应减缓运动进程或停止运动:①胸痛、心悸、气喘、头晕、恶心、呕吐等;②心肌梗死 3 周内活动时,心率变化超过 20 次/分或血压变化超过 20mmHg;③心肌梗死 6 周内活动时,心率变化超过 30 次/分或血压变化超过 30mmHg。

3.有便秘的危险

(1)评估排便情况:如排便的次数、性状及排便难易程度,平时有无习惯性便秘,是否服用通便药物。

（2）指导病人采取通便措施：合理饮食,及时增加富含纤维素的食物如水果、蔬菜的摄入；无糖尿病者每天清晨给予蜂蜜 20ml 加温开水同饮；适当腹部按摩（按顺时针方向）以促进肠蠕动。一般在病人无腹泻的情况下常规应用缓泻剂,以防止便秘时用力排便导致病情加重。床边使用坐便器比床上使用便盆较为舒适,可允许病人床边使用坐便器,排便时应提供隐蔽条件,如屏风遮挡。一旦出现排便困难,应立即告知医护人员,可使用开塞露或低压盐水灌肠。

4.潜在并发症：心律失常。

急性期严密心电监测,及时发现心率及心律的变化,在心肌梗死溶栓治疗后 24h 内易发生再灌注性心律失常,特别是在溶栓治疗即刻至溶栓后 2h 内应设专人床旁心电监测。发现频发室性期前收缩、成对出现或呈短阵室速、多源性或 RonT 现象的室性期前收缩及严重的房室传导阻滞时,应立即通知医生,遵医嘱使用利多卡因等药物,警惕室颤或心脏停搏的发生。监测电解质和酸碱平衡状况,因电解质紊乱或酸碱平衡失调时更容易并发心律失常。准备好急救药物和抢救设备如除颤器、起搏器等,随时准备抢救。

5.潜在并发症：心力衰竭

急性心肌梗死病人在起病最初几天,甚至在梗死演变期可发生心力衰竭,特别是急性左心衰竭。应严密观察病人有无呼吸困难、咳嗽、咳痰、少尿、颈静脉怒张、低血压、心率加快等,听诊肺部有无湿啰音。避免情绪激动、饱餐、用力排便等可加重心脏负担的因素。一旦发生心力衰竭,则按心力衰竭进行护理。

【评价】

（1）病人主诉疼痛症状消失。

（2）能叙述限制最大活动量的指征,参与制订并遵循活动计划,活动过程中无并发症,主诉活动耐力增强。

（3）能陈述预防便秘的措施,未发生便秘。

（4）未发生心律失常或心律失常得到了及时发现和处理。

（5）能自觉避免心力衰竭的诱发因素,未发生心力衰竭或心力衰竭得到了及时发现和处理。

【其他护理诊断/问题】

1.自理缺陷　与医源性限制有关。

2.恐惧　与剧烈疼痛伴濒死感有关。

3.焦虑　与担心疾病预后有关。

4.潜在并发症　心源性休克、心脏骤停。

5.无效性性生活型态　与活动耐力下降、缺乏性知识有关。

【健康指导】

除参见"心绞痛"病人的健康指导外,还应注意以下几点:

1.饮食调节　急性心肌梗死恢复后的所有病人均应采用饮食调节,可减少再发,即低饱和脂肪和低胆固醇饮食,要求饱和脂肪占总热量的7%以下,胆固醇<200mg/d。

2.戒烟　戒烟是心肌梗死后的二级预防的重要措施,研究表明急性心肌梗死后继续吸烟再梗死和死亡危险增高22%～47%,每次随诊都必须了解并登记吸烟情况,积极劝导病人戒烟,并实施戒烟计划。

3.心理指导　心肌梗死后病人焦虑情绪多来自于对今后工作能力和生活质量的担心,应予以充分理解并指导病人保持乐观、平和的心情,正确对待自己的病情。告诉家属对病人要积极配合和支持,并创造一个良好的身心修养环境,生活中避免对其施加压力,当病人出现紧张、焦虑或烦躁等不良情绪时,应予以理解并设法进行疏导,必要时争取病人工作单位领导和同事的支持。

4.康复指导　建议病人出院后进行康复训练,适当运动可以提高病人的心理健康水平和生活质量、延长存活时间。进行康复训练时必须考虑病人的心理、社会、经济因素,体力活动量则必须考虑病人的年龄、心肌梗死前活动水平及体力状态等。运动中以达到病人最大心率的60%～65%的低强度长期锻炼是安全有效的。运动方式包括步行(在运动开始阶段安全可行)、慢跑、打太极拳、骑自行车、游泳、做健美操等,每周运动3～4天,开始时每次10～15min,逐步延长到每天以上,避免剧烈活动、竞技性活动、活动时间过长。在正式的有氧运动前后应分别进行5～10min的热身运动和整理运动。个人卫生活动、家务劳动、娱乐活动等也对病人有益。无并发症的病人,心肌梗死后6～8周可恢复性生活。性生活应适度,若性生活后出现心率、呼吸增快持续20～30min,感到胸痛、心悸持续15min或疲惫等情况,应节制性生活。经2～4个月的体力活动锻炼后,酌情恢复部分或轻工作,以后部分病人可恢复全天工作,但对重体力劳动、驾驶员、高空作业及其他精神紧张或工作量过大的工种应予以更换。

5.用药指导　指导病人按医嘱服药,告知药物的作用和不良反应,并教会病人定时测脉搏,定期门诊随诊。若胸痛发作频繁、程度较重、时间较长,服用硝酸酯制剂疗效较差时,提示急性心血管事件,应及时就医。

6.照顾者指导　　心肌梗死是心脏性猝死的高危因素,应教会家属心肺复苏的基本技术以备急用。

【预后】

预后与梗死范围的大小、侧支循环建立情况以及治疗是否及时、恰当有关。但随着诊疗技术的进展,心肌梗死病人急性期病死率已经大大下降,采用监护治疗后由过去的30%左右降至15%左右,采用溶栓治疗后进一步降至8%左右,住院90min内实施介入治疗后则降至4%左右。心肌梗死病人死亡多发生在第1周内,尤其是数小时内如发生严重心律失常、心力衰竭或心源性休克者,病死率尤高。

第二节　　原发性高血压

原发性高血压(primaryhypertension)是以血压升高为主要临床表现的综合征,通常简称为高血压。高血压是多种心、脑血管疾病的重要病因和危险因素,影响重要脏器如心、脑、肾的结构与功能,最终可导致这些器官的功能衰竭。在血压升高的病人中,约5%为继发性高血压,系指由某些明确而独立的疾病引起的血压升高。

高血压的患病率在欧美等国家高于亚非国家,工业化国家较发展中国家高,美国黑人约为白人的2倍。我国高血压的患病率不如西方国家高,但却呈上升趋势。我国高血压患病率和流行存在地区、城乡和民族差别,北方高于南方,东部高于西部,城市高于农村,高原少数民族地区患病率较高。高血压病的患病率也随年龄而上升,女性更年期前患病率低于男性,更年期后高于男性。据2002年卫生部组织的全国居民营养与健康状况调查资料显示,我国成人高血压患病率为18.8%,全国有高血压病人约1.6亿,与1991年比较,患病率上升31%。高血压病人的知晓率、治疗率和控制率与1991年比较有所升高,但仍然处于较差水平。

目前我国采用国际上统一的高血压诊断标准,即收缩压≥140mmHg和(或)舒张压≥90mmHg即诊断为高血压。根据血压升高的水平,可进一步分为高血压1、2、3级(见表3-1)。

表 3-1　血压水平的定义和分类(WHO/ISH,1999 年)

类别	收缩压(mmHg)		舒张压(mmHg)
理想血压	<120	和	<80
正常血压	<130	和	<85
正常高值	130~139	或	85~89
1 级高血压(轻度)	140~159	或	90~99
亚组:临界高血压	140~149	或	90~94
2 级高血压(中度)	160~179	或	100~109
3 级高血压(重度)	≥180	或	≥110
单纯收缩期高血压	≥140	和	<90
亚组:临界收缩期高血压	140~149	和	<90

注:当收缩压和舒张压分属于不同分级时,以较高的级别作为标准

以上标准适用于男、女任何年龄的成人,儿童则采用不同年龄组血压值的 95% 位数,通常低于成人水平。

【病因】

目前认为原发性高血压是在一定的遗传背景下由于多种后天环境因素作用,使正常血压调节机制失代偿所致。一般认为遗传因素占 40%,环境因素约占 60%。

1.遗传因素　原发性高血压有群集于某些家族的倾向,提示其有遗传学基础或伴有遗传生化异常。双亲均有高血压的正常血压子女,以后发生高血压的比例增高。高血压的遗传可能存在主要基因显性遗传和多基因关联遗传两种方式。在遗传表型上,不仅血压升高发生率体现遗传性,而且在血压高度、并发症发生以及其他有关因素(如肥胖)方面,也有遗传。

2.环境因素

(1)饮食:流行病学和临床观察均显示食盐摄入量与高血压的发生和血压水平呈正相关。但改变钠盐摄入并不能影响所有病人的血压水平,摄盐过多导致血压升高主要见于对盐敏感的人群中。另外,有人认为饮食低钙、低钾、高蛋白质摄入、饮食中饱和脂肪酸或饱和脂肪酸与不饱和脂肪酸的比值较高也可能属于升压因素。饮酒也与血压水平线性相关。

(2)精神应激:人在长期精神紧张、压力、焦虑或长期环境噪声、视觉刺激下也可引起高血压,因此,城市脑力劳动者高血压患病率超过体力劳动者,从事精神紧

张度高的职业和长期噪声环境中工作者患高血压较多。

3.其他因素　肥胖是血压升高的重要危险因素。一般采用体重指数(BMI)来衡量肥胖程度,即体重(kg)/身高(m)^2(以 20~24 为正常范围)。血压与 BMI 呈显著正相关。此外,服用避孕药、阻塞性睡眠呼吸暂停综合征也可能与高血压的发生有关。

【发病机制】

影响血压的因素众多,从血流动力学角度,主要决定于心排血量及体循环的外周血管阻力。平均动脉血压(MBP)= 心排血量(CO)×总外周阻力(PR)。高血压的血流动力学特征主要是总外周阻力增高,从这个角度出发,高血压的发病机制主要在于以下几个环节。

1.交感神经系统活动亢进　各种病因因素使大脑皮层下神经中枢功能发生变化,各种神经递质浓度与活性异常,导致交感神经系统活动亢进,血浆儿茶酚胺浓度升高,阻力小动脉收缩增强。

2.肾性水钠潴留　各种原因引起肾性水钠潴留,机体为避免心输出量增高使组织过度灌注,全身阻力小动脉收缩增强,导致外周血管阻力增高。也可能通过排钠激素分泌释放增加使外周血管阻力增高。

3.肾素-血管紧张素-醛固酮系统(RAAS)激活　肾小球入球小动脉的球旁细胞分泌的肾素,可作用于肝合成的血管紧张素原而生成血管紧张素Ⅰ,经血管紧张素转换酶(ACE)的作用转变为血管紧张素Ⅱ(AⅡ)。可使小动脉平滑肌收缩,外周血管阻力增加,并可刺激肾上腺皮质球状带分泌醛固酮,使水钠潴留,血容量增加。AⅡ还可通过交感神经末梢突触前膜的正反馈使去甲肾上腺素分泌增加。以上机制均可使血压升高,参与高血压发病并维持。近年来发现,很多组织如血管壁、心脏、中枢神经、肾脏及肾上腺,也有 RAAS 各种组成成分。组织 RAAS 对心脏、血管功能和结构的作用,在高血压形成中可能具有更大作用。

4.细胞膜离子转运异常　血管平滑肌内钠水平增高导致细胞内钙离子浓度升高,膜电位降低,激活平滑肌细胞兴奋-收缩耦联,使血管收缩反应增强和平滑肌细胞增生与肥大,血管阻力增高。

5.胰岛素抵抗　胰岛素抵抗(insulin resistance,IR)是指胰岛素维持正常血糖的能力下降,即一定浓度的胰岛素没有达到预期的生理效应,或组织对胰岛素的反应下降。临床表现为高胰岛素血症。大多数高血压病人空腹胰岛素水平增高,而糖耐量有不同程度降低,提示有 IR 现象。胰岛素的以下作用可能与血压升高有关:①使肾小管对钠的重吸收增加;②增强交感神经活动;③使细胞内钠、钙浓度增加;④刺激血管壁增生肥厚。

近年来重视动脉弹性功能在高血压发病中的作用。血管内皮通过代谢、生成、激活和释放各种血管活性物质在血液循环、心血管功能的调节中起着重要作用。高血压时,具有舒张血管作用的一氧化氮生成减少,而内皮素等缩血管物质增加,血管平滑肌细胞对舒张因子的反应减弱而对收缩因子反应增强。

【临床表现】

1.症状　原发性高血压通常起病缓慢,早期常无症状,可偶于体格检查时发现血压升高,少数病人则在发生心、脑、肾等并发症后才被发现。高血压病人可有头痛、眩晕、颈项板紧、疲劳、心悸、耳鸣等症状,但并不一定与血压水平相关。也可出现视物模糊、鼻出血等较重症状。

2.体征　听诊可闻及主动脉瓣区第二心音亢进、主动脉瓣区收缩期杂音或收缩早期喀喇音;长期持续高血压可有左心室肥厚并可闻及第四心音。

3.恶性或急进型高血压　发病急骤,血压显著升高,舒张压可持续高于130mmHg,伴有头痛、视物模糊,眼底检查可发现眼底出血、渗出和视乳头水肿。肾损害突出,表现为持续蛋白尿、血尿与管型尿,进展迅速,预后差,如不及时治疗可发展为肾衰竭、脑卒中或心力衰竭而死亡。

4.并发症

(1)高血压危象:病人表现为头痛、烦躁、眩晕、恶心、呕吐、心悸、胸闷、气急、视物模糊等严重症状,以及伴有动脉痉挛累及的靶器官缺血症状。多由于紧张、劳累、寒冷、突然停服降压药物等引起血压急剧升高。

(2)高血压脑病:血压极度升高突破了脑血流自动调节范围,可发生高血压脑病,临床以脑病的症状与体征为特点,表现为严重头痛、恶心、呕吐及不同程度的意识障碍、昏迷或惊厥,血压降低即可逆转。

(3)脑血管病:包括脑出血、脑血栓形成、腔隙性脑梗死、短暂性脑缺血发作。

(4)心力衰竭:左心室后负荷长期增高可致心室肥厚、扩大,最终导致心力衰竭。

(5)慢性肾衰竭:长期持久血压升高可致进行性肾小球硬化,并加速肾动脉粥样硬化的发生,可出现蛋白尿、肾损害,晚期出现肾衰竭。

(6)主动脉夹层:严重高血压可促使主动脉夹层形成,血液渗入主动脉壁中层形成夹层血肿,并沿着主动脉壁延伸剥离,为严重的血管急症,常可致死。

【实验室及其他检查】

1.实验室检查　检查血常规、尿常规、肾功能、血糖、血脂分析、血尿酸等,可发现高血压对靶器官损害情况。

2.心电图　可见左心室肥大、劳损。

3.X 线检查　可见主动脉弓迂曲延长,左室增大,出现心力衰竭时肺野可有相应的变化。

4.超声心动图　了解心室壁厚度、心腔大小、心脏收缩和舒张功能、瓣膜情况等。

5.眼底检查　有助于对高血压严重程度的了解,目前采用 Keith-Wagener 分级法,其分级标准如下:Ⅰ级:视网膜动脉变细,反光增强;Ⅱ级:视网膜动脉狭窄,动静脉交叉压迫;Ⅲ级:眼底出血或棉絮状渗出;Ⅳ级:视神经盘水肿。

6.24h 动态血压监测　有助于判断高血压的严重程度,了解其血压变异性和血压昼夜节律;指导降压治疗和评价降压药物疗效。

【诊断要点】

1.高血压诊断　主要根据测量的血压值,测量安静休息时上臂肱动脉部位血压。但必须以非药物状态下 2 次或 2 次以上非同日血压测定所得的平均值为依据。同时应排除其他疾病导致的继发性尚血压,如嗜铬细胞瘤、肾小球肾炎等。原发性高血压病人需作相关检查,评估靶器官损害和相关危险因素。

2.高血压危险度分层　高血压预后与血压升高水平、有无其他心血管危险因素存在及靶器官损害程度有关,现主张对高血压进行危险程度的分层,将高血压病人分为低危、中危、高危和极高危,分别表示 10 年内将发生心脑血管病事件的概率为<15%、15%~20%、20%~30% 和>30%。治疗目标及预后判断也应以此为基础。具体分层标准根据血压升高水平、心血管疾病危险因素、靶器官损害以及并存临床情况。

(1)用于分层的心血管疾病危险因素包括:①血压水平(1~3 级);②吸型;③血胆固醇>5.72mmol/L;④糖尿病;⑤男性>55 岁;⑥女性>65 岁;⑦早发心血管疾病家族史(发病年龄女性<65 岁,男性<55 岁)。

(2)靶器官损害:①左心室肥厚(心电图或超声心动图);②蛋白尿和(或)血肌酐轻度升高(106~177μmol/L);③超声或 X 线证实有动脉粥样硬化斑块(颈、髂、股或主动脉);④视网膜动脉局灶或广泛狭窄。

（3）并存临床情况

1）心脏疾病：①心肌梗死；②心绞痛；③冠状动脉血运重建术后；④心力衰竭。

2）脑血管疾病：①脑出血；②缺血性脑卒中；③短暂性脑缺血发作。

3）肾脏疾病：①糖尿病肾病；②血肌酐升高超过 177μmol/L 或 2.0mg/dl。

4）血管疾病：①主动脉夹层；②外周血管病。

5）重度高血压性视网膜病变：①出血或渗出；②视乳头水肿。

【治疗要点】

治疗高血压的主要目的是最大限度地降低心血管疾病的发病和死亡危险。因而在治疗高血压的同时，应干预病人存在的危险因素（如吸烟、高胆固醇血症或糖尿病），并适当处理病人同时存在的各种临床情况。有效的治疗必须使血压降至正常范围，目前主张高血压病人血压应降到 140/90mmHg 以下，对于高血压合并糖尿病或慢性肾脏病变的病人，应降到 130/80mmHg 以下。老年收缩期性高血压应使收缩压降至 140~150mmHg，舒张压<90mmHg 但不低于 65~70mmHg。

1.改善生活行为　适用于各级高血压病人，包括使用降压药物治疗的病人：①减轻体重；②限制钠盐摄入；③补充钙和钾盐；④减少食物中饱和脂肪酸的含量和脂肪总量；⑤戒烟、限制饮酒；⑥适当运动；⑦减少精神压力，保持心理平衡。

2.降压药物治疗　凡高血压 2 级或以上病人，高血压合并糖尿病，或者已有心、脑、肾靶器官损害和并发症的病人，血压持续升高 6 个月以上，非药物治疗手段仍不能有效控制血压者，必须使用降压药物治疗。

（1）降压药物种类与作用特点：目前常用降压药物可归纳为 5 类，即利尿剂、β受体阻滞剂、钙通道阻滞剂、血管紧张素转换酶抑制剂及血管紧张素 Ⅱ 受体拮抗剂。各类代表药物名称、剂量、用法见表 2-7。

（2）降压药物应用方案：药物治疗应从小剂量开始，逐步递增剂量，达到满意血压水平所需药物的种类与剂量后进行长期降压治疗。推荐应用长效制剂可以减少血压的波动，降低主要心血管事件的发生危险和防治靶器官损害，并提高用药的依从性。联合用药治疗可以增强药物疗效，减少不良反应，目前比较合理的 2 种降压药物联合治疗方案是利尿剂与 β 受体阻滞剂；利尿剂与 ACEI 或 ARB；二氢吡啶类钙通道阻滞剂与 β 受体阻滞剂；钙通道阻滞剂与 ACEI 或 ARB。3 种降压药物合理的联合治疗方案除有禁忌证外必须包含利尿剂。降压药物和治疗方案选择应个体化。

（3）有合并症和并发症的降压治疗：①合并脑血管病者可选择 ARB、长效钙通道阻滞剂、ACEI 或利尿剂;②合并心肌梗死者可选择 β 受体阻滞剂和 ACEI,对稳定型心绞痛病人,可选用 β 受体阻滞剂和钙通道阻滞剂;③并发心力衰竭者,宜选择 ACEI 或 ARB、β 受体阻滞剂和利尿剂;④并发慢性肾衰竭者通常选择 3 种或 3 种以上降压药物方能达到目标水平;⑤高血压合并糖尿病者,一般选 ACEI 或 ARB,必要时用钙通道阻滞剂和小剂量利尿剂。

3.高血压急症的治疗　　高血压急症是指短时期内(数小时或数天)血压重度升高,舒张压>130mmHg 和(或)收缩压>200mmHg,伴有重要器官组织如心、脑、肾、眼底、大动脉的严重功能障碍或不可逆损害。

(1)迅速降低血压:在监测血压的前提下选择适宜有效的降压药物静滴给药,但短时间血压骤降,可能造成重要器官的血流灌注明显减少,应采取逐步控制性降压的方式,即开始的 24h 内血压降低 20%~25%,48h 内血压不低于 160/100mmHg,再将血压逐步降到正常水平。常用的降压药物包括:①硝普钠:为首选药物,能同时直接扩张动脉和静脉,降低心脏前、后负荷;②硝酸甘油:扩张静脉和选择性扩张冠状动脉与大动脉;③尼卡地平:二氢吡啶类钙通道阻滞剂,降压同时改善脑血流量;④地尔硫卓:非二氢吡啶类钙通道阻滞剂,降压同时有改善冠脉血流量和控制快速室上性心律失常作用;⑤拉贝洛尔:是兼有 a 受体阻滞作用的 β 受体阻滞剂。

(2)有高血压脑病时宜给予脱水剂,如甘露醇;或选择快速利尿剂如呋塞米静注。

(3)伴烦躁、抽搐者应用地西泮、巴比妥类药物肌注或水合氯醛灌肠。

(4)脑出血急性期原则上实施血压监控与管理,不实施降压治疗。只有在血压大于 200/130mmHg 时,才考虑严密监测血压的情况下将血压控制在不低于 160/100mmHg 的水平。

(5)急性冠脉综合征病人血压控制目标是疼痛消失,舒张压<100mmHg。

【常用护理诊断/问题、措施及依据】

1.疼痛　　头痛与血压升高有关。

(1)减少引起或加重头痛的因素:为病人提供安静、温暖、舒适的环境,尽量减少探视。护理人员操作应相对集中,动作轻巧,防止过多干扰病人。头痛时嘱病人卧床休息,抬高床头,改变体位的动作要慢。避免劳累、情绪激动、精神紧张、环境嘈杂等不良因素。向病人解释头痛主要与高血压有关,血压恢复正常且平稳后头痛症状可减轻或消失。指导病人使用放松技术,如心理训练、音乐疗法、级慢呼吸等。

（2）用药护理：遵医嘱应用降压药物治疗，测量血压的变化以判断疗效，观察药物不良反应。如钙通道阻滞剂硝苯地平有头痛、面色潮红、下肢浮肿等不良反应，地尔硫卓可致负性肌力作用和心动过缓。

2.有受伤的危险　　与头晕、视物模糊、意识改变或发生直立性低血压有关。

（1）避免受伤：定时测量病人血压并做好记录。病人有头晕、眼花、耳鸣、视力模糊等症状时，应嘱病人卧床休息，上厕所或外出时有人陪伴，若头晕严重，应协助在床上大小便。伴恶心、呕吐的病人，应将痰盂放在病人伸手可及处，呼叫器也应放在病人手边，防止取物时跌倒。避免迅速改变体位、活动场所光线暗、病室内有障碍物、地面滑、厕所无扶手等危险因素，必要时病床加用床栏。

（2）直立性低血压的预防和处理：①首先要告诉病人直立性低血压的表现为乏力、头晕、心悸、出汗、恶心、呕吐等，在联合用药、服首剂药物或加量时应特别注意；②指导病人预防直立性低血压的方法：避免长时间站立，尤其在服药后最初几个小时，因长时间站立会使腿部血管扩张，血液淤积于下肢，脑部血流量减少，改变姿势，特别是从卧、坐位起立时动作宜缓慢，服药时间可选在平静休息时，服药后继续休息一段时间再下床活动，如在睡前服药，夜间起床排尿时应注意；避免用过热的水洗澡或蒸汽浴，更不宜大量饮酒；③应指导病人在直立性低血压发生时采取下肢抬高位平卧，以促进下肢血液回流。

3.潜在并发症：高血压急症

（1）避免诱因：向病人阐明不良情绪可诱发高血压急症，根据病人的性格特点，提出改变不良性格的方法，避免情绪激动，保持心绪平和、轻松、稳定。指导其按医嘱服用降压药物，不可擅自增减药量，更不可突然停服，以免血压突然急剧升高。同时指导其尽量避免过劳和寒冷刺激。

（2）病情监测：定期监测血压，一旦发现血压急剧升高、剧烈头痛、呕吐、大汗、视力模糊、面色及神志改变、肢体运动障碍等症状，立即通知医生。

（3）高血压急症的护理：病人绝对卧床休息，抬高床头，避免一切不良刺激和不必要的活动，协助生活护理。保持呼吸道通畅，吸氧。安定病人情绪，必要时用镇静剂。连接好心电、血压、呼吸监护。迅速建立静脉通路，遵医嘱尽早应用降压药物，用药过程注意监测血压变化，避免出现血压骤降。

【其他护理诊断/问题】

1.营养失调　　高于机体需要量与摄入过多、缺少运动有关。

2.焦虑　　与血压控制不满意、已发生并发症有关。

3.知识缺乏　缺乏疾病预防、保健知识和高血压用药知识。

【健康指导】

1.疾病知识指导　让病人了解自己的病情,包括高血压、危险因素及同时存在的临床情况,了解控制血压的重要性和终身治疗的必要性。教会病人和家属正确的测量血压方法,每次就诊携带记录,作为医生调整药量或选择用药的依据。指导病人调整心态,学会自我心理调节,避免情绪激动,以免诱发血压增高。家属应对病人充分理解、宽容和安慰。

2.饮食护理　①限制钠盐摄入,每天应低于 6g;②保证充足的钾、钙摄入,多食绿色蔬菜、水果、豆类食物,油菜、芹菜、蘑菇、木耳、虾皮、紫菜等食物含钙量较高;③减少脂肪摄入,补充适量蛋白质,如蛋类、鱼类等;④增加粗纤维食物摄入,预防便秘,因用力排便可使收缩压上升,甚至造成血管破裂;⑤戒烟限酒;⑥控制体重,控制总热量摄入。

3.指导病人正确服用药物　①强调长期药物治疗的重要性,用降压药物使血压降至理想水平后,应继续服用维持量,以保持血压相对稳定,对无症状者更应强调;②告知有关降压药物的名称、剂量、用法、作用及不良反应,并提供书面材料。嘱病人必须遵医嘱按时按量服药,如果根据自觉症状来增减药物、忘记服药或在下次吃药时补服上次忘记的药量,均可导致血压波动;③不能擅自突然停药,经治疗血压得到满意控制后,可以逐渐减少剂量,但如果突然停药,可导致血压突然升高,冠心病病人突然停用 β 受体阻滞剂可诱发心绞痛、心肌梗死等。

4.合理安排运动量　指导病人根据年龄和血压水平选择适宜的运动方式,对中老年人应包括有氧、伸展及增强肌力 3 类运动,具体项目可选择步行、慢跑、太极拳、气功等。运动强度因人而异,常用的运动强度指标为运动时最大心率达到 170 减去年龄(如 50 岁的人运动心率为 120 次/分钟),运动频率一般每周 3~5 次,每次持续 30~60min。注意劳逸结合,运动强度、时间和频度以不出现不适反应为度,避免竞技性和力量型运动。

5.定期复诊　根据病人的总危险分层及血压水平决定复诊时间。危险分层属低危或中危者,可安排病人每 1~3 个月随诊 1 次;若为高危者,则应至少每 1 个月随诊 1 次。

【预后】

原发性高血压属慢性病,发展缓慢,如得到合理正确的治疗,一般预后良好,否则易发生靶器官损害。一旦发生高血压脑病或恶性高血压,则预后差,死亡原因以脑血管病常见,其次为心力衰竭和肾衰竭。

第三节　病毒性心肌炎

病毒性心肌炎(viralmyocarditis)是指嗜心肌性病毒感染引起的,以心肌非特异性间质性炎症为主要病变的心肌炎。病毒性心肌炎包括无症状的心肌局灶性炎症和心肌弥漫性炎症所致的重症心肌炎。

【病因与发病机制】

很多种病毒都可能引起心肌炎,其中以柯萨奇病毒、孤儿(ECHO)病毒、脊髓灰质炎病毒较常见,尤其是柯萨奇 B 组病毒感染约占 30%~50%。此外,流感、风疹、单纯疱疹、肝炎病毒、HIV 等也能引起心肌炎。

病毒性心肌炎的发病机制包括病毒直接作用对心肌的损害;细胞免疫主要是 T 细胞以及多种细胞因子和一氧化氮等介导的心肌损害和微血管损伤。这些变化均可损害心脏的结构和功能。典型病变是心肌间质增生、水肿及充血,内有多量炎性细胞浸润等。

【临床表现】

病毒性心肌炎临床表现取决于病变的广泛程度和严重性,轻者可无明显症状,重者可致猝死。

1.病毒感染症状　约半数病人在发病前 1~3 周有病毒感染前驱症状,如发热、全身倦怠感等"感冒"样症状或恶心、呕吐、腹泻等消化道症状。

2.心脏受累症状　病人常出现心悸、胸闷、呼吸困难、胸痛、乏力等表现。严重者甚至出现阿-斯综合征、心源性休克、猝死。

3.主要体征　可见与发热程度不平行的心动过速,各种心律失常,心尖部第一心音减弱,可出现第三心音或杂音。或有肺部啰音、颈静脉怒张、肝大、心脏扩大、下肢水肿等心力衰竭体征。

病毒性心肌炎病程各阶段的时间划分比较困难,一般急性期定为 3 个月,3 个月至 1 年为恢复期,1 年以上为慢性期。

【实验室及其他检查】

1.血液生化检查　血沉增快、C 反应蛋白增加。急性期或心肌炎活动期心肌肌酸激酶(CK-MB)、肌钙蛋白 T、肌钙蛋白 I 增高。

2.病原学检查　血清柯萨奇病毒 IgM 抗体滴度明显增高、外周血肠道病毒核酸阳性或肝炎病毒血清学检查阳性,心内膜心肌活检有助于病原学诊断。

3.X 线检查　可见心影扩大或正常。

4.心电图　常见 ST-T 改变和各型心律失常,特别是室性心律失常和房室传导阻滞等。严重心肌损害时可出现病理性 Q 波。

【诊断要点】

目前病毒性心肌炎的临床诊断主要依据病毒前驱感染史、心脏受累症状、心肌损伤表现及病原学检查结果等综合分析,排除风湿性心肌炎、中毒性心肌炎等其他疾病而作出诊断。但病毒感染心肌的确诊有赖于病毒抗原、病毒基因片段或病毒蛋白的检出。

若病人有阿-斯综合征发作、心力衰竭、心源性休克、持续性室性心动过速伴低血压等在内的 1 项或多项表现,可诊断为重症病毒性心肌炎。若仅在病毒感染后 3 周内出现少数期前收缩或轻度 T 波改变,不宜轻易诊断为急性病毒性心肌炎。

【治疗要点】

1.一般治疗　急性期应卧床休息,补充富含维生素和蛋白质的食物。

2.对症治疗　心力衰竭者给予利尿剂和血管紧张素转换酶抑制剂等。频发室性期前收缩或有快速性心律失常者,可选用抗心律失常药物;完全性房室传导阻滞者,可考虑使用临时性心脏起搏器。目前不主张早期使用糖皮质激素,但对有房室传导阻滞、难治性心力衰竭、重症病人或考虑有自身免疫的情况下则可慎用。

3.抗病毒治疗　近年来采用黄芪、生磺酸、辅酶 Q_{10} 等中西医结合治疗,有抗病毒、调节免疫功能等作用,有一定疗效。干扰素也具有抗病毒、调节免疫等作用,但价格昂贵,非常规用药。

【常用护理诊断/问题、措施及依据】

1.活动无耐力　与心肌受损、并发心律失常或心力衰竭有关。

(1)休息与活动:向病人解释急性期卧床休息可减轻心脏负荷,减少心肌耗氧,有利于心功能的恢复,防止病情加重或转为慢性病程。无并发症者急性期应卧床休息 1 个月;重症病毒性心肌炎病人应卧床休息 3 个月以上,直至病人症状消失、血液学指标等恢复正常后方可逐渐增加活动量。协助病人满足生活需要。保持环境安静,限制探视,减少不必要的干扰,保证病人充分的休息和睡眠时间。

(2)活动中监测:病情稳定后,与病人及家属一起制定并实施每天活动计划,严密监测活动时心率、心律、血压变化,若活动后出现胸闷、心悸、呼吸困难、心律失常等,应停止活动,以此作为限制最大活动量的指征。

(3)心理护理:病毒性心肌炎病人中青壮年占一定比例,患病常影响病人日常生活、学习或工作,从而易产生焦急、烦躁等情绪。应向病人说明本病的演变过程及预后,使病人安心休养。告诉病人体力恢复需要一段时间,不要急于求成,当活动耐力有所增加时,应及时给予鼓励。对不愿活动或害怕活动的病人,应给予心理疏导,督促病人完成耐力范围内的活动量。或采取小组活动的方式,为病人提供适宜的活动环境和氛围,激发病人活动的兴趣。

2.潜在并发症:心律失常、心力衰竭

对重症病毒性心肌炎病人,急性期应严密心电监护直至病情平稳。注意心率、心律、心电图变化,密切观察生命体征、尿量、意识、皮肤黏膜颜色,注意有无呼吸困难、咳嗽、颈静脉怒张、水肿、奔马律、肺部湿啰音等表现。同时准备好抢救仪器及药物,一旦发生严重心律失常或急性心力衰竭,立即配合急救处理。

【其他护理诊断/问题】

1.焦虑　与担心疾病预后、学习和前途有关。
2.知识缺乏　缺乏配合治疗等方面的知识。

【健康指导】

1.饮食　病人应进食高蛋白、高维生素、易消化饮食,尤其是补充富含维生素 C 的食物如新鲜蔬菜、水果,以促进心肌代谢与修复。戒烟酒及刺激性食物。

2.活动　急性病毒性心肌炎病人出院后需继续休息 3~6 个月,无并发症者可考虑恢复学习或轻体力工作,6 个月至 1 年内避免剧烈运动或重体力劳动、妊娠等。

3.自我保健与监测　适当锻炼身体,增强机体抵抗力。注意防寒保暖,预防病毒性感冒。教会病人及家属测脉率、节律,发现异常或有胸闷、心悸等不适及时就诊。

【预后】

绝大多数病人经适当治疗后能痊愈,部分病人心律失常尤其是各型期前收缩持续存在,并易在感冒、劳累后增多,如无不适不必用抗心律失常药物干预。少数病人在急性期可因严重心律失常、急性心力衰竭或心源性休克而死亡。部分病人经过数周或数月后病情可趋稳定但可能留有一定程度的心脏扩大、心功能减退、心电图异常、伴或不伴有心律失常等,经久不愈,形成慢性心肌炎,临床上很难与扩张型心肌病相鉴别。

第四节　心肌病

心肌病(cardiomyoPathy)是指伴有心肌功能障碍的心肌疾病。1995 年 WHO和国际心脏病学会(ISFC)工作组以病理生理学为基础更新了心肌病的定义和分类(表 3-2)。近年来心肌病有增加的趋势,本节重点阐述扩张型心肌病和肥厚型心肌病。

表 3-2　心肌病的定义和分类(WHO/ISFC,1995 年)

1.心肌病的定义:伴有心肌功能障碍的心肌疾病

2.心肌病分类:以病理生理、病因学和发病学为基础,对心肌病分类

(1)扩张型心肌病:左心室或双心室扩张,有收缩功能障碍

(2)肥厚型心肌病:左心室或双心室肥厚,通常为非对称性室间隔肥厚

(3)限制型心肌病:收缩正常,室壁不厚,单或双心腔舒张功能低下及舒张容积减小

(4)致心律失常型右室心肌病:右心室进行性纤维脂肪变

(5)未分类心肌病:不适合归类于上述类型的心肌病(如弹性纤维增生症)

(6)特异性心肌病:病因明确或与系统疾病相关的心肌疾病

一、扩张型心肌病

扩张型心肌病(dilatedcardiomyoPathy,DCM)主要特征是一侧或双侧心腔扩大,心肌收缩功能减退,可产生心力衰竭。本病男性多于女性,常伴有心律失常,病死率较高。

【病因】

病因迄今未明,除家族遗传因素外,近年认为持续病毒感染是其重要原因。持续病毒感染对心肌组织的直接损伤,自身免疫包括细胞、自身抗体或细胞因子介导的心肌损伤等可导致和诱发扩张型心肌病。此外,代谢异常、神经激素受体异常等

因素亦可引起本病。

【临床表现】

起病缓慢,早期病人可有心脏轻度扩大而无明显症状。当病人有气急甚至端坐呼吸、肝大、水肿等心力衰竭的症状和体征时始被诊断。常出现各种心律失常,部分病人可发生栓塞或猝死。主要体征为心脏扩大,常可闻及第三或第四心音,心率快时呈奔马律。

【实验室及其他检查】

1.X 线检查　心影明显增大,心胸比>50%,肺瘀血征。

2.心电图　可见多种心律失常如室性心律失常、心房颤动、房室传导阻滞等。此外尚有 ST-T 改变、低电压,少数病例可见病理性 Q 波。

3.超声心动图　心脏各腔均增大,以左心室扩大早而显著,室壁运动减弱,提示心肌收缩力下降。彩色血流多普勒显示二尖瓣、三尖瓣反流。

4.其他　心导管检查和心血管造影、放射性核素检查、心内膜心肌活检等均有助于诊断。

【诊断要点】

本病缺乏特异性诊断指标。病人有心脏增大、心力衰竭和心律失常的临床表现,若超声心动图证实有心腔扩大与心脏搏动减弱,即应考虑本病的可能,但须除外各种病因明确的器质性心脏病后方可确立诊断。

【治疗要点】

本病病因未明,尚无特异防治方法。目前治疗原则是针对心力衰竭和各类心律失常。但本病较易发生洋地黄中毒,应慎用洋地黄。近年来发现心力衰竭时肾上腺素能神经过度兴奋,选用 β 受体阻滞剂从小剂量开始,视症状和体征调整用量,长期使用可延缓病情进展。中药黄芪有抗病毒、调节免疫作用,对改善症状和预后有一定作用。对长期严重心力衰竭、内科治疗无效的病例,可考虑进行心脏移植。

二、肥厚型心肌病

肥厚型心肌病(hypertrophiccardiomyoPathy,HCM)的主要特征是心肌非对称性肥厚、左心室血液充盈受阻、舒张期顺应件下降。临床根据左心室流出道有无梗阻可分为梗阻性肥厚型心肌病及非梗阻性肥厚型心肌病。本病常为青年猝死的原因。

【病因】

本病常有明显的家族史,约占 1/3,目前认为是常染色体显性遗传疾病,肌节收缩蛋白基因突变是主要的致病因素。还有研究认为儿茶酚胺代谢异常、细胞内钙调节机制异常、高血压、高强度运动等均可作为本病发病的促进因子。

【临床表现】

部分病人可完全无自觉症状,因猝死或体检时才被发现。主要症状为心悸、胸痛、劳力性呼吸困难、头晕及晕厥甚至猝死。

主要体征有心脏轻度增大。梗阻性肥厚型心肌病病人在胸骨左缘第 3、4 肋间可听到喷射件收缩期杂音,心尖部也常可闻及吹风样收缩期杂音。使心肌收缩力下降或使左心室容量增加的因素,如应用 β 受体阻滞剂、取下蹲位或举腿,杂音可减轻;而使心肌收缩力增强或使左心室容量减少的因素,如含服硝酸甘油片,杂音可增强。

【实验室及其他检查】

1.X 线检查　心影增大多不明显,如有心力衰竭则心影明显增大。

2.心电图　最常见左心室肥大,可有 ST-T 改变、深而不宽的病理性 Q 波。室内传导阻滞和室性心律失常亦常见。

3.超声心动图　是临床主要诊断手段。可显示室间隔的非对称性肥厚,舒张期室间隔厚度与左心室后壁厚度之比≥1.3,间隔运动低下。彩色多普勒血流显像可评价左室流出道压力阶差。少数病例显示心肌均匀肥厚或心尖部肥厚。

4.其他　心导管检查及心血管造影对确诊有重要价值。

【诊断要点】

对临床或心电图表现类似冠心病的病人,如较年轻,诊断冠心病依据不足而又不能用其他心脏病来解释,则应考虑本病的可能。结合心电图、超声心动图及心导管检查可作出诊断。如有阳性家族史(猝死、心脏增大等)更有助于诊断。

【治疗要点】

治疗以 β 受体阻滞剂及钙通道阻滞剂为最常用,以减慢心率,降低心肌收缩力,减轻流出道梗阻。常用药物有美托洛尔或维拉帕米、地尔硫卓。避免使用增强心肌收缩力的药物,如洋地黄等及减轻心脏负荷的药物,以免加重左室流出道梗阻。对重症梗阻性肥厚型心肌病者可作无水乙醇化学消融术或植入 DDD 型起搏器,或外科手术切除肥厚的室间隔心肌。有些肥厚型心肌病病人随着病程进展,伴发左心室扩张和心力衰竭,对此应用扩张型心肌病伴心力衰竭时的治疗措施进行治疗。

三、心肌病病人的护理

【常用护理诊断/问题、措施及依据】

1.潜在并发症　心力衰竭。

心肌病病人并发心力衰竭时,护理措施参见"心力衰竭"的护理。扩张型心肌病病人对洋地黄耐受性差,使用时尤应警惕发生中毒。严格控制输液量与速度,以免发生急性肺水肿。

2.疼痛　胸痛与肥厚心肌耗氧量增加有关。

(1)评估疼痛情况:评估疼痛的部位、性质、程度、持续时间、诱因及缓解方式,注意血压、心率、心律及心电图变化。

(2)发作时护理:立即停止活动,卧床休息;安慰病人,解除紧张情绪;遵医嘱使用 β 受体阻滞剂或钙通道阻滞剂,注意有无心动过缓等不良反应;不宜用硝酸酯类药物;持续吸氧,氧流量 3~4L/min。

(3)避免诱因:嘱病人避免激烈运动、突然屏气或站立、持重、情绪激动、饱餐、寒冷刺激,戒烟酒,防止诱发心绞痛。疼痛加重或伴有冷汗、恶心、呕吐时告诉医护人员。

【其他护理诊断/问题】

1.有受伤的危险　与梗阻性肥厚型心肌病所致头晕及晕厥有关。
2.焦虑　与疾病呈慢性过程、病情逐渐加重、生活方式被迫改变有关。
3.潜在并发症　栓塞、心律失常、猝死。

【健康指导】

1.疾病知识指导　症状轻者可参加轻体力工作,但要避免劳累。防寒保暖,预防感冒和上呼吸道感染。肥厚型心肌病者应避免情绪激动、持重、屏气及激烈运动如球类比赛等,减少晕厥和猝死的危险。有晕厥病史或猝死家族史者应避免独自外出活动,以免发作时无人在场而发生意外。

2.饮食护理　给予高蛋白、高维生素、富含纤维素的清淡饮食,以促进心肌代谢,增强机体抵抗力。心力衰竭时低盐饮食,限制含钠量高的食物。

3.用药与随访　坚持服用抗心力衰竭、抗心律失常的药物或 β 受体阻滞剂、钙通道阻滞剂等,以提高存活年限。说明药物的名称、剂量、用法,教会病人及家属观察药物疗效及不良反应。嘱病人定期门诊随访,症状加重时立即就诊,防至病情进展、恶化。

【预后】

扩张型心肌病的病程长短不等,心力衰竭的出现频度较高,预后不良。以往认为症状出现后 5 年存活率在 40% 左右,死亡原因多为心力衰竭、严重心律失常。近年来,由于治疗手段的进步,病人存活率已明显提高。

肥厚型心肌病的预后因人而异,从无症状到心力衰竭、猝死。一般成人病例10 年存活率为 80%,小儿病例为 50%。在有阳性家族史的青少年中猝死尤其多发,猝死原因多为室性心律失常,特别是室颤。

第五节　感染性心内膜炎

感染性心内膜炎(infectiveendocarditis, IE)为心脏内膜表面的微生物感染,伴赘生物形成。赘生物为大小不等、形状不一的血小板和纤维素团块,内含大量微生物和少量炎症细胞,瓣膜为最常受累部位。根据病程分为急性和亚急性。急性感染性心内膜炎的特征为:①中毒症状明显;②病程进展迅速,数天至数周引起瓣膜破坏;③感染迁移多见;④病原体主要为金黄色葡萄球菌。亚急性感染性心内膜炎的特征为:①中毒症状轻;②病程数周至数月;③感染迁移少见;④病原体以草绿色链球菌多见,其次为肠球菌。感染性心内膜炎又可分为自体瓣膜、人工瓣膜和静脉药瘾者的心内膜炎。

一、自体瓣膜心内膜炎

【病因与发病机制】

急性自体瓣膜心内膜炎(nativevalveendocarditis)主要由金黄色葡萄球菌引起,少数由肺炎球菌、淋球菌、A 族链球菌和流感杆菌所致。亚急性自体瓣膜心内膜炎最常见的致病菌是草绿色链球菌,其次为 D 族链球菌(牛链球菌和肠球菌)和表皮葡萄球菌。真菌、立克次体和衣原体为少见致病微生物。

亚急性病例至少占 2/3 以上，主要发生于器质性心脏病的基础上，以心脏瓣膜病为主，其次为先天性心脏病。发病主要与以下因素有关：①血流动力学因素：赘生物常位于血流从高压腔经病变瓣口或先天缺损至低压腔产生高速射流和湍流的下游，高速射流冲击导致相应部位的局部损伤，易于感染。②非细菌性血栓性心内膜病变：当内膜的内皮受损暴露其下结缔组织的胶原纤维时，血小板聚集，形成血小板微血栓和纤维蛋白沉着，成为结节样无菌性赘生物，是细菌定居瓣膜表面的重要因素。③短暂性菌血症：各种感染或细菌寄居的皮肤黏膜的创伤导致暂时性菌血症，循环中的细菌定居在无菌性赘生物上即可发生心内膜炎。④细菌感染无菌性赘生物：取决于发生菌血症的频度和循环中细菌的数量，以及细菌粘附于无菌性赘生物的能力。

急性自体瓣膜心内膜炎发病机制尚不清楚，主要累及正常心瓣膜，主动脉瓣受累常见。病原菌来自皮肤、肌肉、骨骼或肺部等部位的活动性感染灶，循环中细菌量大，细菌毒力强，具有高度侵袭性和粘附于内膜的能力。

【临床表现】

1.发热　是最常见的症状。亚急性者起病隐匿，可有全身不适、乏力、食欲不振和体重减轻等非特异性症状。可有弛张性低热，一般不超过 39℃，午后和晚上高热，常伴有头痛、背痛和肌肉关节痛。急性者呈暴发性败血症过程，有高热寒战。突发心力衰竭者较为常见。

2.心脏杂音　绝大多数病人有病理性杂音，可由基础心脏病和（或）心内膜炎导致瓣膜损害所致。急性者比亚急性者更易出现杂音强度和性质的变化，或出现新的杂音。

3.周围体征　多为非特异性，近年已不多见，可能的原因是微血管炎或微栓塞，包括：①瘀点：可出现在任何部位，以锁骨以上皮肤、口腔黏膜和睑结膜多见；②指（趾）甲下线状出血；③Osler 结节：常见于亚急性者，在指和趾垫出现的豌豆大的红或紫色痛性结节；④Roth 斑：视网膜的卵圆形出血斑，中心呈白色；⑤Janeway 损害：为手掌和足底处直径 1~4mm 的无痛性出血红斑。

4.动脉栓塞　可发生于机体的任何部位，常见于脑、心、脾、肺、肾、肠系膜和四肢。

5.感染的非特异性症状　如贫血、脾大等，部分病人可见杵状指（趾）。

6.并发症

（1）心脏并发症：心力衰竭为最常见并发症，其次可见心肌脓肿、急性心肌梗死、心肌炎和化脓性心包炎等。

（2）细菌性动脉瘤：多见于亚急性者，受累动脉依次为近端主动脉、脑、内脏和四肢。

（3）迁移性脓肿：多见于急性病人，常发生于肝、脾、骨髓和神经系统。

（4）神经系统并发症：病人可有脑栓塞、脑细菌性动脉瘤、脑出血、中毒性脑病、脑脓肿、化脓性脑膜炎等不同神经系统受累表现。

（5）肾脏并发症：大多数病人有肾损害，包括肾动脉栓塞和肾梗死、肾小球肾炎、肾脓肿等。

【实验室及其他检查】

1.血培养　是最重要的诊断方法，药物敏感试验可为治疗提供依据。近期未接受过抗生素治疗的病人阳性率时高达95%以上，2周内用过抗生素或采血、培养技术不当，常降低血培养的阳性率。

2.尿液　尿液检查可见镜下血尿和轻度蛋白尿，肉眼血尿提示肾梗死。红细胞管型和大量蛋白尿提示弥漫性肾小球性肾炎。

3.血液　血常规检查进行性贫血较常见，白细胞计数正常或轻度升高，分类计数中性粒细胞轻度左移。红细胞沉降率升高。

4.免疫学检查　病人可有高丙种球蛋白血症、出现循环中免疫复合物。病程超过6周以上的亚急性病人可检出类风湿因子阳性。

5.超声心动图　经胸超声可诊断出50%～75%的赘生物，经食管超声可检出<5mm的赘生物，敏感性高达95%以上.未发现赘生物时需密切结合临床。

6.其他　X线检查可了解心脏外形、肺部表现等。心电图可发现心律失常。

【诊断要点】

阳性血培养对本病诊断有重要价值。根据临床表现、实验室及超声心动图检查制定了感染性心内膜炎的Duke诊断标准，凡符合2项主要诊断标准，或1项主要诊断标准和3项次要诊断标准，或5项次要诊断标准可确诊。主要诊断标准：①2次血培养阳性，而且病原菌完全一致，为典型的感染性心内膜炎致病菌；②超声心动图发现赘生物，或新的瓣膜关闭不全。次要标准：①基础心脏病或静脉滥用药物史；②发热，体温≥38℃；③血管征象：栓塞、细菌性动脉瘤、颅内出血、结膜瘀点以及Janeway损害；④免疫反应：肾小球肾炎、Osler结节、Roth斑及类风湿因子阳性;⑤血培养阳性,但不符合主要诊断标准;⑥超声心动图发现符合感染性心内膜炎,但不符合主要诊断标准。

【治疗要点】

1.抗微生物药物治疗原则　在连续多次采集血培养标本后应早期、大剂量、长疗程地应用杀菌性抗生素,一般需要达到体外有效杀菌浓度的 4～8 倍以上,疗程至少 6～8 周,以静脉给药方式为主,以保持高而稳定的血药浓度。病原微生物不明时,急性者选用针对金黄色葡萄球菌、链球菌、革兰阴性杆菌均有效的广谱抗生素,亚急性者选用针对大多数链球菌的抗生素。可根据临床征象、体检及经验推测最可能的病原菌,选用广谱抗生素。已培养出病原微生物时,应根据药物敏感试验结果选择用药。

2.药物选择　本病大多数致病菌对青霉素敏感,可作为首选药物。联合用药以增强杀菌能力,如氨苄西林、万古霉素、庆大霉素或阿米卡星等,真菌感染者选两性霉素 B。

3.手术治疗　对抗生素治疗无效、严重心内并发症者应考虑手术治疗。

二、人工瓣膜和静脉药瘾者心内膜炎

(一)人工瓣膜心内膜炎(protheticvalveendocarditis)

发生于人工瓣膜置换术后 60 天以内者为早期人工瓣膜心内膜炎,60 天以后发生者为晚期人工瓣膜心内膜炎。除赘生物形成外,常致人工瓣膜部分破裂、瓣周漏、瓣环周围组织和心肌脓肿。最常累及主动脉瓣。术后发热、出现新杂音、脾大或周围栓塞征,血培养同一种细菌阳性结果至少 2 次,可诊断本病。预后不良。

本病难以治愈。应在自体瓣膜心内膜炎用药基础上,将疗程延长为 6～8 周。任一用药方案均应加庆大霉素。有瓣膜再置换适应证者,应早期手术。

(二)静脉药瘾者心内膜炎(endocarditisinintravenousdrugabusers)

多见于年轻男性,致病菌最常来源于皮肤,药物污染所致者少见。金黄色葡萄球菌为主要致病菌。大多累及正常心瓣膜。急性发病者多见,常伴有迁移性感染灶。

三、感染性心内膜炎病人的护理

【常用护理诊断/问题、措施及依据】

1.体温过高　与感染有关。

(1)观察体温及皮肤黏膜变化:动态监测体温变化情况,每 4～6 小时测量体温

1次并准确绘制体温曲线,判断病情进展及治疗效果。评估病人有无皮肤瘀点、指(趾)甲下线状出血、Osler 结节和 Janeways 损害等及消退情况。

（2）正确采集血标本:告知病人及家属为提高血培养结果的准确率,需多次采血,且采血量较多,在必要时甚至需暂停抗生素,以取得理解和配合。对于未经治疗的亚急性病人,应在第1天每间隔1h采血1次,共3次。如次日未见细菌生长,重复采血3次后,开始抗生素治疗。已用过抗生素者,停药2~7天后采血。急性病人应在入院后立即安排采血,在3h内每隔1h采血1次,共取3次血标本后,按医嘱开始治疗。本病的菌血症为持续性,无需在体温升高时采血。每次采血10~20ml,同时作需氧和厌氧培养。

（3）饮食护理:给予清淡、高蛋白、高热量、高维生素、易消化的半流质或软食,以补充发热引起的机体消耗。鼓励病人多饮水,做好口腔护理。有心力衰竭征象的病人按心力衰竭病人饮食进行指导。贫血病人服用铁剂时饮食注意事项见"贫血"章节的护理。

（4）发热护理:高热病人卧床休息,注意病室的温度和湿度适宜。可予以冰袋物理降
温,并记录降温后的体温变化。出汗较多时可在衣服与皮肤之间垫以柔软毛巾,便于潮湿后及时更换,增加舒适感,并防止因频繁更衣而导致病人受凉。

（5）抗生素应用的护理:遵医嘱应用抗生素治疗,观察药物疗效、可能产生的不良反应,并及时报告联生。告知病人抗生素是治疗本病的关键,病原菌隐藏在赘生物内和内皮下,需坚持大剂量长疗程的抗生素治疗才能杀灭。严格按时间用药,以确保维持有效的血药浓度。注意保护静脉,可使用静脉留置针,避免多次穿刺增加病人痛苦。

2.潜在并发症:检塞。

心脏超声可见巨大赘生物的病人,应绝对卧床休息,防止赘生物脱落。观察病人有无栓塞征象,重点观察瞳孔、神志、肢体活动及皮肤温度等。当病人突然出现胸痛、气急、发绀和咯血等症状,要考虑肺栓塞的可能;出现腰痛、血尿等考虑肾栓塞的可能;当病人出现神志和精神改变、失语、吞咽困难、肢体功能障碍、瞳孔大小不对称,甚至抽搐或昏迷征象时,警惕脑血管栓塞的可能;当出现肢体突发剧烈疼痛,局部皮肤温度下降,动脉搏动减弱或消失要考虑外周动脉栓塞的可能。出现可疑征象,应及时报告医生并协助处理。

【其他护理诊断/问题】

1.营养失调　　低于机体需要量与食欲下降、长期发热导致机体消耗过多有关。

2.焦虑　与发热、出现并发症、疗程长或病情反复有关。

3.潜在并发症　心力衰竭。

4.急性意识障碍　与脑血管栓塞有关。

【健康指导】

1.疾病知识指导　向病人和家属讲解本病的病因与发病机制、致病菌侵入途径、坚持足够剂量和足够疗程抗生素治疗的重要性。在施行口腔手术如拔牙、扁桃体摘除术、上呼吸道手术或操作、泌尿、生殖、消化道侵入性诊治或其他外科手术治疗前,应说明自己患有心瓣膜病、心内膜炎等病史,以预防性使用抗生素。

2.生活指导　嘱病人平时注意防寒保暖,避免感冒,加强营养,增强机体抵抗力,合理安排休息。保持口腔和皮肤清洁,少去公共场所。勿挤压痤疮、疖、痈等感染病灶,减少病原体入侵的机会。

3.病情自我监测指导　教会病人自我监测体温变化,有无栓塞表现,定期门诊随访。

【预后】

预后取决于病原菌对抗生素的敏感性、治疗是否及时、瓣膜损害程度、病前心肾功能状况,以及病人年龄、手术时机与治疗条件和并发症的严重程度。未治疗的急性病人几乎均在4周内死亡,亚急性者的自然病史一般≥6个月。死亡原因为心力衰竭、肾衰竭、栓塞、细菌性动脉瘤破裂或严重感染。大多数病人可获得细菌学治愈,但近期和远期病死率仍较高,治愈后的5年存活率仅为60%~70%,10%在治疗后数月或数年内再次发病。

第六节　心包疾病

心包疾病除原发感染性心包炎症外,尚有肿瘤、代谢性疾病、自身免疫性疾病、尿毒症等所致非感染性心包炎。按病程进展,可分为急性心包炎(伴或不伴心包积液)、慢性心包积液、粘连性心包炎、亚急性渗出性缩窄性心包炎、慢性缩窄性心包炎等。临床上以急性心包炎和慢性缩窄性心包炎最为常见。

一、急性心包炎

急性心包炎(acutepericarditis)为心包脏层和壁层的急性炎症,可由细菌、病毒、自身免疫、物理、化学等因素引起。心包炎常是某种疾病表现的一部分或为其并发症,因此常被原发疾病所掩盖,但也可单独存在。

【病因与发病机制】

1.病因　过去常见的病因为风湿热、结核及细菌性感染。近年来,病毒感染、肿瘤、尿毒症性及心肌梗死性心包炎发病率明显增多。

(1)感染性:病毒、细菌、真菌、寄生虫、立克次体等感染引起。

(2)非感染性:常见的有急性非特异性心包炎、自身免疫性(风湿热、系统性红斑狼疮、结节性多动脉炎、类风湿关节炎等)、肿瘤性、代谢性疾病如尿毒症、痛风等、外伤或放射性等物理因素及心肌梗死等邻近器官疾病。

2.发病机制　心包腔是心包脏层与壁层之间的间隙,正常腔内约有 50ml 左右的浆液,以润滑心脏,减少搏动时的摩擦。急性炎症反应时,心包脏层和壁层出现纤维蛋白、白细胞和少量内皮细胞组成的炎性渗出,此时尚尤明显液体积聚,为纤维蛋白性心包炎。随着病程发展,心包腔渗出液增多,则转变为渗出性心包炎,常为浆液纤维蛋白性,液体量由 100ml 至 2000～3000ml 不等,可呈血性或脓性。当渗出液短时间内大量增多时,心包腔内压力迅速上升,导致心室舒张期充盈受限,并使外周静脉压升高,最终导致心排血量降低,血压下降,出现急性心脏压塞的临床表现。

【临床表现】

1.纤维蛋白性心包炎

(1)症状:心前区疼痛为主要症状,多见于急性非特异性心包炎和感染性心包炎,缓慢进展的结核性或肿瘤性心包炎疼痛症状可能不明显。疼痛可位于心前区,性质尖锐,与呼吸运动有关,常因咳嗽、变换体位或吞咽动作而加重。疼痛也可为压榨性,位于胸骨后,需注意与心肌梗死相鉴别。

(2)体征:心包摩擦音是纤维蛋白性心包炎的典型体征,因炎症而变得粗糙的壁层与脏层在心脏活动时相互摩擦而发生,呈抓刮样粗糙音,与心音的发生无相关性。多位于心前区,以胸骨左缘第 3、4 肋间最为明显,坐位时身体前倾、深吸气或将听诊器胸件加压更易听到。心包摩擦音可持续数小时或持续数天、数周,当积液增多将两层心包分开时,摩擦音即可消失。心前区听到心包摩擦音即可作出心包炎的诊断。

2.渗出性心包炎　临床表现取决于积液对心脏的压塞程度,轻者尚能维持正常的血流动力学,重者则出现循环障碍或衰竭。

(1)症状:呼吸困难是最突出的症状,可能与支气管、肺受压及肺瘀血有关。严重时可有端坐呼吸,伴身体前倾、呼吸浅速、面色苍白、发绀等。也可因压迫气管、喉返神经、食管而产生干咳、声音嘶哑及吞咽困难。全身症状可表现为发冷、发热、乏力、烦躁、上腹胀痛等。

(2)体征:心尖搏动减弱或消失,心音低而遥远,心脏叩诊浊音界向两侧扩大,皆为绝对浊音区。大量积液时可在左肩胛骨下出现浊音及左肺受压迫所引起的支气管呼吸音,称心包积液征(Ewart 征)。大量心包积液可使收缩压下降,而舒张压变化不大,故脉压变小,可累及静脉回流,出现颈静脉怒张、肝大、水肿及腹水等。

3.心脏压塞　急性心脏压塞表现为心动过速、血压下降、脉压变小和静脉压明显上升,如心排血量显著下降可引起急性循环衰竭、休克。亚急性或慢性心脏压塞表现为体循环静脉瘀血、颈静脉怒张、静脉压升高、奇脉等。

【实验室及其他检查】

1.实验室检查　取决于原发病,感染性者常有外周血白细胞计数增加、红细胞沉降率增快等炎症反应。

2.X 线检查　对渗出性心包炎有一定诊断价值,可见心影向两侧增大,而肺部无明显充血现象,是心包积液的有力证据。

3.心电图　常规导联(除 aVR 外)普遍 ST 段抬高呈弓背向下型,一至数天后,ST 段回到基线,出现 T 波低平及倒置,持续数周至数月后 T 波逐渐恢复正常。渗出性心包炎时可有 QRS 波群低电压及电交替,无病理性 Q 波。

4.超声心动图　对诊断心包积液简单易行,迅速可靠。M 型或二维超声心动图中均可见液性暗区。

5.心包穿刺　心包穿刺的主要指征是心脏压塞和未能明确病因的渗出性心包炎。抽取心包穿刺液进行常规涂片、细菌培养和寻找肿瘤细胞等。

6.心包镜及心包活检　有助于明确病因。

【诊断要点】

一般根据临床表现、X 线检查、心电图、超声心动图可作出心包炎的诊断,再结合心包穿刺、心包活检等作出病因诊断。

【治疗要点】

1.病因治疗　针对病因,应用抗生素、抗结核药物、化疗药物等治疗。

2.对症治疗　呼吸困难者给予半卧位、吸氧;疼痛者应用镇痛剂。

3.心包穿刺　解除心脏压塞和减轻大量渗液引起的压迫症状,必要时可经穿刺在心包腔内注入抗菌药物或化疗药物等。

4.心包切开引流及心包切除术等。

二、缩窄性心包炎

缩窄性心包炎(constrictivepericarditis)是指心脏被致密厚实的纤维化或钙化心包所包围,使心室舒张期充盈受限而产生的一系列循环障碍的病征。

【病因与发病机制】

缩窄性心包炎继发于急性心包炎,在我国,以结核性心包炎最为常见,其次为化脓性或创伤性心包炎后演变而来。少数与心包肿瘤、急性非特异性心包炎及放射性心包炎等有关。急性心包炎后,随着渗出液逐渐吸收可有纤维组织增生,心包增厚粘连、钙化,最终形成坚厚的瘢痕,使心包失去伸缩性,致使心室舒张期扩张受阻、充盈减少,心搏量下降而产生血液循环障碍。长期缩窄,心肌可萎缩。

【临床表现】

心包缩窄多于急性心包炎后 1 年内形成,少数可长达数年。常见症状为劳力性呼吸困难,主要与心搏量降低有关。可伴有疲乏、食欲不振、上腹胀满或疼痛等症状。体征有颈静脉怒张、肝大、腹水、下肢水肿、心率增快等;可见 Kussmaul 征,即吸气时颈静脉怒张更明显。心脏体检可见心浊音界正常或稍大,心尖搏动减弱或消失,心音减低,可出现奇脉和心包叩击音。

【实验室及其他检查】

X 线检查心影偏小、正常或轻度增大。心电图有 QRS 波群低电压、T 波低平或倒置。超声心动图对其诊断价值较心包积液低,可见心包增厚、室壁活动减弱、室间隔矛盾运动等。右心导管检查血流动力学可有相应改变。

【诊断要点】

典型缩窄性心包炎根据临床表现及实验室检查可明确诊断。

【治疗要点】

早期实施心包切除术以避免病情发展而影响手术效果。通常在心包感染被控制,结核活动已静止即应手术,并在术后继续用药 1 年。

三、心包疾病病人的护理

【常用护理诊断/问题,措施及依据】

1.气体交换受损　与肺淤血、肺或支气管受压有关。

(1)呼吸状况监测:观察病人呼吸困难的程度,有无呼吸浅快、发绀,血气分析结果

如何。

(2)体位:协助病人取舒适卧位,如半坐卧位或坐位,使膈肌下降,利于呼吸。出现心脏压塞的病人往往被迫采取前倾坐位,应提供可以依靠的床上小桌,使病人取舒适体位。协助病人满足生活需要。

(3)一般护理:保持环境安静,限制探视,注意病室的温度和湿度,避免病人受凉,以免发生呼吸道感染而加重呼吸困难。病人衣着应宽松,以免妨碍胸廓运动。遵医嘱用药,控制输液速度,防止加重心脏负荷。胸闷气急者给予氧气吸入。疼痛明显者给予止痛剂,以减轻疼痛对呼吸功能的影响。

(4)心包穿刺术的配合与护理:配合医生行心包穿刺或切开引流术,以缓解压迫症状或向心包内注射药物达到治疗的目的。

1)术前护理:备齐物品,向病人说明手术的意义和必要性,解除思想顾虑,必要时应用少量镇静剂;询问病人是否有咳嗽,必要时给予可待因镇咳治疗;提供屏风或隐蔽的空间以维护病人隐私;操作前开放静脉通路,准备抢救药品如阿托品等以备急需;进行心电、血压监测;术前需行超声检查,以确定积液量和穿刺部位,并对最佳穿刺点做好标记。

2)术中配合:嘱病人勿剧烈咳嗽或深呼吸,穿刺过程中有任何不适应立即告知医护人员。严格无菌操作,抽液过程中随时夹闭胶管,防止空气进入心包腔;抽液要缓慢,每次抽液量不超过 1L,以防急性右室扩张,一般第 1 次抽液量不宜超过200~300ml,若抽出新鲜血,立即停止抽吸,密切观察有无心脏压塞症状;记录抽液量、性质,按要求及时送检。密切观察病人的反应和主诉,如面色、呼吸、血压、脉搏、心电等变化,如有异常,及时协助医生处理。

3)术后护理:术毕拔除穿刺针后,穿刺部位覆盖无菌纱布,用胶布固定;穿刺后2h 内继续心电、血压监测,嘱病人休息,并密切观察生命体征变化。心包引流者需做好引流管的护理,待心包引流液<25ml/d 时拔除导管。

2.疼痛　胸痛与心包炎症有关。

（1）评估疼痛情况：如病人疼痛的部位、性质及其变化情况，是否可闻及心包摩擦音。

（2）休息与卧位：指导病人卧床休息，勿用力咳嗽、深呼吸或突然改变体位，以免引起疼痛加重。

（3）用药护理：遵医嘱给予解热镇痛剂，注意观察病人有无胃肠道反应、出血等不良反应。若疼痛加重，可应用吗啡类药物。应用糖皮质激素、抗菌、抗结核、抗肿瘤等药物治疗时做好相应观察与护理。

【其他护理诊断/问题】

1.体液过多　与渗出性、缩窄性心包炎有关。

2.体温过高　与心包炎症有关。

3.活动无耐力　与心排血量减少有关。

4.营养失调　低于机体需要量与结核、肿瘤等病因有关。

5.焦虑　与病因诊断不明、病情重、疗效不佳有关。

【健康指导】

1.疾病知识指导　嘱病人注意休息，加强营养，增强机体抵抗力。进食高热量、高蛋白、高维生素的易消化饮食，限制钠盐摄入。注意防寒保暖，防止呼吸道感染。

2.用药与治疗指导　告诉病人坚持足够疗程药物治疗（如抗结核治疗）的重要性，不可擅自停药，防止复发；注意药物不良反应；定期随访检查肝肾功能。对缩窄性心包炎病人讲明行心包切除术的重要性，解除思想顾虑，尽早接受手术治疗。术后病人仍应坚持休息半年左右，加强营养，以利于心功能的恢复。

【预后】

急性心包炎的预后取决于病因，也与是否早期诊断及正确治疗有关。除肿瘤性心包炎外，大多数病人预后良好，结核性心包炎如不积极治疗常可演变为慢性缩窄性心包炎。缩窄性心包炎如诊断明确，并及时行心包切除术，大部分病人预后良好。但少数病人预后差，病情逐渐恶化，因心力衰竭或并发感染而死亡。

第四章　消化系统疾病

第一节　胃　炎

胃炎(gastritis)是指不同病因所致的胃黏膜炎症,常伴有上皮损伤和细胞再生,是最常见的消化道疾病之一。按临床发病缓急和病程长短,一般将胃炎分为急性和慢性两大类型。

一、急性胃炎

急性胃炎(acutegastritis)是指由多种病因引起的急性胃黏膜炎症。其主要病理改变为胃黏膜充血、水肿、糜烂和出血,病变可局限于胃窦、胃体或弥漫分布于全胃。急性胃炎主要包括:①幽门螺杆菌(Helicobactcrpylori,Hp)感染引起的急性胃炎:健康志愿者吞服幽门螺杆菌后的临床表现、内镜所见及胃黏膜活检病理组织学均显示急性胃炎的特征,但由于一过性的上腹部症状多不为病人注意,临床很难诊断幽门螺杆菌感染引起的急性胃炎,如不予抗菌治疗,幽门螺杆菌可长期存在并发展为慢性胃炎;②除幽门螺杆菌之外的病原体感染引起的急性胃炎:由于胃酸的强力抑菌作用,除幽门螺杆菌外的细菌很难在胃内存活而感染胃黏膜,但在机体抵抗力下降时,可发生各种细菌、真菌、病毒所引起的急性感染性胃炎;③急性糜烂出血性胃炎(acuteerosive-hemorrhagicgastritis):是由各种病因引起的、以胃黏膜多发性糜烂为特征的急性胃黏膜病变,常伴有胃黏膜出血,可伴有一过性浅表溃疡形成,临床最常见,本节予以重点讨论。

【病因与发病机制】

许多因素均可引起急性糜烂出血性胃炎,常见的包括以下几种。

1.药物　最常引起胃黏膜炎症的药物是非甾体类抗炎药(non-steroidalanti-inflammatory drug,NSAID)如阿司匹林、吲哚美辛等,其机制可能是通过抑制胃黏膜生理性前列腺素的合成,削弱其对胃黏膜的保护作用。此外,某些抗肿瘤药、铁剂或氯化钾口服液等可引起微胃黏膜上皮损伤。

2.急性应激　各种严重的脏器病变、严重创伤、大面积烧伤、大手术、颅脑病变和休克,甚至精神心理因素等均可引起胃黏膜糜烂、出血,严重者发生急性溃疡,并可导致大量出血,如烧伤所致者称 Curling 溃疡(Curling' sulcer) ,中枢神经系统病变所致者称 Cushing 溃疡(Cushing' sulcer) 。虽然急性应激引起急性糜烂出血性胃炎的发病机制尚未完全明确,但多数认为在上述情况下,应激的生理性代偿功能不足以维持胃黏膜微循环正常运行,使胃黏膜缺血、缺氧、黏液分泌减少和局部前列腺素合成不足等,导致胃黏膜屏障破坏和 H^+ 反弥散进入黏膜,引起胃黏膜糜烂和出血。

3.乙醇　乙醇具有亲脂性和溶脂性能,可破坏黏膜屏障,引起上皮细胞损害、黏膜出血和糜烂。

【临床表现】

对服用 NSAID 如吲哚美辛的病人或进行机械通气的危重病人行胃镜检查,多数发现急性糜烂出血的表现,但这些病人大多无明显症状,或仅有上腹不适、腹胀、食欲减退等消化不良的表现,或症状被原发病掩盖。临床上急性糜烂出血性胃炎病人多表现为突发的呕血和(或) 黑便而就诊,据统计,所有上消化道出血病例中由急性糜烂出血性胃炎引起者约占 10%~25%,是上消化道出血的常见病因之一。大量出血可引起晕厥或休克,伴贫血,体检可有上腹不同程度的压痛。

【实验室及其他检查】

1.粪便检查　粪便隐血试验阳性。

2.胃镜检查　因病变(特别是 NSAID 或乙醇引起者) 可在短期内消失,胃镜检查一般应在大出血后 24~48h 内进行,镜下可见胃黏膜多发性糜烂、出血灶和浅表溃疡,表面附有黏液和炎性渗出物(彩图 4-1) 。

【诊断要点】

近期服用 NSAID 等药物、严重疾病状态或大量饮酒者,如出现呕血和(或) 黑便应考虑本病,但确诊则有赖于胃镜检查。

【治疗要点】

针对病因和原发疾病采取防治措施。处于急性应激状态者在积极治疗原发病的同时,应使用抑制胃酸分泌或具有黏膜保护作用的药物,以预防急性胃黏膜损害的发生;药物引起者须立即停用。常用 H_2 受体拮抗剂、质子泵抑制剂抑制胃酸分泌,或硫糖铝和米索前列醇等保护胃黏膜。发生上消化道大出血时治疗参阅"上消化道大量出血"。

【常用护理诊断/问题、措施及依据】

1.知识缺乏　缺乏有关本病的病因及防治知识。

(1)评估病人对疾病的认识程度:鼓励病人对本病及其治疗、护理计划提问,了解病人对疾病病因、治疗及护理的认识,帮助病人寻找并及时去除发病因素,控制病情的进展。

(2)休息与活动:病人应注意休息,减少活动,对急性应激造成者应卧床休息。同时应做好病人的心理疏导,解除其精神紧张,保证身心两方面得以充分的休息。

(3)饮食护理:进食应定时、有规律,不可暴饮暴食,避免辛辣刺激食物。一般进少渣、温凉半流质饮食。如有少量出血可给牛奶、米汤等流质以中和胃酸,有利于黏膜的修复。急性大出血或呕吐频繁时应禁食。

(4)用药护理:指导正确使用阿司匹林、吲哚美辛等对胃黏膜有刺激的药物,必要时应用制酸剂、胃黏膜保护剂预防疾病的发生。用药方法及护理参见"消化性溃疡"。

2.潜在并发症　上消化道大量出血。

具体护理措施见"上消化道大量出血"。

【其他护理诊断/问题】

1.营养失调　低于机体需要量与消化不良、少量持续出血有关。

2.焦虑　与消化道出血及病情反复有关。

【健康指导】

疾病知识指导　向病人及家属介绍急性胃炎的有关知识、预防方法和自我护理措施。根据病人的病因、具体情况进行指导,如避免使用对胃黏膜有刺激的药物,必须使用时应同时服用制酸剂;进食要有规律,避免过冷、过热、辛辣等刺激性食物及浓茶、咖啡等饮料;嗜酒者应戒酒,防止乙醇损伤胃黏膜;注意饮食卫生,生活要有规律,保持轻松愉快的心情。

【预后】

病因如能去除,一般预后良好。个别由于大量出血或反复出血而危及生命。

二、慢性胃炎

慢性胃炎(chronicgastritis)是由各种病因引起的胃黏膜慢性炎症。慢性胃炎的分类方法很多,我国目前采用国际上新悉尼系统(UpdateSydneySystem)的分类方法,根据病理组织学改变和病变在胃的分布部位,结合可能的病因,将慢性胃炎分为浅表性(又称非萎缩性,non-atrophic)、萎缩性(atrophic)和特殊类型(specialforms)三大类。慢性浅表性胃炎是指不伴有胃黏膜萎缩性改变、胃黏膜层见以淋巴细胞和浆细胞为主的慢性炎性细胞浸润的慢性胃炎,幽门螺杆菌感染是此类慢性胃炎的主要病因。慢性萎缩性胃炎是指胃黏膜已发生了萎缩性改变的慢性胃炎,常伴有肠上皮化生。慢性萎缩性胃炎又可再分为多灶萎缩性胃炎(multi-focalatrophicgastritis)和自身免疫性胃炎(autoimmunegastritis)两大类。特殊类型胃炎种类很多,由不同病因所致,临床上较少见,如感染性胃炎、化学性胃炎、Ménétrier病等。

慢性胃炎是一种常见病,其发病率在各种胃病中居首位。男性稍多于女性。任何年龄均可发病,何随年龄增长发病率逐渐增高。自身免疫性胃炎在北欧多见,我国仅有少数个案报道。由幽门螺杆菌引起的慢性胃炎呈世界范围分布,其感染率在发展中国家高于发达国家,我国属于幽门螺杆菌高感染率国家,估计人群中幽门螺杆菌的感染率达40%~70%。幽门螺杆菌感染可几乎无例外地引起胃黏膜炎症,且感染后机体一般难以将其清除而变成慢性感染。

【病因与发病机制】

1.幽门螺杆菌感染　　目前认为幽门螺杆菌感染是慢性浅表性胃炎最主要的病因,其机制是:①幽门螺杆菌具有鞭毛结构,可在胃内黏液层中自由活动,并依靠其粘附素与胃黏膜上皮细胞紧密接触,直接侵袭胃黏膜;②幽门螺杆菌所分泌的尿素酶,能分解尿素产生 NH_3,中和胃酸,既形成了有利于幽门螺杆菌定居和繁殖的中性环境,又损伤了上皮细胞膜;③幽门螺杆菌能产生细胞毒素使上皮细胞空泡变性,造成黏膜损害和炎症;④幽门螺杆菌的菌体胞壁还可作为抗原诱导自身免疫反应。

2.饮食和环境因素　　流行病学资料显示,饮食中高盐和缺乏新鲜蔬菜、水果与慢性胃炎的发生密切相关。长期的幽门螺杆菌感染,在部分病人可发展为慢件多灶萎缩性胃炎。但幽门螺杆菌感染者慢性多灶萎缩性胃炎的发生率存在很大的地区差异,如印度、非洲、东南亚等地人群幽门螺杆菌感染率与日本、韩国、哥伦比亚等国相当甚至更高,但前者慢性多灶萎缩性胃炎的发生率却远低于后者。我国广东与甘肃比较也存在类似情况,这说明幽门螺杆菌感染本身可能不足以导致慢性浅表性胃炎发展为萎缩和肠化生,但却增加了胃黏膜对环境因素损害的易感性。

3.自身免疫 自身免疫性胃炎以富含壁细胞的胃体黏膜萎缩为主。壁细胞损伤后能作为自身抗原刺激机体的免疫系统而产生相应的壁细胞抗体和内因子抗体,破坏壁细胞,使 H 胃酸分泌减少乃至缺失,还可影响维生素 B_{12} 吸收,导致恶性贫血。

4.物理及化学因素 长期饮浓茶、烈酒、咖啡,食用过热、过冷、过于粗糙的食物,可损伤胃黏膜;服用大量非甾体类抗炎药可破坏黏膜屏障;各种原因引起的十二指肠液反流,因其中的胆汁和胰液等会削弱胃黏膜的屏障功能,使其易受胃酸-胃蛋白酶的损害。

【病理】

慢性胃炎的实质是胃黏膜上皮遭受反复损害后,由于黏膜特异的再生能力,使黏膜发生改建,最终导致不可逆的固有胃腺体的萎缩、消失。在慢性胃炎的进展中,若炎性细胞(主要是浆细胞、淋巴细胞)浸润仅局限于胃小凹和黏膜固有层的表层,胃腺体则完整无损,称为慢性浅表性胃炎。若有中性粒细胞浸润,显示有活动性炎症,称为慢性活动件胃炎,多提示存在幽门螺杆菌感染。病变发展累及腺体,腺体萎缩、消失,胃黏膜变薄,并常伴肠化生,称为慢性萎缩性胃炎。慢性胃炎进一步发展,胃上皮或化生的肠上皮在再生过程中发育异常,可形成异型增生(dysplasia,又称不典型增生),异型增生被认为是胃癌的癌前病变。

不同类型胃炎上述病理改变在胃内的分布不同。幽门螺杆菌引起的慢性胃炎,炎症弥漫性分布,但以胃窦为重;多灶萎缩性胃炎的萎缩和肠化生呈多灶性分布,多起始于胃角小弯,逐渐波及胃窦,继而胃体;自身免疫性胃炎,萎缩和肠化生主要局限在胃体。

【临床表现】

慢性胃炎病程迁延,进展缓慢,缺乏特异性症状。大多无明显症状,部分有上腹痛或不适、食欲不振、饱胀、嗳气、反酸、恶心和呕吐等消化不良的表现,症状常与进食或食物种类有关。少数可有少量上消化道出血。自身免疫性胃炎病人可出现明显畏食、贫血和体重减轻。体征多不明显,有时可有上腹轻压痛。

【实验室及其他检查】

1.胃镜及胃黏膜活组织检查 是最可靠的诊断方法。通过胃镜在直视下观察黏膜病损。慢性浅表性胃炎可见红斑（点、片状或条状）、黏膜粗糙不平、出血点/斑；慢性萎缩性胃炎可见黏膜呈颗粒状、黏膜血管显露、色泽灰暗、皱襞细小（彩图4-2）。两种胃炎皆可见伴有糜烂、胆汁反流。在充分活组织检查基础上以病理组织学诊断明确病变类型，并可检测幽门螺杆菌。

2.幽门螺杆菌检测　　可通过侵入性（如快速尿素酶测定、组织学检查等）和非侵入性（如^{13}C 或^{14}C 尿素呼气试验等）方法检测幽门螺杆菌。

3.血清学检查　　自身免疫性胃炎时，抗壁细胞抗体和抗内因子抗体可呈阳性，血清促胃液素水平明显升高。多灶萎缩性胃炎时，血清促胃液素水平正常或偏低。

4.胃液分析　　自身免疫性胃炎时，胃酸缺乏；多灶萎缩性胃炎时，胃酸分泌正常或偏低。

【诊断要点】

临床上有反复上腹胀痛及消化不良表现，病程迁延，确诊则有赖于胃镜及胃黏膜活组织病理学检查。

【治疗要点】

1.清除幽门螺杆菌感染　　对幽门螺杆菌感染引起的慢性胃炎是否应常规根除幽门螺杆菌一直存在争论。根据2000 年全国慢性胃炎共识意见，建议根除幽门螺杆菌治疗适用于下列幽门螺杆菌感染的慢性胃炎病人：①有明显异常的慢性胃炎，如胃黏膜有糜烂、中至重度萎缩及肠化生、异型增生；②有胃癌家族史；③伴糜烂性十二指肠炎；④消化不良症状经常规治疗效果差者。

目前多采用的治疗方案为一种胶体铋剂或一种质子泵抑制剂加上两种抗菌药物，如常用枸橼酸铋钾（colloidalbismuthsubcitrate，CBS），每次240mg，每天 2 次，与阿莫西林（每次 500~1000mg，每天 2 次）及甲硝唑（每次200mg，每天 4 次）3 药联用，2 周为 1 个疗程。抗菌药物还有克拉霉素（甲红霉素）、呋喃唑酮等。

2.对症处理　　根据病因给予对症处理。如因非甾体类抗炎药引起，应停药并给予抗酸药；如因胆汁反流，可用氢氧化铝凝胶来吸附，或予以硫糖铝及胃动力药以中和胆盐，防止反流；有胃动力学改变，可服用多潘立酮、西沙必利等。

3.自身免疫性胃炎的治疗　　目前尚无特异治疗，有恶性贫血可肌注维生素 B_{12}。

4.胃黏膜异型增生的治疗　　除给予上述积极治疗外，关键在于定期随访。对已明确的重度异型增生病人可选择预防性内镜下胃黏膜切除术。

【常用护理诊断/问题、措施及依据】

1.疼痛 腹痛与胃黏膜炎性病变有关。

(1)休息与活动:指导病人急性发作时应卧床休息,并可用转移注意力,做深呼吸等方法来减轻焦虑,缓解疼痛。病情缓解时,进行适当的锻炼,以增强机体抗病力。

(2)针灸和热敷:可用针灸内关、合谷、足三里等穴位来缓解疼痛,也可用热水袋热敷胃部,以解除胃痉挛,减轻腹痛。

(3)用药护理:遵医嘱给病人以清除幽门螺杆菌感染治疗时,注意观察药物的疗效及不良反应。

1)胶体铋剂:枸橼酸铋钾(CBS)为常用制剂,因其在酸性环境中方起作用,故宜在餐前半小时服用。服 CBS 过程中可使齿、舌变黑,可用吸管直接吸入。部分病人服药后出现便秘和粪便变黑,停药后可自行消失。少数病人有恶心、一过性血清转氨酶升高等,极少出现急性肾衰竭。

2)抗菌药物:阿莫西林服用前应询问病人有无青霉素过敏史,应用过程中注意有无迟发性过敏反应的出现,如皮疹。甲硝唑可引起恶心、呕吐等胃肠道反应,应在餐后半小时服用,并可遵医嘱用甲氧氯普胺、维生素 B_{12} 等拮抗。

2.营养失调 低于机体需要量与畏食、消化吸收不良等有关。

(1)饮食治疗的原则:向病人说明摄取足够营养素的重要性,鼓励病人少量多餐进食,以高热量、高蛋白、高维生素、易消化的饮食为原则。避免摄入过咸、过甜、过辣的刺激性食物。

(2)制订饮食计划:与病人共同制定饮食计划,指导病人及家属改进烹饪技巧,增加食物的色、香、味,刺激病人食欲。胃酸低者食物应完全煮熟后食用,以利于消化吸收,并可给刺激胃酸分泌的食物,如肉汤、鸡汤等;高胃酸者应避免进酸性、多脂肪食物。

(3)营养状况评估:观察并记录病人每天进餐的次数、量、品种,以了解其摄入的营养素能否满足机体需要。定期测量体重,监测有关营养指标的变化,如血红蛋白浓度、血清清蛋白等。

【其他护理诊断/问题】

1.焦虑 与病情反复、病程迁延有关。

2.活动无耐力 与自身免疫性胃炎致恶性贫血有关。

3.知识缺乏　　缺乏对慢性胃炎病因和预防知识的了解。

【健康指导】

1.疾病知识指导　　向病人及家属介绍本病的有关病因,指导病人避免诱发因素。教育病人保持良好的心理状态,平时生活要有规律,合理安排工作和休息时间,注意劳逸结合,积极配合治疗。

2.饮食指导　　指导病人加强饮食卫生和饮食营养,养成有规律的饮食习惯;避免过冷、过热、辛辣等刺激性食物及浓茶、咖啡等饮料;嗜酒者应戒酒,防止乙醇损伤胃黏膜;注意饮食卫生。

3.用药指导　　根据病人的病因、具体情况进行指导,如避免使用对胃黏膜有刺激的药物,必须使用时应同时服用制酸剂或胃黏膜保护剂;介绍药物的不良反应,如有异常及时复诊,定期门诊复查。

【预后】

慢性胃炎长期持续存在,但多数病人无症状。少数慢性浅表性胃炎可演变为慢性多灶萎缩性胃炎,极少数慢性多灶萎缩性胃炎经长期演变可发展为胃癌。约15%~20%幽门螺杆菌感染引起的慢性胃炎会发生消化性溃疡。

第二节　消化道溃疡

消化性溃疡(pepticulcer)主要指发生于胃和十二指肠的慢性溃疡,即胃溃疡(gastric ulcer,GU)和十二指肠溃疡(duodenal ulcer,DU)。因溃疡的形成与胃酸/胃蛋白酶的消化作用有关而得名。

本病是全球性多发病,全世界约有10%的人口一生中患过此病。临床上 DU 较 GU 多见,两者之比约为 3:1。DU 好发于青壮年,GU 的发病年龄一般较 DU 约迟 10 年。男性患病较女性多。秋冬和冬春之交是本病的好发季节。

【病因与发病机制】

消化性溃疡是一种多因素疾病,其中幽门螺杆菌(Hp)感染和服用非甾体类抗炎药(NSAID)是已知的主要病因。溃疡发生是黏膜侵袭因素和防御因素失平衡的结果,胃酸在溃疡形成中起关键作用。对胃、十二指肠黏膜有损伤的侵袭因素包括胃酸和胃蛋白酶的消化作用、幽门螺杆菌感染、非甾体类抗炎药(NSAID),以及其他如胆盐、胰酶、乙醇等,其中幽门螺杆菌和 NSAID 是损害胃黏膜屏障,导致消化性溃疡的最常见病因。胃、十二指肠黏膜的自身防御-修复因素包括黏液/碳酸氢盐屏障、黏膜屏障、黏膜血流量、细胞更新、前列腺素和表皮生长因子等。一般而言,胃、十二指肠黏膜的这一有效的防御-修复机制,足以抵抗胃酸/胃蛋白酶的侵蚀,只有当某些因素(如幽门螺杆菌感染、非甾体类抗炎药)损害了这一机制,才可能发生胃酸/胃蛋白酶侵蚀黏膜而致溃疡形成。少数情况下,胃酸分泌过度远远超过黏膜的防御作用时亦致溃疡形成。

1.幽门螺杆菌感染　大量研究表明幽门螺杆菌感染是消化性溃疡的主要病因。其主要证据为:①消化性溃疡病人幽门螺杆菌检出率显著高于对照组的普通人群,DU 病人的幽门螺杆菌的检出率约为 90%,GU 约为 70%~80%;②对消化性溃疡病人应用根除幽门螺杆菌治疗后,其溃疡复发率明显下降,证明幽门螺杆菌感染与溃疡形成密切相关。但为何在感染幽门螺杆菌的人群中仅 15%左右的人发生消化性溃疡,一般认为这是幽门螺杆菌(不同毒力菌株)、宿主(遗传及机体状态)和环境因素三者相互作用结果不同所致。

幽门螺杆菌感染导致消化性溃疡的机制尚未阐明,有如下假说:①幽门螺杆菌-促胃液素-胃酸学说:幽门螺杆菌感染通过直接或间接(炎性细胞因子)作用于胃黏膜的 G 细胞、D 细胞(能分泌生长抑素)以及壁细胞,导致胃酸分泌增加,从而使十二指肠的酸负荷增加;②十二指肠胃上皮化生学说:研究发现十二指球部溃疡多位于胃上皮化生处,胃上皮化生是十二指肠对酸负荷的一种代偿反应,十二指肠胃上皮化生为幽门螺杆菌在十二指肠定植提供了条件,从而导致十二指肠炎症,黏膜屏障破坏,最终发展为 DU;③十二指肠碳酸氢盐分泌减少:幽门螺杆菌感染可减少十二指肠碳酸氢盐分泌,从而使黏膜屏障削弱,导致 DU 发生;④胃黏膜的屏障功能削弱:幽门螺杆菌感染引起的胃黏膜炎症削弱了胃黏膜的屏障功能,胃酸对屏障受损的胃黏膜的侵蚀作用,导致 GU 的发生。

2.非甾体类抗炎药　非甾体类抗炎药(NSA1D)如阿司匹林、吲哚美辛等是引起消化性溃疡的另一重要原因。大量研究资料表明,服用 NSA1D 病人发生消化性溃疡及其并发症的危险性显著高于普通人群。NSAID 可直接作用于胃、十二指肠黏膜,透过细胞膜弥散入黏膜上皮细胞内,细胞内高浓度 NSAID 产生细胞毒而损害胃黏膜屏障。此外,NSAID 还可通过抑制胃黏膜生理性前列腺素 E 合成,削弱后者对黏膜的保护作用。

3.胃酸和胃蛋白酶　胃酸和胃蛋白酶是胃液的主要成分,消化性溃疡的最终形成是由于胃酸/胃蛋白酶对黏膜自身消化所致,而胃酸又在其中起主要作用。这是因为不但胃蛋白酶原需要盐酸激活才能转变为胃蛋白酶,从而降解蛋白质分子,损伤黏膜,而且胃蛋白酶的活性取决于胃液 pH,当胃液 pH 在 4 以上时,胃蛋白酶便失去活性。无酸情况下罕有溃疡发生以及抑制胃酸分泌药物能促进溃疡愈合,均证明胃酸在溃疡形成过程中的决定作用。只有在正常的黏膜防御和修复功能遭到破坏时,胃酸的损害作用才会发生。

研究发现 DU 病人中部分或相当部分存在基础酸排量(BAO)、夜间酸分泌和最大酸排量(MAO)等高于正常人,目前认为胃酸分泌增加在 DU 发病中并非起始因素,部分病人酸分泌增加可能由幽门螺杆菌感染后通过一系列机制引起,酸分泌增加的个体也可能在黏膜防御和修复功能受到其他因素破坏后更易发生溃疡。此外,GU 病人的难础和最大酸排泌量则多属正常甚至低于正常,可能与 GU 病人多伴有多灶萎缩性胃炎,因而胃体壁细胞泌酸功能降低有关。

4.其他因素　下列因素可能对消化性溃疡的发生有不同程度的影响:①吸烟:吸烟者消化性溃疡的发生率比不吸烟者高,其机制尚不明确,可能与吸烟增加胃酸分泌、减少十二指肠碳酸氢盐分泌、降低幽门括约肌张力和增加黏膜损害性氧自由基等因素有关;②遗传因素:消化性溃疡有家庭聚集现象,O 型血者易患 DU 等,被认为也可能与幽门螺杆菌感染因素有关,故遗传因素的作用仍不能肯定;③胃十二指肠运动异常:部分 GU 病人胃排空延缓,可引起十二指肠液反流入胃而损伤胃黏膜;部分 DU 病人胃排空增快,可使十二指肠酸负荷增加,上述原发病因能加重幽门螺杆菌或 NSA1D 对胃黏膜的损伤;④应激:急性应激可引起应激性溃疡,长期精神紧张、焦虑或情绪容易波动的人或过度劳累,可能通过神经内分泌途径影响胃十二指肠分泌、运动和黏膜血流调节,而使溃疡发作或加重。

【病理】

消化性溃疡大多为单发,也可多个,呈圆形或椭圆形。DU 多发生于球部,前壁较常见;GU 多在胃角和胃窦小弯。DU 直径多小于 10mm,GU 则稍大。溃疡浅者累及黏膜肌层,深者则可贯穿肌层,甚至浆膜层,穿破浆膜层时可致穿孔,血管破溃引起出血。溃疡边缘常有增厚,基底光滑、清洁,表面覆有灰白或灰黄色纤维渗出物。

【临床表现】

临床表现不一,少数病人可无症状,或以出血、穿孔等并发症为首发症状。但多数消化性溃疡有慢性过程、周期性发作和节律性上腹痛的特点。其发作多在秋冬相冬春之交,并与不良精神刺激、情绪波动、饮食失调等有关。

1.症状

(1)腹痛:上腹部疼痛是本病的主要症状,可为钝痛、灼痛、胀痛甚至剧痛,或呈饥饿样不适感。疼痛部位多位于上腹中部、偏右或偏左。多数病人疼痛有典型的节律,与进食有关。DU 的疼痛常在餐后 3~4h 开始出现,如不服药或进食则持续至下次进餐后才缓解,即疼痛-进餐-缓解,故又称空腹痛。约半数病人于午夜出现疼痛,称"午夜痛"。GU 的疼痛多在餐后 1/2~1h 出现,至下次餐前自行消失,即进餐-疼痛-缓解。午夜痛也可发生,但较 DU 少见。部分病人无上述典型疼痛,而仅表现为无规律性的上腹隐痛不适。也可因并发症而发生疼痛性质及节律的改变。

(2)其他:消化性溃疡除上腹疼痛外,尚可有反酸、嗳气、恶心、呕吐、食欲减退等消化不良症状,也可有失眠、多汗、脉缓等自主神经功能失调表现。

2.体征　溃疡活动期可有上腹部固定而局限的轻压痛,DU 压痛点常偏右。缓解期则无明显体征。

3.特殊类型的消化性溃疡　①无症状性溃疡:约 15% 消化性溃疡病人无任何症状,尤以老年人多见,多因其他疾病作胃镜或 X 线钡餐检查时偶然发现,或当发生出血或穿孔等并发症时,甚至于尸体解剖时始被发现。②老年人消化性溃疡:溃疡常较大,临床表现多不典型,常无任何症状或症状不明显,疼痛多无规律,食欲不振、恶心、呕吐、消瘦、贫血等症状较突出,需与胃癌鉴别。③复合性溃疡:指胃与十二指肠同时存在溃疡,多数 DU 发生先于 GU。其临床症状并无特异性,但幽门梗阻的发生率较单独 GU 或 DU 高。④幽门管溃疡:较为少见,常伴胃酸分泌过高。其主要表现为餐后立即出现较为剧烈而无节律性的中上腹疼痛,对抗酸药反应差,易出现幽门梗阻、穿孔、出血等并发症。⑤球后溃疡:指发生于十二指肠球部以下的溃疡,多位于十二指肠乳头的近端。其夜间痛和背部放射性疼痛较为多见,并发大量出血者亦多见,药物治疗效果差。

4.并发症

(1)出血:出血是消化性溃疡最常见的并发症,大约 50% 的上消化道大出血是由于消化性溃疡所致。出血引起的临床表现取决于出血的速度和量。轻者仅表现为黑便、呕血,重者可出现周围循环衰竭,甚至低血容量性休克,应积极抢救。

(2)穿孔:溃疡病灶向深部发展穿透浆膜层则并发穿孔。消化性溃疡穿孔的表现形式有 3 种:①急性穿孔:临床常见,溃疡常位于十二指肠前壁或胃前壁,穿孔后胃肠内容物渗入腹膜腔而引起急性弥漫性腹膜炎,又称游离穿孔;②慢性穿孔:

溃疡穿透并与邻近器官、组织粘连,穿孔时胃肠内容物不流入腹腔,又称为穿透性溃疡;③亚急性穿孔:邻近后壁的穿孔或游离穿孔较小时,只引起局限性腹膜炎。急性穿孔引起突发的剧烈腹痛,多自上腹开始迅速蔓延至全腹,腹肌强直,有明显压痛和反跳痛,肝浊音区消失,肠鸣音减弱或消失,部分病人出现休克。慢性穿孔所致的症状不如急性穿孔剧烈,往往表现为腹痛规律发生改变,变得顽固而持久,疼痛常放射至背部。亚急性穿孔症状较急性穿孔轻且体征较局限。

(3)幽门梗阻:约见于 2%~4% 的病例。大多由 DU 或幽门管溃疡引起。急性梗阻多因炎症水肿和幽门部痉挛所致,梗阻为暂时性,随炎症好转而缓解;慢性梗阻主要由于溃疡愈合后瘢痕收缩而呈持久性。幽门梗阻使胃排空延迟,病人可感上腹饱胀不适,疼痛于餐后加重,且有反复大量呕吐,呕吐物为酸腐味的宿食,大量呕吐后疼痛可暂缓解。严重频繁呕吐可致失水和低氯低钾性碱中毒,常继发营养不良。上腹部空腹振水音、胃蠕动波以及空腹抽出胃液量>200ml 是幽门梗阻的特征性表现。

(4)癌变:少数 GU 可发生癌变,癌变率在 1% 以下,DU 则极少见。对长期 GU 病史,年龄在 45 岁以上,经严格内科治疗 4~6 周症状尤好转,粪便隐血试验持续阳性者,应怀疑癌变,需进一步检查和定期随访。

【实验室及其他检查】

1.胃镜和胃黏膜活组织检查　是确诊消化性溃疡的首选检查方法。胃镜检查可直接观察溃疡部位、病变大小、性质,并可在直视下取活组织作病理检查和幽门螺杆菌检测。内镜下,消化性溃疡多呈圆形、椭圆形或呈线形,边缘光滑,底部有灰黄色或灰白色渗出物,溃疡周围黏膜可充血、水肿,可见皱襞向溃疡集中(彩图4-3)。

2.X 线钡餐检查　适用于对胃镜检查有禁忌或不愿接受胃镜检查者。溃疡的X 线直接征象是龛影,对溃疡诊断有确诊价值。

3.幽门螺杆菌检测　其结果可作为选择根除幽门螺杆菌治疗方案的依据。可通过侵入性(如快速尿素酶测定、组织学检查和幽门螺杆菌培养等)和非侵入性(如^{13}C 或^{14}C 尿素呼气试验、粪便幽门螺杆菌抗原检测等)方法检测出幽门螺杆菌。其中^{13}C 或^{14}C 尿素呼气试验检测幽门螺杆菌感染的敏感性及特异性均较高而无需胃镜检查,常作为根除治疗后复查的首选方法。

4.粪便隐血试验　隐血试验阳性提示溃疡有活动,如 GU 病人持续阳性,应怀疑有癌变的可能。

【诊断要点】

根据本病具有慢性病程、周期性发作和节律性中上腹疼痛等特点,可作出初步诊断。但确诊需依据胃镜和 X 线钡餐检查结果。

【治疗要点】

治疗的目的在于消除病因、控制症状、愈合溃疡、防止复发和避免并发症。

1.降低胃酸的药物治疗　包括抗酸药和抑制胃酸分泌药两类。前者与胃内盐酸作用形成盐和水,使胃内酸度降低,对缓解溃疡疼痛症状有较好效果,常用碱性抗酸药有氢氧化铝、铝碳酸镁及其复方制剂等。但长期和大量应用,其不良反应较大,故目前很少单一应用抗酸药来治疗溃疡。

目前临床上常用的抑制胃酸分泌的药物有 H_2 受体拮抗剂(H_2RA)和质子泵抑制剂(PPI)两大类。H_2RA 主要通过选择性竞争结合 H_2 受体,使壁细胞分泌胃酸减少。常用药物有西咪替丁 800mg/d,雷尼替丁 300mg/d,法莫替丁 40mg/d,三者的 1 天量可分 2 次口服或睡前顿服,服药后基础胃酸分泌特别是夜间胃酸分泌明显减少。PPI 可使壁细胞分泌胃酸的关键酶即 H^+-K^+-ATP 酶失去活性,从而阻滞壁细胞内的 H^+ 转移至胃腔而抑制胃酸分泌,其抑制胃酸分泌作用较 H_2RA 更强,作用更持久。常用药物有奥美拉唑 20mg、兰索拉唑 30mg 和泮托拉唑 40mg,每天 1 次口服。PPI 与抗生素的协同作用较 H_2RA 好,因此可作为根除幽门螺杆菌治疗方案中的基础药物。

2.保护胃黏膜治疗　常用的胃黏膜保护剂包括硫糖铝和枸橼酸铋钾(CBS)。硫糖铝和 CBS 能粘附覆盖在溃疡面上形成一层保护膜,从而阻止胃酸和留蛋白酶侵袭溃疡面。此外,还可促进内源性前列腺素合成和刺激表皮生长因子分泌,使上皮重建和增加黏液/碳酸氢盐分泌。硫糖铝常用剂量是 1.0g,每天 4 次;枸橼酸铋钾 120mg,每天 4 次,1 疗程为 4 周。此外,前列腺素类药物米索前列醇亦具有增加胃黏膜防卫能力的作用。

3.根除幽门螺杆菌治疗　对于幽门螺杆菌阳性的消化性溃疡病人,应首先给予抗幽门螺杆菌治疗。目前推荐以 PPI 或胶体铋剂为基础加上两种抗生素的三联治疗方案。如奥美拉唑40mg/d)或枸橼酸铋钾(480mg/d)加上克拉霉素(500～1000mg/d)和阿莫西林(2000mg/d)或甲硝唑(800mg/d)。上述剂量分 2 次服,疗程 7 天。

在根除幽门螺杆菌疗程结束后,继续给予该根除方案中所含抗溃疡药物常规剂置完成 1 个疗程,如 DU 病人总疗程为 PPI2~4 周、胶体铋 4~6 周;GU 病人总疗程为 PPI4~6 周、胶体铋 6~8 周,并应在根除幽门螺杆菌治疗结束至少 4 周后复查幽门螺杆菌。

4.手术治疗　　对于大量出血经内科治疗无效、急性穿孔、瘢痕性幽门梗阻、胃溃疡疑有癌变及正规治疗无效的顽固性溃疡可选择手术治疗。

【护理评估】

1.病史

(1)患病及治疗经过:询问发病的有关诱因和病因,如发病是否与天气变化、饮食不当或情绪激动等有关;有无暴饮暴食、喜食酸辣等刺激性食物的习惯,是否嗜烟酒,有无经常服用 NSAID 药物史,家族中有无溃疡病者等。询问病人的病程经过,例如首次疼痛发作的时间,疼痛与进食的关系,是餐后还是空腹出现,有无规律,部位及性质如何,应用何种方法能缓解疼痛,曾做过何种检查和治疗,结果如何。

(2)目前病情与一般情况:询问此次发病与既往有无不同,是否伴有恶心、呕吐、嗳气、反酸等其他消化道症状,有无呕血、黑便、频繁呕吐等症状,日常休息与活动如何等。

(3)心理-精神-社会状况:本病病程长,有周期性发作和节律性疼痛的特点,如不重视预防和正规治疗,病情可反复发作并产生并发症,从而影响病人的工作和生活,使病人产生焦虑急躁情绪。应注意评估病人及家属对疾病的认识程度,评估病人有无焦虑或恐惧等心理,了解病人家庭经济状况和社会支持情况如何,病人所能得到的社区保健资源和服务如何。

2.身体评估

(1)全身状况:有无痛苦表情,有无消瘦、贫血貌,生命体征是否正常。

(2)腹部体征:上腹部有无固定压痛点,有无胃蠕动波,全腹有无压痛、反跳痛,有无腹肌紧张,有无肠鸣音减弱或消失等。

3.实验室及其他检查

(1)血常规:有无红细胞计数、血红蛋白减少。

(2)粪便隐血试验:是否为阳性。

(3)幽门螺杆菌检测:是否为阳性。

(4)胃液分析:BAO 和 MAO 是增高、减少还是正常。

(5)X 线钡餐造影:有无典型的溃疡龛影及其部位。

（6）胃镜及黏膜活检：溃疡的部位、大小及性质如何,有无活动性出血。

【常用护理诊断/问题】

1.疼痛　腹痛与胃酸刺激溃疡面,引起化学性炎症反应有关。

2.营养失调　低于机体需要量与疼痛致摄入量减少及消化吸收障碍有关。

【目标】

（1）病人能描述引起疼痛的因素。

（2）能应用缓解疼痛的方法和技巧,疼痛减轻或消失。

（3）能建立合理的饮食习惯和结构。

【护理措施及依据】

1.疼痛　腹痛。

（1）帮助病人认识和去除病因：向病人解释疼痛的原因和机制,指导其减少或去除加重和诱发疼痛的因素：①对服用 NSAID 者,若病情允许应停药。若必须用药,可遵医嘱换用对胃黏膜损伤少的 NSAID,如塞来昔布或罗非昔布;②避免暴饮暴食和进食刺激性饮食,以免加重对胃黏膜的损伤;③对嗜烟酒者,劝其戒除。但应注意突然戒断烟酒可引起焦虑、烦躁,反过来也会刺激胃酸分泌,故应与病人共同制定切实可行的戒烟酒计划,并督促其执行。

（2）指导缓解疼痛：注意观察及详细了解病人疼痛的规律和特点,并按其疼痛特点指导缓解疼痛的方法。如 DU 表现为空腹痛或午夜痛,指导病人在疼痛前或疼痛时进食碱性食物(如苏打饼干等),或服用制酸剂。也可采用局部热敷或针灸止痛。

（3）休息与活动：溃疡活动期且症状较重者,嘱其卧床休息几天至 1~2 周,可使疼痛等症状缓解。病情较轻者则应鼓励其适当活动,以分散注意力。

（4）用药护理：根据医嘱给予药物治疗,并注意观察药效及不良反应。

1）抗酸药：如氢氧化铝凝胶等,应在饭后 1h 和睡前服用。服用片剂时应嚼服,乳剂给药前应充分摇匀。抗酸药避免与奶制品同时服用,因两者相互作用可形成络合物。酸性的食物及饮料不宜与抗酸药同服。氢氧化铝凝胶能阻碍磷的吸收,引起磷缺乏症,表现为食欲不振、软弱无力等症状,甚至可导致骨质疏松。长期大量服用还可引起严重便秘、代谢件碱中毒与钠潴留,甚至造成肾损害。若服用镁制剂则易引起腹泻。

2)H₂ 受体拮抗剂:药物应在餐中或餐后即刻服用,也可把 1 天的剂量在睡前服用。若需同时服用抗酸药,则两药应间隔 1h 以上。若静脉给药应注意控制速度,速度过快可引起低血压和心律失常。西米替丁对雄性激素受体有亲和力,可导致男性乳腺发育、阳痿以及性功能紊乱,且其主要通过肾脏排泄,用药期间应监测肾功能。此外,少数病人还可出现一过性肝损害和粒细胞缺乏,亦可出现头痛、头晕、疲倦、腹泻及皮疹等反应,如出现上述反应需及时协助医生进行处理。因药物可随母乳排出,哺乳期应停止用药。

3)质子泵抑制剂:奥美拉唑可引起头晕,特别是用药初期,应嘱病人用药期间避免开车或做其他必须高度集中注意力的工作。此外,奥美拉唑有延缓地西泮及苯妥英代谢和排泄的作用,联合应用时需慎重。兰索拉唑的主要不良反应包括荨麻疹、皮疹、瘙痒、头痛、口苦、肝功能异常等,轻度不良反应不影响继续用药,较为严重时应及时停药。泮托拉唑的不良反应较少,偶可引起头痛和腹泻。

4)其他药物:硫糖铝片宜在进餐前 1h 服用,可有便秘、口干、皮疹、眩晕、嗜睡等不良反应。不能与多酶片同服,以免降低两者的效价。枸橼酸铋钾和某些抗菌药物用药护理参见"胃炎"章节。

2.营养失调　低于机体需要量。

(1)进餐方式:指导病人有规律地定时进食,以维持正常消化活动的节律。在溃疡活动期,以少食多餐为宜,每天进餐 4~5 次,避免餐间零食和睡前进食,使胃酸分泌有规律。一旦症状得到控制,应尽快恢复正常的饮食规律。饮食不宜过饱,以免胃窦部过度扩张而增加促胃液素的分泌。进餐时注意细嚼慢咽,避免急食,咀嚼可增加唾液分泌,后者具有稀释和中和胃酸的作用。

(2)食物选择:选择营养丰富,易消化的食物。除并发出血或症状较重外,一般无须规定特殊食谱。症状较重的病人以面食为主,因面食柔软易消化,且其含碱能有效中和胃酸,不习惯于面食则以软米饭或米粥替代。由于蛋白质类食物具有中和胃酸作用,可适量摄取脱脂牛奶,宜安排在两餐之间饮用,但牛奶中的钙质吸收有刺激胃酸分泌的作用,故不宜多饮。脂肪到达十二指肠时虽能刺激小肠分泌抑促胃液素,抑制胃酸分泌,但同时又可引起胃排空减慢,胃窦扩张,致胃酸分泌增多,故脂肪摄取应适量。应避免食用机械性和化学性刺激性强的食物。机械性刺激强的食物指生、冷、硬、粗纤维多的蔬菜和水果,如洋葱、韭菜、芹菜等。化学性刺激强的食物有浓肉汤、咖啡、浓茶和辣椒、酸醋等调味品等。

(3)营养监测:监督病人采取合理的饮食方式和结构,定期测量体重、监测血清清蛋白和血红蛋白等营养指标。

【评价】

(1)病人能说出引起疼痛的原因,情绪稳定,戒除烟酒,饮食规律,能选择适宜的食物,未见因饮食不当诱发疼痛。

(2)能正确服药,上腹部疼痛减轻并渐消失。

(3)能建立合理的饮食方式和结构,营养指标在正常范围内。

【其他护理诊断/问题】

1.焦虑　与疾病反复发作,病程迁延有关。

2.知识缺乏　缺乏有关消化性溃疡病因及预防知识。

3.潜在并发症　上消化道大量出血、穿孔、幽门梗阻、癌变。

【健康指导】

1.疾病知识指导　向病人及家属讲解引起和加重溃疡病的相关因素。指导病人保持乐观情绪,规律生活,避免过度紧张与劳累,选择合适的锻炼方式,提高机体抵抗力。指导病人建立合理的饮食习惯和结构,戒除烟酒,避免摄入刺激性食物。

2.治疗指导　教育病人按医嘱正确服药,学会观察药效及不良反应,不随便停药或减量,防止溃疡复发。指导病人慎用或勿用致溃疡药物,如阿司匹林、咖啡因、泼尼松等。定期复诊。若上腹疼痛节律发生变化或加剧,或者出现呕血、黑便时,应立即就医。

【预后】

本病治愈率较高,随着内科治疗的发展,其死亡率显著下降至1%以下。老年病人的死亡主要由于大出血和急性穿孔等并发症所致。

第三节　胃癌

胃癌(gastric carcinoma)是人类常见的恶性肿瘤,居全球肿瘤发病和癌症死亡率的第二位。其发病率在不同年龄、各国家地区和种族间有较大差异。男性胃癌的发病率和死亡率均高于女性,男女之比约为2∶1,发病年龄以中老年居多,55~70岁为高发年龄段。一般而言,有色人种比白种人易患本病。日本、智利、俄罗斯和爱尔兰为高发区,而北美、西欧、澳大利亚和新西兰发病率较低。我国的发病率亦较高,尤以西北地区发病率最高,中南和西南地区则较低。全国平均每年死亡率约为 16/10 万。

【病因与发病机制】

胃癌的发生是一个多步骤、多因素进行性发展的过程,一般认为其发生是下列因素共同参与所致。

1.饮食与环境因素　不同国家和地区发病率的明显差异,说明本病与环境因素有关。流行病学研究结果表明,长期食用霉变食品、咸菜、烟熏和腌制鱼肉,以及高盐食品,可增加胃癌发生的危险性。烟熏和腌制食品中含高浓度的硝酸盐,后者可在胃内受细菌硝酸盐还原酶的作用形成亚硝酸盐,再与胺结合成致癌的亚硝胺。高盐饮食致胃癌危险性增加的机制尚不清楚,可能与高浓度盐造成胃黏膜损伤,使黏膜易感性增加而协同致癌作用有关。

2.幽门螺杆菌感染　1994 年 WHO 宣布幽门螺杆菌是人类胃癌的 Ⅰ 类致癌原,其诱发胃癌的可能机制有:幽门螺杆菌导致的慢性炎症有可能成为一种内源性致突变原;幽门螺杆菌是一种硝酸盐还原剂,具有催化亚硝化作用而起致癌作用;幽门螺杆菌的某些代谢产物促进上皮细胞变异。

3.遗传因素　从胃癌发病具有家族聚集倾向和可发生于同卵同胞的现象,认为其发生与遗传密切相关。致癌物质对遗传易感者更易致癌。

4.癌前状态　胃癌的癌前状态分为癌前疾病和癌前病变。前者是指与胃癌相关的胃良性疾病,有发生胃癌的危险性,如:慢性萎缩性胃炎、胃息肉、残胃炎、胃溃疡;后者是指较易转变为癌组织的病理学变化,如:肠型化生和异型增生。

【病理】

胃癌可发生于胃的任何部位,但半数以上发生在胃窦部、胃小弯及前后壁,其次是贲门部,胃体相对少见。根据癌肿侵犯胃壁的程度,可分为早期和进展期胃癌。早期胃癌是指癌组织浸润深度不超过黏膜下层,且不论其有无局部淋巴结.转移。进展期胃癌深度超过黏膜下层,已侵入肌层者为中期,侵及浆膜层或浆膜层外组织则为晚期胃癌。

进展期胃癌在临床上较早期胃癌多见,根据其形态类型又分为 Ⅰ 型:又称息肉型,肿瘤呈息肉状隆起向胃腔内生长,最少见;Ⅱ 型:又称溃疡型,单个或多个溃疡,边缘隆起明显,境界清晰,较常见;Ⅲ 型:又称溃疡浸润型,隆起而有结节状的边缘向周围浸润,与正常黏膜边界不清,最常见;Ⅳ 型:又称弥漫浸润型,癌细胞弥漫浸润,伴纤维组织增生,可导致胃壁增厚、僵直,即皮革 W 胃(linitisplastica),若肿瘤局限于胃窦,可造成狭窄,少见。

胃癌有 4 种扩散方式:①直接苋延侵袭至相邻器官;②淋巴转移:胃的淋巴系统与锁骨上淋巴结相连接,转移到该处时称为 Virchow 淋巴结(Virchow'snode);③血行播散:最常转移到肝,其次是肺、腹膜及肾上腺,晚期病人可占 60%以上;④种植转移:癌细胞侵出浆膜层脱落入腹腔,种植于肠壁和盆腔,如种植于卵巢,称为 Krukenberg 瘤(Kruken-berg'stumor),也可在直肠周围形成一明显结节状板样肿块。

【临床表现】

1.症状

(1)早期胃癌:早期多无症状,部分病人可出现消化不良表现。

(2)进展期胃癌:上腹痛为最早出现的症状,可急可缓,开始仅有上腹饱胀不适,餐后加重。继之有隐痛不适,偶呈节律性溃疡样疼痛,最后逐渐加重而不能缓解。病人常同时有胃纳差、体重进行性下降。胃壁受累时可有早饱感,即虽感饥饿,但稍进食即感饱胀不适;贲门癌累及食管下端时可出现吞咽阐难;胃窦癌引起幽门梗阻时出现严重恶心、呕叶;黑便或呕血常见于溃疡型胃癌。转移至身体其他脏器可出现相应的症状,如转移至骨骼时,可有全身骨骼剧痛;转移至肝可引起右上腹痛、黄疸和(或)发热;转移至肺可引起咳嗽、咯血、呃逆等;胰腺转移则会出现持续性上腹痛并放射至背部等。

2.体征 早期胃癌多无明显体征,进展期主要体征为腹部肿块,多位于上腹部偏右,呈坚实可移动结节状,有压痛。肝脏转移可出现肝大,并扪及坚硬结节,常伴黄疸。腹膜转移时可发生腹水,出现移动性浊音。远处淋巴结转移时可扪及 Virchow 淋巴结,质硬不活动。直肠指诊时在直肠膀胱间凹陷可触及一架板样肿块。此外,某些胃癌病人可出现伴癌综合征,包括反复发作的浅表性血栓静脉炎(Trousseau 征,Trousseau'ssign)、黑棘皮病(皮肤皱褶处有色素沉着,尤其在两腋)和皮肌炎等,可有相应的体征,有时可在胃癌被察觉前出现。

3.并发症 可并发胃出血、贲门或幽门梗阻、穿孔等。

【实验室及其他检查】

1.血常规检查 多数病人有缺铁性贫血。

2.粪便隐血试验 呈持续阳性。

3.内镜检查　　内镜直视下可观察病变部位、性质,并取黏膜作活组织检查,是目前最可靠的诊断手段。早期胃癌可表现为小的息肉样隆起或凹陷,一片变色的黏膜,或粗糙不平呈颗粒状,有时不易辨认;进展期胃癌可表现为凹凸不平、表面污秽的肿块,或不规则较大溃疡,常见渗血及溃烂。目前亦用超声内镜(endoscopic ultra sonography,EUS)检查,它是一种将超声探头引入内镜的检查,可判断胃内或胃外的肿块,观察肿瘤侵犯胃壁的深度,对肿瘤侵犯深度的判断准确率可达90%,有助于区分早期和进展期胃癌。

4.X线钡餐检查　　早期胃癌可表现为局限性表浅的充盈缺损;或呈边缘锯齿状不规则的龛影;或黏膜有灶性积钡,胃小区模糊不清等征象。进展期胃癌X线的诊断率可达90%以上。凸入胃腔的肿块,表现为较大而不规则的充盈缺损;溃疡型表现为龛影位于胃轮廓之内,边缘不整齐,周围黏膜僵直,蠕动消失,并见皱襞中断现象;浸润型胃癌表现为胃壁僵直,蠕动消失,胃腔狭窄。

【诊断要点】

确诊主要依赖内镜和活组织检查及X线钡餐检查。早期确诊是根治胃癌的重要条件,有下列现象者应及早或定期进行胃镜检查:①40岁以上病人,尤其男性,近期出现消化不良,或突然出现呕血或黑粪者;②慢性萎缩性胃炎伴胃酸缺乏,有肠化生及不典型增生者;③良性溃疡但胃酸缺乏者;④胃溃疡经内科治疗2个月,X线检查显示溃疡反而增大者;⑤X线检查胃息肉>2cm者;⑥胃切除术后10年以上者。

【治疗要点】

1.手术治疗　　是目前唯一有可能根治胃癌的方法,治疗效果取决于胃癌的病期、癌肿侵袭深度和扩散范围。对早期胃癌,一般首选胃部分切除术,如已有局部淋巴结转移,则应同时予以清扫。对进展期病人,如无远处转移,应尽可能手术切除。

2.化学治疗　　应用抗肿瘤药物辅助手术治疗,在术前、术中及术后使用,以抑制癌细胞的扩散和杀伤残存的癌细胞,从而提高手术效果。联合化疗亦可用于晚期胃癌不能施行手术者,常用药物有氟尿嘧啶(fluorouracIL,5-FU)、丝裂霉素(mitomycin,MMC)、替加氟(tegafur,FT-207)、阿霉素(adriamycin,DM)等。

3.内镜下治疗　　对早期胃癌可在内镜下行高频电凝切除术、光动力治疗、内镜下激光等治疗。内镜下微波凝固疗法可用于早期胃癌以及进展期胃癌发生梗阻者。

4.支持治疗应用高能量静脉营养疗法以提高病人的体质,使其能耐受手术和化疗;此外,香菇多糖、沙培林等,能调节机体免疫力,在胃癌治疗上有一定的作用。

【常用护理诊断/问题、措施及依据】

1.疼痛 腹痛与癌细胞浸润有关。

(1)观察疼痛特点:注意评估疼痛的性质、部位,是否伴有严重的恶心和呕吐、吞咽困难、呕血及黑便等症状。如出现剧烈腹痛和腹膜刺激征,应考虑发生穿孔的可能性,及时协助医师进行有关检查或手术治疗。

(2)止痛治疗的护理

1)药物止痛:遵医嘱给予相应的止痛药,目前治疗癌性疼痛的主要药物有:①非麻醉镇痛药(阿司匹林、吲哚美辛、对乙酰氨基酚等);②弱麻醉性镇痛药(可待因、布桂嗪等);③强麻醉性镇痛药(吗啡、哌替啶等);④辅助性镇痛药(地西泮、异丙嗪、氯丙嗪等)。给药时应遵循 WHO 推荐的三阶梯疗法,即选用镇痛药必须从弱到强,先以非麻醉药为主,当其不能控制疼痛时依次加用弱麻醉性及强麻醉性镇痛药,并配以辅助用药,采取复合用药的方式达到镇痛效果。

2)病人自控镇痛(patient controlled analgesia,PCA):该方法是用计算机化的注射泵,经由静脉、皮下或椎管内连续性输注止痛药,病人可自行间歇性给药。该方式用药灵活,可根据病人需要提供合适的止痛药物剂量、增减范围、间隔时间,从而做到个体化给药。可在连续性输注中间歇性地增加药,从而控制病人突发的疼痛,克服了用药的不及时性,减少了病人对止痛药的总需要量和对专业人员的依赖性,增加了病人自我照顾和对疼痛的自主控制能力。

(3)精神支持:病人在知晓自己的诊断后,预感疾病的预后不佳,加之躯体的痛苦,会出现愤怒、抑郁、焦虑、甚至绝望等负性心理反应,而病人的负性情绪又会加重其躯体不适。因此,护理人员应与病人建立良好的护患关系,运用倾听、解释、安慰等技巧与病人沟通,表示关心与体贴,并及时取得家属的配合,以避免自杀等意外的发生。耐心听取病人自身感受的叙述,并给予支持和鼓励。同时介绍有关胃癌治疗进展信息,提高病人治疗的信心;指导病人保持乐观的生活态度,用积极的心态面对疾病,树立战胜疾病、延长生存期的信心。此外,协助病人取得家庭和社会的支持,对稳定病人的情绪,也有不可忽视的作用。

(4)使用化疗药的护理:遵医嘱进行化学治疗,以抑制杀伤癌细胞,使疼痛减轻,病情缓解。具体用药护理参见"白血病"的护理。

（5）其他护理措施,参见"腹痛"的护理。

2.营养失调:低于机体需要量　与胃癌造成吞咽困难、消化吸收障碍等有关。

（1）饮食护理:让病人了解充足的营养支持对机体恢复有重要作用,对能进食者鼓励其尽可能进食易消化、营养丰富的流质或半流质饮食。提供清洁的进食环境,并注意增加食物的色、香、味,增进病人的食欲。

（2）静脉营养支持:对贲门癌有吞咽困难者,中、晚期病人应按医嘱静脉输注高营养物质,以维持机体代谢需要。幽门梗阻时,可行胃肠减压,同时遵医嘱静脉补充液体。

（3）营养监测:定期测量体重,监测血清清蛋白和血红蛋白等营养指标。

【其他护理诊断/问题】

1.有感染的危险　与化疗致白细胞减少、免疫功能降低有关。

2.预感性悲哀　与病人知道疾病的预后有关。

3.活动无耐力　与疼痛及病人机体消耗有关。

4.有体液不足的危险　与幽门梗阻致严重呕吐有关。

【健康指导】

1.疾病预防指导　对健康人群开展卫生宣教,提倡多食富含维生素 C 的新鲜水果、蔬菜,多食肉类、鱼类、豆制品和乳制品;避免高盐饮食,少进咸菜、烟熏和腌制食品;食品贮存要科学,不食霉变食物。对胃癌高危人群如中度或重度胃黏膜萎缩、中度或重度肠化、不典型增生或有胃癌家族史者应遵医嘱给予根除幽门螺杆菌治疗。对癌前状态者,应定期检查,以便早期诊断及治疗。

2.病人一般指导　指导病人生活规律,保证充足的睡眠,根据病情和体力,适量活动,增强机体抵抗力。注意个人卫生,特别是体质衰弱者,应做好口腔、皮肤黏膜的护理,防止继发性感染。指导病人运用适当的心理防卫机制,保持乐观态度和良好的心理状态,以积极的心态面对疾病。

3.治疗指导　指导病人合理使用止痛药,并应发挥自身积极的应对能力,以提高控制疼痛的效果。嘱病人定期复诊,以监测病情变化和及时调整治疗方案。教会病人及家属如何早期识别并发症,及时就诊。

【预后】

进展期胃癌如不治疗,存活时间平均约 1 年。胃癌在根治术后 5 年的存活率取决于胃壁受累深度、淋巴结受累范围和肿瘤生长方式。早期胃癌不伴淋巴结转移者预后较好,术后5年存活率可达95%以上;当累及黏膜同时有局部淋巴结转移者,预后稍差,5年存活率约82%;如肿瘤已侵及肌层或深达浆膜层,预后不佳。

第四节 肠结核和结核性腹膜炎

肠结核(intestinal tuberculosis)和结核性腹膜炎(tuberculous peritonitis)均由结核分枝杆菌感染所致。前者是由于结核分枝杆菌侵犯肠道引起的慢性特异性感染,后者则是由结核分枝杆菌侵犯腹膜引起的慢性弥漫性腹膜感染。过去我国肠结核和结核性腹膜炎均比较常见,近年的患病率均有逐渐下降趋势,但仍不少见。多见于中青年,女性较男性多见。

一、肠结核

【病因与发病机制】

肠结核主要由人型结核分枝杆菌引起,少数病人可感染牛型结核分枝杆菌致病。其感染途径有以下几种。①经口感染:是结核分枝杆菌侵犯肠道的主要途径。病人多有开放性肺结核或喉结核,因经常吞咽含结核分枝杆菌的痰液而致病;或经常与开放性肺结核病人共餐,餐具未经消毒隔离;或饮用未经消毒的带菌牛奶和乳制品等。肠结核易发生在回盲部,可能与下列因素有关:结核分枝杆菌进入肠道后,含有结核分枝杆菌的肠内容物在回盲部停留时间较长,且回盲部淋巴组织丰富,结核分枝杆菌又容易侵犯淋巴组织。但其他肠段亦可受累。②血行播散:肠外结核病灶经血行播散侵犯肠道,多见于粟粒型肺结核。③直接蔓延:由腹腔内结核病灶如女性生殖器结核直接蔓延而侵犯肠壁。

肠结核的发病是人体和结核分枝杆菌相互作用的结果,一旦入侵的结核分枝杆菌数量多、毒力大,并且人体免疫功能低下、肠功能紊乱引起局部抵抗力削弱时,就可发病。

肠结核主要位于回盲部,其他部位依次为升结肠、空肠、横结肠、降结肠、菌尾、十二指肠和乙状结肠,少数见于直肠。本病的病理变化随人体对结核分枝杆菌的免疫力与过敏反应的情况而定。若人体过敏反应强,病变以炎症渗出性为主;感染菌量多、毒力大,可有干酪样坏死,形成溃疡,称为溃疡型肠结核;如果人体免疫状况好,感染较轻,则表现为肉芽组织增生、纤维化,称为增生型肠结核;兼有两种病变者称为混合型或溃疡增生型肠结核。

【临床表现】

肠结核大多起病缓慢,病程较长。早期症状不明显,容易被忽视。

1.症状

(1)腹痛:多位于右下腹,也可因回盲部病变引起上腹或脐周的牵涉痛。疼痛性质一般为隐痛或钝痛,进食易诱发或加重,出现腹痛与排便,排便后疼痛可有不同程度的缓解。这与回盲部病变使胃回肠反射或胃结肠反射亢进,病变肠曲痉挛或蠕动增强有关。并发肠梗阻时,可出现腹部绞痛,并伴腹胀、肠鸣音亢进、肠形与蠕动波。

(2)腹泻和便秘:腹泻是溃疡型肠结核的主要表现之一。每天排便2~4次,粪便呈糊状或稀水状,不含黏液或脓血,如直肠未受累,无里急后重感。若病变严重而广泛时,腹泻次数可达每天十余次,粪便可有少量黏液、脓液。此外,可间有便秘,粪便呈羊粪状,隔数天再有腹泻。这种腹泻与便秘交替是由于肠结核引起胃肠功能紊乱所致。增生型肠结核多以便秘为主要表现。

(3)全身症状和肠外结核表现:溃疡型肠结核常有结核毒血症及肠外结核特别是肺结核的临床表现,严重时可出现维生素缺乏、脂肪肝、营养不良性水肿等表现;增生型肠结核全身情况一般较好。

2.体征　病人可呈慢性病容、消瘦、苍白。腹部肿块为增生型肠结核的主要体征,常位于右下腹,较固定,质地中等,伴有轻、中度压痛。若溃疡型肠结核并发局限性腹膜炎、局部病变肠管与周围组织粘连、或同时有肠系膜淋巴结结核时,也可出现腹部肿块。

3.并发症　见于晚期病人,常有肠梗阻、瘘管形成,肠出血少见,也可并发结核性腹膜炎,偶有急性肠穿孔。

【实验室及其他检查】

1.实验室检查　溃疡型肠结核可有不同程度贫血,无并发症者白细胞计数一般正常。红细胞沉降率明显增快,可作为评估结核病活动程度的指标之一。溃疡型肠结核的粪便多为糊状,一般无肉眼黏液和脓血,但显微镜下可见少量脓细胞和红细胞。结核菌素试验强阳性有辅助诊断的作用。

2.X线检查　X线胃肠钡餐造影对肠结核的诊断具有重要意义。但并发肠梗阻时,钡餐检查要慎重,以免加重肠梗阻。X线表现主要为肠黏膜皱襞粗乱、增厚、溃疡形成。在溃疡型肠结核,钡剂在病变肠段排空很快,显示充盈不佳,呈激惹状态,而在病变的上、下肠段则钡剂充盈良好,称为 X 线钡影跳跃征象。此外,尚可见肠腔狭窄、肠段缩短变形、回肠盲肠正常角度丧失。

3.结肠镜检查 可直接观察全结肠和回肠末段,内镜下病变肠黏膜充血、水肿、溃疡形成,可伴有大小及形态各异的炎性息肉、肠腔狭窄等。如果活检找到干酪样坏死性肉芽肿或结核分枝杆菌,则可以确诊。

【诊断要点】

如有下列各点应考虑本病:①青壮年病人有肠外结核,特别是肺结核;②临床表现有腹痛、腹泻、右下腹压痛、腹部肿块、原因不明的肠梗阻,伴有发热、盗汗等结核毒血症状;③X 线钡餐检查、结肠镜检查及活检有肠结核征象;④结核菌素试验强阳性。对疑似病例,试行抗结核治疗 2~6 周,症状改善者临床可以诊断。

【治疗要点】

肠结核的治疗目的是消除症状、改善全身情况、促使病灶愈合及防治并发症。

1.抗结核化学药物治疗 是本病治疗的关键,治疗方案参见"肺结核"章节。

2.对症治疗 腹痛可用阿托品或其他抗脱碱能药物;严重腹谢泻或摄入不足者,应注意纠正水、电解质与酸碱平衡紊乱;对不完全性肠梗阻病人,需进行胃肠减压,以缓解梗阻近端肠曲的膨胀与潴留。

3.手术治疗 当肠结核并发完全性肠梗阻、急性穿孔、慢性穿孔致肠瘘形成、肠道大量出血经积极抢救不能止血者,需要手术治疗。

【预后】

本病如能早期诊断,及时治疗,一般预后良好。

二、结核性腹膜炎

【病因与发病机制】

本病是由于结核分枝杆菌感染腹膜引起,主要继发于体内其他部位结核病。大多数结核性腹膜炎是腹腔脏器如肠系膜淋巴结结核、肠结核、输卵管结核等活动性结核病灶直接蔓延侵及腹膜引起。少数病例可由血行播散引起腹膜感染,常见的原发病灶有粟粒型肺结核、关节、骨、睾丸结核,可伴有结核性多浆膜炎等。

因侵入腹腔的结核菌数量与毒力及机体免疫力不同,结核性腹膜炎的病理改变可表现为 3 种基本的病理类型:渗出型、粘连型、干酪型,前两型多见。在本病的发展过程中,可有 2 种或 3 种类型的病变并存,称为混合型。

【临床表现】

本病由于病理类型不同,病变活动性及机体反应性不一,临床表现各异。多数起病缓慢,少数起病急骤,以急性腹痛、高热为主要表现。极少数病人起病隐匿,无明显症状,仅因其他原因腹部手术时偶然发现。

1.症状

(1)全身症状:结核病的毒血症状,主要是发热和盗汗。多数为低热和中等热,约 1/3 病人有弛张热,少数可呈稽留热。高热伴有明显毒血症者,主要见于渗出型、干酪型,或伴有粟粒型肺结核、干酪型肺炎等严重结核病的病人。部分病人可有食欲不振、体重减轻、贫血等表现。

(2)腹部症状

1)腹痛、腹胀:早期腹痛不明显,以后可出现持续性隐痛或钝痛。疼痛多位于脐周、下腹或全腹,与腹膜炎症及伴有活动性肠结核、肠系膜淋巴结结核或盆腔结核有关。如腹痛呈阵发性加剧,应考虑并发不完全性肠梗阻。偶可表现为急腹症,系肠系膜淋巴结结核、腹腔内其他结核的干酪样坏死病灶破溃,或肠结核急性穿孔所致。多数病人可出现不同程度的腹胀,多为结核毒血症或腹膜炎伴有肠功能紊乱引起,也可因腹水或肠梗阻所致。

2)腹泻、便秘:腹泻常见,一般每天不超过 3~4 次,粪便呈糊状,其原因除与腹膜炎所致肠功能紊乱有关外,还与溃疡型肠结核导致吸收不良、不完全性肠梗阻,以及干酪样坏死病变引起的肠管内瘘等有关。有时腹泻与便秘交替出现。

2.体征

(1)全身状况:病人呈慢性病容,后期有明显的营养不良,表现为消瘦、水肿、苍白、舌炎、口角炎等。

(2)腹部压痛与反跳痛:多数病人有腹部压痛,一般轻微,少数压痛明显,且有反跳痛,常见于干酪型结核性腹膜炎。

(3)腹壁柔韧感:是结核性腹膜炎的临床特征,由于腹膜慢性炎症、增厚、粘连所致。

(4)腹部包块:见于粘连型或干酪型,常由增厚的大网膜、肿大的肠系膜淋巴结、粘连成团的肠曲或干酪样坏死脓性物积聚而成。多位于脐周,大小不一,边缘不整,表面粗糙呈结节感,不易推动。

(5)腹水:多为少量至中量腹水,腹水超过 1000ml 时可出现移动性浊音。

3.并发症　肠梗阻多见,主要发生于粘连型结核性腹膜炎。此外,也可发生急性肠穿孔、肠瘘及腹腔脓肿等并发症。

【实验室及其他检查】

1.血象、血沉与结核菌素试验　部分病人有轻度至中度贫血,多为正细胞正色素性贫血。白细胞计数大多正常,干酪型病人或腹腔结核病灶急性扩散时,白细胞计数增高。多数病人红细胞沉降率增快,可作为活动性病变的指标。结核菌素试验呈强阳性对诊断本病有意义,但一些重症病人可呈阴性。

2.腹水检查　腹水多为草黄色渗出液,少数为淡血色,偶见乳糜性,比重一般超过 1.018,蛋白质含量在 30g/L 以上,由细胞计数超过 $500×10^6$ L,以淋巴细胞为主。但有时因低清蛋白血症或合并肝硬化,腹水性质可接近漏出液。如果腹水葡萄糖<3.4mmol/L、pH<7.35,提示细菌感染;若腹水腺苷脱氨酶活性增高,可能是结核性腹膜炎。腹水浓缩找结核分枝杆菌或结核分枝杆菌培养阳件率均低,腹水动物接种阳性率则可达 50%以上,但费时较长。

3.X 线检查　腹部 X 线平片检查有时可见钙化影,提示钙化的肠系膜淋巴结结核。胃肠 X 线钡餐检查可发现肠粘连、肠结核、肠瘘、肠腔外肿块等征象,对本病有辅助诊断的价值。

4.腹腔镜检查　可见腹膜、网膜、内脏表面有散在或聚集的灰白色结节,浆膜浑浊粗糙,活组织检查有确诊价值。此项检查一般适用于有游离腹水的病人,禁用于腹膜有广泛粘连者。

【诊断要点】

本病的主要诊断依据是:①青壮年病人,有结核病史,伴有其他器官结核病证据;②不明原因发热达 2 周以上,伴有腹痛、腹胀、腹水、腹壁柔韧感或腹部包块;③腹腔穿刺有渗出性腹水,普通菌培养结果阴性;④结核菌素试验呈强阳性;⑤X 线胃肠钡餐检查发现肠粘连等征象。

【治疗要点】

本病的治疗关键是及早给予规则、全程抗结核化学药物治疗,以达到早日康复、避免复发和防止并发症的目的。

1.抗结核化学药物治疗　抗结核化学药物的选择、用法、疗程详见"肺结核"相关部分。但在用药中应注意:一般渗出型病人,因腹水及症状消失较快,病人常自行停药,而导致复发,故应强调全程规则治疗;对粘连型或干酪型病人,由于大量纤维增生,药物不易进入病灶而达到治疗目的,需加强药物的联合应用,并适当延长抗结核的全疗程。

2.腹腔穿刺放液治疗　对大量腹水者,可适当放腹水以减轻症状。

3.手术治疗　对经内科治疗未见好转的肠梗阻、肠穿孔及肠瘘均可行手术治疗。

【预后】

本病呈慢性过程,经正规抗结核治疗,预后一般较好。如出现并发症,则预后较差。

三、肠结核和结核性腹膜炎病人的护理

【常用护理诊断/问题、措施及依据】

1.疼痛　腹痛与肠结核、腹膜炎症及伴有盆腔结核或肠梗阻有关。

(1)观察腹痛特点:严密观察腹痛的性质、部位及伴随症状,正确评估病程进展状况。如果病人腹痛突然加重,压痛明显,或出现便血、肠鸣音亢进等,应考虑是否并发肠梗阻、肠穿孔或肠内出血等,及时协助医生采取抢救措施。

(2)疼痛的护理措施:参见"腹痛"的护理。

(3)抗结核治疗的护理:参见"肺结核"的护理。

2.腹泻　与溃疡型肠结核、腹膜炎所致肠功能紊乱有关。

护理措施参见"腹泻"的护理。

3.营养失调　低于机体需要量与结核杆菌毒性作用、消化吸收功能障碍有关。

(1)饮食护理:由于结核病是一种慢性消耗性疾病,只有保证充足的营养供给,提高机体抵抗力,才能促进疾病的痊愈。因此,应向病人及家属解释营养对治疗结核病的重要性,并与其共同制定饮食计划。应给予高热量、高蛋白、高维生素而又易于消化的食物。腹泻明显的病人应少食乳制品以及富含脂肪和粗纤维的食物,以免加快肠蠕动。

(2)静脉营养供给:对于严重营养不良的病人,应协助医生进行静脉营养治疗,以满足机体代谢需要。

(3)营养监测:每周测量病人的体重,并监测有关营养指标,以评价其营养状况。

【其他护理诊断/问题】

1. 体温过高 与结核毒血症有关。

2. 体液过多 与腹膜炎症致腹水形成有关。

3. 便秘 与肠道狭窄、梗阻或胃肠功能紊乱有关。

4. 知识缺乏 缺乏结核病的预防及治疗知识。

5. 焦虑 与病程长、治疗疗程长等有关。

6. 潜在并发症 肠梗阻、肠穿孔、肠瘘、腹腔脓肿。

【健康指导】

1. 疾病预防指导 加强有关结核病的卫生宣教,肺结核病人不可吞咽痰液,提倡用公筷进餐及分餐制,牛奶及乳制品应灭菌后饮用,对肠结核病人的粪便要消毒处理,防止病原体传播。

2. 治疗指导 病人应保证充足的休息与营养,生活规律,劳逸结合,保持良好的心态,以增强机体抵抗力。指导病人坚持抗结核治疗,保证足够的剂量和疗程。定期复查。学会自我监测抗结核药物的作用和不良反应,如有异常,及时复诊。

第五节 肝硬化

肝硬化(cirrhosis)是一种由不同病因引起的慢性进行性弥漫性肝病。病理特点为广泛的肝细胞变性坏死、再生结节形成、结缔组织增生,正常肝小叶结构破坏和假小叶形成,致使肝内血循环紊乱,加重肝细胞营养障碍。临床主要表现为肝功能损害和门静脉高压,可有多系统受累,晚期出现消化道出血、肝性脑病、感染等严重并发症。

肝硬化是常见疾病和主要死因之一。在我国,本病的年发病率为 17/10 万;病人以青壮年男性多见,35～48 岁为发病高峰年龄,男女比例约为 3.6～8:1;病毒性肝炎为主要病因。据国外报道,肝硬化在总人口死因中位居第九,在 35～54 岁年龄组死因中位居第四;40～60 岁为发病高峰年龄,男女比例约为 2:1;病因则以酒精中毒居多。

【病因与发病机制】

肝硬化的常见病因有:①病毒性肝炎:乙型、丙型和丁型病毒性肝炎均可发展为肝硬化,乙型和丙型肝炎病毒的重叠感染可加速病情进展;甲型和戊型病毒性肝炎不发展为肝硬化;②慢性酒精中毒:长期大量饮酒,每天摄入乙醇80g达10年以上者,乙醇及其中间代谢产物(乙醛)直接引起酒精性肝炎,并发展为肝硬化,酗酒所致的长期营养失调也对肝脏起一定损害作用;③药物或化学毒物:长期服用双醋酚丁、甲基多巴等药物,或长期反复接触磷、砷、四氯化碳等化学毒物,可引起中毒性肝炎,最终演变为肝硬化;④胆汁淤积:持续存在肝外肌管阻塞或肝内胆汁淤积时,高浓度的胆酸和胆红素的毒性作用损害肝细胞,导致肝硬化;⑤循环障碍:慢性充血性心力衰竭、缩窄性心包炎、肝静脉或下腔静脉阻塞等致肝脏长期瘀血,肝细胞缺氧、坏死和结缔组织增生,最后发展为肝硬化;⑥遗传和代谢性疾病:由于遗传性或代谢性疾病,某些物质或其代谢产物沉积于肝,造成肝损害,并可致肝硬化,如肝豆状核变性、血色病、半乳糖血症和α_1-抗胰蛋白酶缺乏症;⑦营养失调:食物中长期缺乏蛋白质、维生素、胆碱等,以及慢性炎症性肠病,可引起营养不良和吸收不良,降低肝细胞对致病因素的抵抗力,成为肝硬化的直接或间接病因;⑧免疫紊乱自身免疫性慢性肝炎最终进展为肝硬化;⑨血吸虫病:反复或长期感染血吸虫病者,虫卵及其毒性产物在肝脏汇管区沉积,刺激结缔组织增生,导致肝纤维化和门脉高压,称为血吸虫病性肝纤维化;⑩病因不明:约5%~10%的病例发病原因难以确定,称为隐源性肝硬化,其中部分病例可能为非酒精性脂肪性肝炎发展而来。

各种病因引起的肝硬化,其病理变化和发展演变过程是基本一致的。特征为广泛的肝细胞变性坏死,结节性再生,弥漫性结缔组织增生,假小叶形成。假小叶因无正常的血流供应系统,可再发生肝细胞缺氧、坏死和纤维组织增生。上述病理变化逐步进展,造成肝内血管扭曲、受压、闭塞而致血管床缩小,肝内门静脉、肝静脉和肝动脉小分支之间发生异常吻合而形成短路,导致肝血循坏紊乱。这些严重的肝内血循环障碍,是形成门静脉高压的病理基础,且使肝细胞营养障碍加重,促使肝硬化病变进一步发展。

在肝受到损伤时,贮脂细胞增生活跃,转化成纤维细胞,合成过多的胶原。库普弗细胞、肝细胞亦能合成胶原。肝的纤维组织形成增多而降解减少是肝纤维化的原因,肝纤维化时胶原含量可较正常时增加4~7倍。早期的纤维化是可逆的,有再生结节形成时则不可逆。

【临床表现】

肝硬化的病程发展通常比较缓慢,可隐伏3~5年或更长时间。临床上分为肝功能代偿期和失代偿期,但两者的界限并不清晰,现分述如下。

（一）代偿期

早期症状轻，以乏力、食欲不振为主要表现，可伴有恶心、厌油腻、腹胀、上腹隐痛及腹泻等。症状常因劳累或伴发病而出现，经休息或治疗可缓解。病人营养状况一般或消瘦，肝轻度大，质地偏硬，可有轻度压痛，脾轻至中度大。肝功能多在正常范围或轻度异常。

（二）失代偿期

主要为肝功能减退和门静脉高压（portal hypertension）所致的全身多系统症状和体征。

1.肝功能减退的临床表现

（1）全身症状和体征：一般状况较差，疲倦、乏力、精神不振；营养状况较差，消瘦、面色灰暗黝黑（肝病面容）、皮肤干枯粗糙、夜盲、水肿、舌炎、口角炎等。1/3病人有不规则发热，常与病情活动或感染有关。

（2）消化系统症状：食欲减退为最常见症状，甚者畏食，进食后上腹饱胀，有时伴恶心、呕吐，稍进油腻肉食易引起腹泻。上述症状的出现与胃肠道瘀血水肿、消化吸收功能紊乱和肠道菌群失调等因素有关。常见腹胀不适，可能与低钾血症、胃肠积气、肝脾肿大和腹水（ascites）有关。可有腹痛，肝区隐痛常与肝肿大累及包膜有关，脾肿大、脾周围炎可引起左上腹疼痛。肝细胞有进行性或广泛性坏死时可出现黄疸。

（3）出血倾向和贫血：由于肝合成凝血因子减少、脾功能亢进（hypersplenism）和毛细血管脆性增加，导致凝血功能障碍，常出现鼻出血、牙龈出血、皮肤紫癜和胃肠出血等倾向，女性常有月经过多。由于营养不良（缺乏铁、叶酸和维生素 B_{12}）、肠道吸收障碍、胃肠道失血和脾功能亢进等因素，病人可有不同程度的贫血。

（4）内分泌失调

1）雌激素增多、雄激素和糖皮质激素减少：肝对雌激素的灭活功能减退，故体内雌激素增多。雌激素增多时，通过负反馈抑制腺垂体分泌促性腺激素及促肾上腺皮质激素的功能，致雄激素和肾上腺糖皮质激素减少。雌激素与雄激素比例失调，男性病人常有性欲减退、睾丸萎缩、毛发脱落及乳房发育（称为男性乳房发育，gynaecomastia）；女性病人可有月经失调、闭经、不孕等。部分病人出现蜘蛛痣（spidernevi），主要分布在面颈部、上胸、肩背和上肢等上腔静脉引流区域；手掌大小鱼际和指端腹侧部位皮肤发红称为肝掌（palmarerythema）。肾上腺皮质功能减退，表现为面部和其他暴露部位皮肤色素沉着。

2）醛固酮和抗利尿激素增多：肝功能减退时对醛固酮和抗利尿激素的灭活作

用减弱,致体内醛固酮及抗利尿激素增多。醛固酮作用于远端肾小管,使钠重吸收增加;抗利尿激素作用于集合管,使水的重吸收增加。钠水潴留导致尿少、水肿,并促进腹水形成。

2.门静脉高压的临床表现　门静脉高压症的三大临床表现是脾大、侧支循环的建立和开放、腹水。

(1)脾大:门静脉高压致脾静脉压力增高,脾瘀血而肿胀,一般为轻、中度大,有时可为巨脾。出现脾功能亢进时,脾对血细胞破坏增加,使外周血中白细胞、红细胞和血小板减少。上消化道大量出血时,脾脏可暂时缩小,待出血停止并补足血容量后,脾脏再度增大。

(2)侧支循环的建立和开放:正常情况下,门静脉系与腔静脉系之间的交通支很细小,血流量很少。门静脉压力增高达200mmH$_2$O以上时,来自消化器官和脾脏的回心血液流经肝脏受阻,使门腔静脉交通支充盈扩张,血流量增加,建立起侧支循环(图4-5)。临床上重要的侧支循环有:①食管下段和胃底静脉曲张(esophage-alandgastricvarices):主要是门静脉系的胃冠状静脉和腔静脉系的食管静脉、奇静脉等沟通开放,常在恶心、呕吐、咳嗽、负重等使腹内压突然升高,或因粗糙食物机械损伤、胃酸反流腐蚀损伤时,导致曲张静脉破裂出血,出现呕血、黑便及休克等表现;②腹壁静脉曲张:由于脐静脉重新开放,与附脐静脉、腹壁静脉等连接,在脐周和腹壁可见纡曲静脉以脐为中心向上及下腹壁延伸;③痔核形成:为门静脉系的直肠上静脉与下腔静脉系的直肠中、下静脉吻合扩张形成,破裂时引起便血。

(3)腹水:是肝硬化肝功能失代偿期最为显著的临床表现。腹水出现前,常有腹胀,以饭后明显。大量腹水时腹部隆起,腹壁绷紧发亮,病人行动困难,可发生脐疝,膈抬高,出现呼吸困难、心悸。部分病人伴有胸水,称为肝性胸水(hepatichydro-thorax),为腹水经膈淋巴管或经瓣性开口进入胸腔所致。腹水形成的主要因素有:①门静脉压力增高:达300mmH$_2$O以上时,腹腔脏器毛细血管床静水压增高,组织间液回吸收减少而漏入腹腔;②低清蛋白血症:系指血浆清蛋白低于30g/L,肝功能减退使清蛋白合成减少及蛋白质摄入和吸收PS碍,低清蛋白血症时血浆胶体渗透压降低,血管内液外渗;有研究表明,门静脉高压时,如不伴有低清蛋白血症,常不足以产生腹水;③肝淋巴液生成过多:肝静脉回流受阻时,肝内淋巴液生成增多,每天可达7~11L(正常1~3L),超过胸导管引流能力,淋巴管内压力增高,使大量淋巴液自肝包膜和肝门淋巴管渗出至腹腔。④抗利尿激素分泌增多:水的重吸收增加。⑤继发性醛固酮增多:肾钠重吸收增加。⑥肾脏因素:有效循环血容量不足致肾血流量减少,肾小球滤过率降低,排钠、排尿量减少。

3.肝脏情况　早期肝脏增大,表面尚平滑,质中等硬;晚期肝脏缩小,表面可呈结节状,质地坚硬;一般无压痛,但在肝细胞进行性坏死或并发肝炎和肝周围炎时可有压痛与叩击痛。

(三)并发症

1.上消化道出血　为本病最常见的并发症。由于食管下段或胃底静脉曲张破裂,引起突然大量的呕血和黑便,常导致出血性休克或诱发肝性脑病,急性出血死亡率平均为32%。应注意鉴别的是,部分肝硬化病人上消化道出血的原因系并发急性胃黏膜糜烂或消化性溃疡。

2.感染　由于病人抵抗力低下、门腔静脉侧支循环开放等因素,增加细菌入侵繁殖机会,易并发感染,如肺炎、胆道感染、大肠杆菌败血症、自发性细菌性腹膜炎(spontane-ousbacterialperitonitis,SBP)等。自发性腹膜炎系指腹腔内无脏器穿孔的急性腹膜细菌性感染。其主要原因是肝硬化时单核-吞噬细胞的噬菌作用减弱,肠道内细菌异常繁殖并经由肠壁进入腹膜腔,以及带菌的淋巴液漏入腹腔引起感染,致病菌多为革兰阴性杆菌。病人可出现发热、腹痛、腹胀、腹膜刺激征、腹水迅速增长或持续不减,少数病例发生中毒性休克。

3.肝性脑病　是晚期肝硬化的最严重并发症。详见"肝性脑病"的相关内容。

4.原发性肝癌　肝硬化病人短期内出现肝脏迅速增大、持续性肝区疼痛、腹水增多且为血性、不明原因的发热等,应考虑并发原发性肝癌,需作进一步检查。

5.功能性肾衰竭　又称肝肾综合征(hePatorenalsyndrome,HRS)。表现为难治性腹水基础上出现少尿或无尿、氮质血症、稀释性低钠血症和低尿钠,但肾脏无明显器质性损害。主要由于肾血管收缩和肾内血液重新分布,导致肾皮质血流量减少和肾小球滤过率下降等因素引起。

6.电解质和酸碱平衡紊乱　病人出现腹水和其他并发症后电解质紊乱趋于明显,常见的如:①低钠血症:长期低钠饮食致原发性低钠,长期利尿和大量放腹水等致钠丢失,抗利尿激素增多使水潴留超过钠潴留而致稀释性低钠。②低钾低氯血症与代谢性碱中毒:进食少、呕吐、腹泻、长期应用利尿剂或高渗葡萄糖液、继发性醛固酮增多等可引起低钾低氯,而低钾低氯血症可致代谢性碱中毒,诱发肝性脑病。

7.肝肺综合征(hepato pulmonary syndrome,HPS)其定义为严重肝病伴肺血管扩张和低氧血症,晚期肝病病人中发生率为13%~47%。肝硬化时内源性扩血管物质如一氧化氮、胰高血糖素增加,使肺内毛细血管扩张,肺间质水肿,肺动静脉分流,以及胸腹水压迫引起通气障碍,造成通气/血流比例失调。临床表现为低氧血症和呼吸困难。吸氧只能暂时缓解症状,但不能逆转病程。

【实验室及其他检查】

1.化验检查

(1)血常规:代偿期多正常,失代偿期常有不同程度的贫血。脾功能亢进时白细胞和血小板计数亦减少。

(2)尿液检查:尿常规检查代偿期正常,失代偿期可有蛋白尿、血尿和管型尿。有黄疸时尿中可出现胆红素;尿胆原增加。

(3)肝功能试验:代偿期正常或轻度异常,失代偿期多有异常。重症病人血清胆红素增高,胆固醇酯低于正常。转氨酶轻、中度增高,肝细胞受损时多以 ALT(GPT)增高较显著,但肝细胞严重坏死时 AST(GOT)活力常高于 ALT。血清总蛋白正常、降低或增高,但清蛋白降低,球蛋白增高,清蛋白/球蛋白比值降低或倒置;在血清蛋白电泳中,清蛋白减少,γ-球蛋白显著增高。凝血酶原时间有不同程度延长。因纤维组织增生,血清Ⅲ型前胶原肽(PⅢP)、透明质酸等常显著增高。肝储备功能试验如氨基比林、吲哚菁绿(ICG)清除试验示不同程度潴留。

(4)免疫功能检查:血清 IgG 显著增高;T 淋巴细胞数常低于正常;可出现抗核抗体、抗平滑肌抗体等非特异性自身抗体;病毒性肝炎肝硬化者,乙型、丙型和丁型肝炎病毒标记可呈阳性反应。

(5)腹水检查:一般为漏出液,并发自发性细菌性腹膜炎、结核性腹膜炎或癌变时腹水性质发生相应变化。

2.影像学检查　X 线钡餐检查示食管静脉曲张者钡剂在黏膜上分布不均,显示虫蚀样或蚯蚓状充盈缺损,纵行黏膜皱襞增宽;胃底静脉曲张时钡剂呈菊花样充盈缺损。超声显像可显示肝大小和外形改变,脾大,门脉高压症时可见门静脉、脾静脉内径增宽,有腹水时可见液性暗区。CT 和 MRI 检查可显示肝脾形态改变、腹水。放射性核素检查可见肝摄取核素稀疏,脾核素浓集等。

3.内镜检查

(1)上消化道内镜检查:可观察静脉曲张及其分布和程度(彩图 4-6)。并发上消化道出血者,通过急诊内镜检查不仅能明确出血的原因和部位,还能同时进行止血治疗。

(2)腹腔镜检查:可直接观察肝脾情况,在直视下对病变明显处进行穿刺作活组织检查,以明确肝硬化的病因,或鉴别肝硬化、慢性肝炎与原发性肝癌。

【诊断要点】

肝硬化失代偿期的诊断主要根据有病毒性肝炎、长期酗酒、血吸虫病或营养失调等病史,肝功能减退与门静脉高压症的临床表现,肝质地坚硬,以及肝功能试验异常等。代偿期的诊断常不容易,故对原因不明的肝脾大、迁延不愈的肝炎病人应定期复查,肝穿刺活组织检查有利于早期确诊。

【治疗要点】

目前尚无特效治疗,应重视早期诊断,加强病因治疗及一般治疗,以缓解病情,延长代偿期和保持劳动力。肝硬化代偿期病人可服用抗纤维化的药物(如秋水仙碱)及中药,不宜滥用护肝药物,避免应用对肝有损害的药物。失代偿期主要是对症治疗、改善肝功能和处理并发症,有手术适应证者慎重选择时机进行手术治疗。

1.腹水治疗

(1)限制水、钠的摄入:部分病人通过限制水、钠的摄入,可产生自发性利尿。

(2)利尿剂:是目前临床应用最广泛的治疗腹水的方法。常用保钾利尿剂有螺内酯和氨苯蝶啶,排钾利尿剂有呋塞米和氢氯噻嗪。单独应用排钾利尿剂需注意补钾。螺内酯和呋塞米联合应用有协同作用,并可减少电解质紊乱。常用螺内酯100mg/d,数日后加用呋塞米40mg/d,效果不明显时可按比例逐渐加大药量,但螺内酯不超过400mg/d,呋塞米不超过160mg/d,腹水消退时逐渐减量。

(3)放腹水、输注清蛋白:对于经限钠、利尿剂治疗腹水难以消退或很快复发的难治性腹水的病人,可每次排放腹水4~6L,或1次排放10L,同时静脉输注清蛋白40~60g,以维持有效血容量,防止血循环紊乱。此法消除腹水的效果较好。

(4)提高血浆胶体渗透压:定期输注血浆、新鲜血或清蛋白,不仅有助于促进腹水消退,也利于改善机体一般状况和肝功能。

(5)腹水浓缩回输:用于难治性腹水的治疗。放出腹水5~10L,经超滤或透析浓缩成0.5L后,回输至病人静脉内,从而减轻水、钠潴留,并可提高血浆清蛋白浓度,增加有效血容量,改善肾血液循环,以减轻腹水。应注意发热、感染、电解质紊乱等不良反应及并发症;注意不可回输有感染的腹水。

(6)减少腹水生成和增加其去路:例如腹腔-颈静脉引流是通过装有单向阀门的硅管,利用腹-胸腔压力差,将腹水引入上腔静脉;胸导管-颈内静脉吻合术可使肝淋巴液顺利进入颈内静脉,减少肝淋巴液漏入腹腔,从而减少腹水来源。

2.手术治疗　各种分流、断流术和脾切除术等,包括近年来开展的以介入放射学方法进行的经颈静脉肝内门体分流术(transjugularintr ahepatic portosystemic shunt, TIPS),目的是降低门脉系统压力和消除脾功能亢进。肝移植手术是治疗晚期肝硬化的新方法。

【护理评估】

1.病史

(1)患病及治疗经过:询问本病的有关病因,例如有无肝炎或输血史、心力衰竭、胆道疾病史;有无长期接触化学毒物、使用损肝药物或嗜酒,其用量和持续时间。有无慢性肠道感染、消化不良、消瘦、黄疸、出血史。有关的检查、用药和其他治疗情况。

(2)目前病情与一般状况:饮食及消化情况,例如食欲、进食量及食物种类、饮食习惯及爱好。有无食欲减退甚至畏食,有无恶心、呕吐、腹胀、腹痛,呕吐物和粪便的性质及颜色。日常休息及活动量、活动耐力。

(3)心理-精神-社会状况:肝硬化为慢性经过,随着病情发展加重,病人逐渐丧失工作能力,长期治病影响家庭生活、经济负担沉重,均可使病人及其照顾者出现各种心理问题和应对行为的不足。评估时应注意病人的心理状态,有无个性、行为的改变,有无焦虑、抑郁、易怒、悲观等情绪。并发肝性脑病时,病人可出现嗜睡、兴奋、昼夜颠倒等神经精神症状,应注意鉴别。评估病人及家属对疾病的认识程度及态度、家庭经济情况。

2.身体评估

(1)意识状态:注意观察病人的精神状态,对人物、时间、地点的定向力。表情淡漠、性格改变或行为异常多为肝性脑病的前驱表现。

(2)营养状况:是否消瘦、皮下脂肪消失、肌肉萎缩,有无水肿,有腹水或浮肿时,不能以体重判断病人的营养状况。

(3)皮肤和黏膜:有无肝病面容、皮肤干枯、脱发,有无黄染、出血点、蜘蛛痣、肝掌、腹壁静脉显露。

(4)呼吸情况:观察呼吸的频率和节律,有无呼吸浅速、呼吸困难和发绀,有无因呼吸困难、心悸而不能平卧,有无胸水形成。

(5)腹部体征:检查肝脾大小、质地、表面情况及有无压痛。检查有无腹水征,如腹部膨隆、腹壁紧张度增加、脐疝、腹式呼吸减弱、移动性浊音。

(6)尿量及颜色:有无尿量减少,尿色有无异常。

3.实验室及其他检查

（1）血常规检查:有无红细胞减少或全血细胞减少。

（2）血生化检查:肝功能有无异常,有无电解质和酸碱平衡紊乱,血氨是否增高,有无氮质血症。

（3）腹水检查:腹水的性质是漏出液抑或渗出液,有无找到病原菌或恶性肿瘤细胞。

（4）其他检查:钡餐造影检查有无食管胃底静脉曲张,B超检查有无门静脉高压征象等。

【常用护理诊断/问题】

1.营养失调　低于机体需要量与肝功能减退、门静脉高压引起食欲减退、消化和吸收障碍有关。

2.体液过多　与肝功能减退、门静脉高压引起钠水潴留有关。

【目标】

（1）病人能描述营养不良的原因,遵循饮食计划,保证各种营养物质的摄入。

（2）能叙述腹水和水肿的主要原因,腹水和水肿有所减轻,身体舒适感增加。

【护理措施及依据】

1.营养失调:低于机体需要量

（1）饮食护理:既保证饮食营养又遵守必要的饮食限制是改善肝功能、延缓病情进展的基本措施。应向病人及家属说明导致营养状况下降的有关因素、饮食治疗的意义及原则,与病人共同制订符合治疗需要而又为其接受的饮食计划。饮食治疗原则:高热量、高蛋白质、高维生素、易消化饮食,并根据病情变化及时调整。

1)蛋白质:是肝细胞修复和维持血浆清蛋白正常水平的重要物质基础,应保证其摄入量。蛋白质来源以豆制品、鸡蛋、牛奶、龟、鸡肉、瘦猪肉为主。血氨升高时应限制或禁食蛋白质,待病情好转后再逐渐增加摄入量,并应选择植物蛋白,例如豆制品,因其含蛋氨酸、芳香氨基酸和产氨氨基酸较少。

2)维生素:新鲜蔬菜和水果含存丰富的维生素,例如西红柿、柑橘等富含维生素C,日常食用以保证维生素的摄取。

3)限制水钠:有腹水者应低盐或无盐饮食,钠限制在每天 500~800mg(氧化钠 1.2~2.0g),进水童限制在每天 1000ml 左右。应向病人介绍各种食物的成分,例如高钠食物有咸肉、酱菜、酱油、罐头食品、含钠味精等,应尽量少食用;含钠较少的食物有粮谷类、瓜茄类、水果等。评估病人有无不恰当的饮食习惯而加重水钠潴留，切实控制钠和水的摄入量。限钠饮食常使病人感到食物淡而无味，可适量添加柠檬汁、食醋等，改善食品的调味，以增进食欲。

4）避免损伤曲张静脉：食管胃底静脉曲张者应食菜泥、肉末、软食，进餐时细嚼慢咽，咽下的食团宜小且外表光滑，切勿混入糠皮、硬屑、鱼刺、甲壳等，以防损伤曲张的静脉导致出血。

（2）营养支持：必要时遵医嘱给予静脉补充营养，如高渗葡萄糖液、复方氨基酸、清蛋白或新鲜血。

（3）营养状况监测：经常评估病人的饮食和营养状况，包括每天的食品和进食量，体重和实验室检查有关指标的变化。

2.体液过多

（1）体位：平卧位有利于增加肝、肾血流量，改善肝细胞的营养，提高肾小球滤过率，故应多卧床休息。可抬高下肢，以减轻水肿。阴囊水肿者可用托带托起阴囊，以利水肿消退。大量腹水者卧床时可取半卧位，以使膈下降，有利于呼吸运动，减轻呼吸困难和心悸。

（2）避免腹内压骤增：大量腹水时，应避免使腹内压突然剧增的因素，例如剧烈咳嗽、打喷嚏、用力排便等。

（3）限制水钠摄入：措施见饮食护理。

（4）用药护理：使用利尿剂时应特别注意维持水电解质和酸碱平衡。利尿速度不宜过快，以每天体重减轻不超过 0.5kg 为宜。

（5）腹腔穿刺放腹水的护理：术前说明注意事项，测量体重、腹围、生命体征，排空膀胱以免误伤；术中及术后监测生命体征，观察有无不适反应；术毕用无菌敷料覆盖穿刺部位，如有溢液可用明胶海绵处置；术毕缚紧腹带，以免腹内压骤然下降；记录抽出腹水的量、性质和颜色，标本及时送检。

（6）病情观察：观察腹水和下肢水肿的消长，准确记录出入量，测量腹围、体重，并教会病人正确的测量和记录方法。进食量不足、呕吐、腹泻者，或遵医嘱应用利尿剂、放腹水后更应密切观察。监测血清电解质和酸碱度的变化，以及时发现并纠正水电解质、酸碱平衡紊乱，防止肝性脑病、功能性释衰竭的发生。

【评价】

（1）病人能自己选择符合饮食治疗计划的食物，保证每天所需热量、蛋白质、维生素等营养成分的摄入。

（2）能陈述减轻水钠潴留的有关措施,正确测量和记录出入量、腹围和体重,腹水和皮下水肿及其引起的身体不适有所减轻。

【其他护理诊断/问题】

1.潜在并发症　上消化道出血、肝性脑病。

2.活动无耐力　与肝功能减退、大量腹水有关。

3.有皮肤完整性受损的危险　与营养不良、水肿、皮肤干燥、瘙痒、长期卧床有关。

4.有感染的危险　与机体抵抗力低下、门腔静脉侧支循环开放等因素有关。

5.焦虑　与担心疾病预后、经济负担等有关。

【健康指导】

1.疾病知识指导　肝硬化为慢性过程,护士应帮助病人和家属掌握本病的有关知识和自我护理方法,分析和消除不利于个人和家庭应对的各种因素,把治疗计划落实到日常生活中:①心理调适:病人应十分注意情绪的调节和稳定,在安排好治疗、身体调理的同时,勿过多考虑病情,遇事豁达开朗,树立治病信心,保持愉快心情;②饮食调理:切实遵循饮食治疗原则和计划,详见"饮食护理";禁酒;③预防感染:注意保暖和个人卫生。

2.休息与活动　肝硬化病人的精神、体力状况随病情进展而减退,疲倦乏力、精神不振逐渐加重,严重时衰弱而卧床不起。睡眠应充足,生活起居有规律。代偿期病人无明显的精神、体力减退,可参加轻工作,避免过度疲劳;失代偿期病人以卧床休息为主,但过多的躺卧易引起消化不良、情绪不佳,故应视病情适量活动,活动量以不加重疲劳感和其他症状为度。

3.皮肤的保护　病人因皮肤干燥、水肿、黄疸时出现皮肤瘙痒,以及长期卧床等因素,易发生皮肤破损和继发感染。沐浴时应注意避免水温过高,或使用有刺激性的皂类和沐浴液,沐浴后可使用性质柔和的润肤品;皮肤瘙痒者给予止痒处理,嘱病人勿用手抓搔,以免皮肤破损。

4.用药指导　按医师处方用药,加用药物需征得医师同意,以免服药不当而加重肝脏负担和肝功能损害。护士应向病人详细介绍所用药物的名称、剂量、给药时间和方法,教会其观察药物疗效和不良反应。例如服用利尿剂者,应记录尿量,如出现软弱无力、心悸等症状时,提示低钠、低钾血症,应及时就医。定期门诊随诊。

5.照顾者指导　指导家属理解和关心病人,给予精神支持和生活照顾。细心观察、及早识别病情变化,例如当病人出现性格、行为改变等可能为肝性脑病的前驱症状时,或消化道出血等其他并发症时,应及时就诊。

【预后】

本病预后因病因、病理类型、肝功能代偿程度、有无并发症而有所不同,病人配合治疗和护理亦很重要。总的来说,病毒性肝炎肝硬化预后较差;持续黄疸、难治性腹水、低清蛋白血症、凝血酶原时间持续或显著延长,以及出现并发症者,预后均较差。

第五章　呼吸系统疾病的诊断与治疗

第一节　概　述

呼吸系统急症包括呼吸道(鼻、咽、喉、气管、支气管)急症和肺部急症,由于其解剖结构特点,呼吸系统易受疾病侵袭,在急诊科疾病构成中,位居首位。大咯血、气胸、重症哮喘、急性肺栓塞、急性呼吸窘迫综合征、重症肺炎等均是常见的呼吸系统急症。

呼吸系统急症的临床表现主要包括咳嗽、咳痰、呼吸困难、咯血、胸痛等,但也有例外,比如部分肺栓塞患者可因晕厥就诊,并且晕厥可为其唯一的症状;而其他系统急症有时也具有呼吸系统的表现,如急性左心衰竭也可出现呼吸困难、咳嗽,甚至出现咳粉红色泡沫痰;而引起胸痛的疾病中,除呼吸系统疾病外,还可见于心源性因素、食管疾患、胸壁疾病、大血管疾病以及纵隔疾病等。

一、诊断

呼吸系统急症的诊断应结合病史、临床症状、体格检查以及实验室检查、影像学检查等进行综合分析,从而得出正确的诊断。

(一)病史与症状

应了解有无与肺部疾病患者的密切接触史、个人史、用药史、家族史等,对咳嗽、咳痰、咯血、气促、喘鸣和胸痛等临床症状的特点进行详细的询问。

(二)体格检查

在进行体格检查时,除对肺部进行仔细的视、触、叩、听外,还应重视肺部疾病的肺外征象,如杵状指、肺性骨关节病、异位性促肾上腺皮质激素增高综合征,以及肺部病变可能作为全身疾病肺部表现所具有的系统性改变。

1.听诊　确定呼吸音的性质,是否存在异常的呼吸音或附加音及胸膜摩擦音。

2.视诊　观察患者的呼吸频率、幅度和用力程度,可帮助诊断并了解疾病的严重程度。

3.触诊　触诊出现胸膜摩擦感有助于胸膜炎的诊断;语颤增强可见于肺炎。

4.叩诊　气胸时可出现叩诊鼓音,而大量胸腔积液往往为浊音或实音。

（三）辅助检查

1.实验室检查

（1）血液检查:包括形态学检查和血清免疫学检查。血清免疫学检查有助于确定病原体,并同免疫系统疾病相鉴别。

（2）痰液检查:痰涂片染色可初步判定是否存在细菌感染,如为感染性疾病,则可初步判定是革兰阳性菌还是阴性菌,有助于短期内选择有效的经验治疗方案。而痰培养可进一步确定致病菌,并可进行细菌药物敏感试验,指导临床合理选用抗菌药。

2.内镜检查　内镜检查在呼吸系统急症的诊断和治疗中具有重要意义,可直接观察病变表面特征,进行组织、细胞学或细菌学检查,达到明确病因、指导治疗的目的;还可应用内镜进行治疗,包括高频电刀、激光、微波等方法。现阶段应用于临床的内镜包括支气管镜、纵隔镜和胸腔镜等。

3.影像学检查

（1）X线检查:胸部正侧位片结合胸部透视是胸部疾病最常用和重要的检查方法,通过动态观察、比较,可在一定程度上判断病情的轻重、疾病的发展过程及其性质。

（2）CT和MRI检查:胸部CT可发现和确定病灶的部位、大小、形状、范围、密度,尤其是高分辨率CT,可显示肺组织的细微结构,对间质性肺病和支气管扩张有较大的诊断价值;CT结合肺动脉造影可用于确诊肺血栓栓塞症。MRI对纵隔疾病的诊断有优势,对肺血栓栓塞症也有价值。

4.放射性核素扫描　放射性核素的肺通气/灌注扫描在诊断亚段以及远端肺栓塞中具有特殊意义。

5.呼吸功能测定　通过对呼吸功能的测定可了解呼吸系统疾病对肺功能造成损害的性质及程度,指导治疗。

二、治疗原则

呼吸系统急症的治疗原则是保持呼吸道通畅,纠正缺氧和（或）二氧化碳潴留,纠正酸碱失衡,治疗原发病及去除诱因。

（一）一般治疗

1.建立静脉通路。

2.吸氧可经鼻导管或面罩给氧,必要时给予机械通气。

3.保持气道通畅清除气道内分泌物及异物,必要时快速建立人工气道。

4.支持治疗,纠正酸碱平衡失调及电解质平衡紊乱。

(二)原发病治疗

针对原发病的不同病因采取相应的治疗措施,对重症肺炎进行积极的抗感染治疗;去除引起急性呼吸窘迫综合征的肺内、肺外因素。

(三)去除诱因

对支气管哮喘患者应尽量避免接触变应原;手术后患者应尽早下地活动或进行腿部运动,防止下肢深静脉血栓形成,引起肺血栓栓塞症。

第二节　急性上呼吸道感染

急性上呼吸道感染(acute upper respiratory tract infection)简称上感,为外鼻孔至环状软骨下缘包括鼻腔、咽或喉部急性炎症的概称。主要病原体是病毒,少数是细菌。发病不分年龄、性别、职业和地区,免疫功能低下者易感。通常病情较轻、病程短、可自愈,预后良好。但由于发病率高,不仅影响工作和生活,有时还可伴有严重并发症,并具有一定的传染性,应积极防治。

【流行病学】

上感是人类最常见的传染病之一,多发于冬春季节,多为散发,且可在气候突变时小规模流行。主要通过患者喷嚏和含有病毒的飞沫经空气传播,或经污染的手和用具接触传播。可引起上感的病原体大多为自然界中广泛存在的多种类型病毒,同时健康人群亦可携带,且人体对其感染后产生的免疫力较弱、短暂,病毒间也无交叉免疫,故可反复发病。

【病因和发病机制】

急性上感约有70%~80%由病毒引起,包括鼻病毒、冠状病毒、腺病毒、流感和副流感病毒以及呼吸道合胞病毒、埃可病毒和柯萨奇病毒等。另有20%~30%的上感为细菌引起,可单纯发生或继发于病毒感染之后发生,以口腔定植菌溶血性链球菌为多见,其次为流感嗜血杆菌、肺炎链球菌和葡萄球菌等,偶见革兰阴性杆菌。但接触病原体后是否发病,还取决于传播途径和人群易感性。淋雨、受凉、气候突变、过度劳累等可降低呼吸道局部防御功能,致使原存的病毒或细菌迅速繁殖,或者直接接触含有病原体的患者喷嚏、空气以及污染的手和用具诱发本病。老幼体弱,免疫功能低下或有慢性呼吸道疾病如鼻窦炎、扁桃体炎者更易发病。

【病理】

组织学上可无明显病理改变,亦可出现上皮细胞的破坏。可有炎症因子参与发病,使上呼吸道黏膜血管充血和分泌物增多,伴单核细胞浸润,浆液性及黏液性炎性渗出。继发细菌感染者可有中性粒细胞浸润及脓性分泌物。

【临床表现】

临床表现有以下类型:

(一)普通感冒(common cold)

为病毒感染引起,俗称"伤风",又称急性鼻炎或上呼吸道卡他。起病较急,主要表现为鼻部症状,如喷嚏、鼻塞、流清水样鼻涕,也可表现为咳嗽、咽干、咽痒或烧灼感甚至鼻后滴漏感。咽干、咳嗽和鼻后滴漏与病毒诱发的炎症介质导致的上呼吸道传入神经高敏状态有关。2~3天后鼻涕变稠,可伴咽痛、头痛、流泪、味觉迟钝、呼吸不畅、声嘶等,有时由于咽鼓管炎致听力减退。严重者有发热、轻度畏寒和头痛等。体检可见鼻腔黏膜充血、水肿、有分泌物,咽部可为轻度充血。一般经5~7天痊愈,伴并发症者可致病程迁延。

(二)急性病毒性咽炎和喉炎

由鼻病毒、腺病毒、流感病毒、副流感病毒以及肠病毒、呼吸道合胞病毒等引起。临床表现为咽痒和灼热感,咽痛不明显。咳嗽少见。急性喉炎多为流感病毒、副流感病毒及腺病毒等引起,临床表现为明显声嘶、讲话困难、可有发热、咽痛或咳嗽,咳嗽时咽喉疼痛加重。体检可见喉部充血、水肿,局部淋巴结轻度肿大和触痛,有时可闻及喉部的喘息声。

(三)急性疱疹性咽峡炎

多由柯萨奇病毒A引起,表现为明显咽痛、发热,病程约为一周。查体可见咽部充血,软腭、腭垂、咽及扁桃体表面有灰白色疱疹及浅表溃疡,周围伴红晕。多发于夏季,多见于儿童,偶见于成人。

(四)急性咽结膜炎

主要由腺病毒、柯萨奇病毒等引起。表现为发热、咽痛、畏光、流泪、咽及结膜明显充血。病程4~6天,多发于夏季,由游泳传播,儿童多见。

(五)急性咽扁桃体炎

病原体多为溶血性链球菌,其次为流感嗜血杆菌、肺炎链球菌、葡萄球菌等。起病急,咽痛明显、伴发热、畏寒,体温可达39℃以上。查体可发现咽部明显充血,扁桃体肿大、充血,表面有黄色脓性分泌物。有时伴有颌下淋巴结肿大、压痛,而肺部查体无异常体征。

【实验室检查】

(一)血液检查

因多为病毒性感染,白细胞计数常正常或偏低,伴淋巴细胞比例升高。细菌感染者可有白细胞计数与中性粒细胞增多和核左移现象。

(二)病原学检查

因病毒类型繁多,且明确类型对治疗无明显帮助,一般无须明确病原学检查。需要时可用免疫荧光法、酶联免疫吸附法、血清学诊断或病毒分离鉴定等方法确定病毒的类型。细菌培养可判断细菌类型并做药物敏感试验以指导临床用药。

【并发症】

少数患者可并发急性鼻窦炎、中耳炎、气管-支气管炎。以咽炎为表现的上呼吸道感染,部分患者可继发溶血性链球菌引起的风湿热、肾小球肾炎等,少数患者可并发病毒性心肌炎,应予警惕。

【诊断与鉴别诊断】

根据鼻咽部的症状和体征,结合周围血象和阴性胸部 X 线检查可做出临床诊断。一般无须病因诊断,特殊情况下可进行细菌培养和病毒分离,或病毒血清学检查等确定病原体。但须与初期表现为感冒样症状的其他疾病鉴别。

(一)过敏性鼻炎

起病急骤,常表现为鼻黏膜充血和分泌物增多,伴有突发的连续喷嚏、鼻痒、鼻塞、大量清涕,无发热,咳嗽较少。多由过敏因素如螨虫、灰尘、动物毛皮、低温等刺激引起。如脱离过敏源,数分钟至 1~2 小时内症状即消失。检查可见鼻黏膜苍白、水肿,鼻分泌物涂片可见嗜酸性粒细胞增多,皮肤针刺过敏试验可明确过敏源。

(二)流行性感冒

为流感病毒引起,可为散发,时有小规模流行,病毒发生变异时可大规模暴发。起病急,鼻咽部症状较轻,但全身症状较重,伴高热、全身酸痛和眼结膜炎症状。取患者鼻洗液中黏膜上皮细胞涂片,免疫荧光标记的流感病毒免疫血清染色,置荧光显微镜下检查,有助于诊断。近来已有快速血清 PCR 方法检查病毒,可供鉴别。

(三)急性气管,支气管炎

表现为咳嗽咳痰,鼻部症状较轻,血白细胞可升高,X 线胸片常可见肺纹理增强。

（四）急性传染病前驱症状

很多病毒感染性疾病前期表现类似，如麻疹、脊髓灰质炎、脑炎、肝炎、心肌炎等病。患病初期可有鼻塞，头痛等类似症状，应予重视。如果在上呼吸道症状一周内，呼吸道症状减轻但出现新的症状，需进行必要的实验室检查，以免误诊。

【治疗】

由于目前尚无特效抗病毒药物，以对症处理为主，同时戒烟、注意休息、多饮水、保持室内空气流通和防治继发细菌感染。

（一）对症治疗

对有急性咳嗽、鼻后滴漏和咽干的患者应给予伪麻黄碱治疗以减轻鼻部充血，亦可局部滴鼻应用。必要时适当加用解热镇痛类药物。

（二）抗菌药物治疗

目前已明确普通感冒无需使用抗菌药物。除非有白细胞升高、咽部脓苔、咯黄痰和流鼻涕等细菌感染证据，可根据当地流行病学史和经验用药，可选口服青霉素、第一代头孢菌素、大环内酯类或喹诺酮类。极少需要根据病原菌选用敏感的抗菌药物。

（三）抗病毒药物治疗

由于目前有滥用造成流感病毒耐药现象，所以如无发热，免疫功能正常，发病超过 2 天一般无须应用。对于免疫缺陷患者，可早期常规使用。利巴韦林和奥司他韦（oseltamivir）有较广的抗病毒谱，对流感病毒、副流感病毒和呼吸道合胞病毒等有较强的抑制作用，可缩短病程。

（四）中药治疗

具有清热解毒和抗病毒作用的中药亦可选用，有助于改善症状，缩短病程。

【预防】

重在预防，隔离传染源有助于避免传染。加强锻炼、增强体质、生活饮食规律、改善营养。避免受凉和过度劳累，有助于降低易感性，是预防上呼吸道感染最好的方法。年老体弱易感者应注意防护，上呼吸道感染流行时应戴口罩，避免在人多的公共场合出入。

第三节　急性气管-支气管炎

急性气管-支气管炎(acute tracheobronchitis)是由生物、物理、化学刺激或过敏等因素引起的急性气管-支气管黏膜炎症。多为散发,无流行倾向,年老体弱者易感。临床症状主要为咳嗽和咳痰。常发生于寒冷季节或气候突变时。也可由急性上呼吸道感染迁延不愈所致。

【病因和发病机制】

(一)微生物

病原体与上呼吸道感染类似。常见病毒为腺病毒、流感病毒(甲、乙)、冠状病毒、鼻病毒、单纯疱疹病毒、呼吸道合胞病毒和副流感病毒。常见细菌为流感嗜血杆菌、肺炎链球菌、卡他莫拉菌等,近年来衣原体和支原体感染明显增加,在病毒感染的基础上继发细菌感染亦较多见。

(二)物理、化学因素

冷空气、粉尘、刺激性气体或烟雾(如二氧化硫、二氧化氮、氨气、氯气等)的吸入,均可刺激气管-支气管黏膜引起急性损伤和炎症反应。

(三)过敏反应

常见的吸入致敏原包括花粉、有机粉尘、真菌孢子、动物毛皮排泄物;或对细菌蛋白质的过敏,钩虫、蛔虫的幼虫在肺内的移行均可引起气管-支气管急性炎症反应。

【病理】

气管、支气管黏膜充血水肿,淋巴细胞和中性粒细胞浸润;同时可伴纤毛上皮细胞损伤,脱落;黏液腺体肥大增生。合并细菌感染时,分泌物呈脓性。

【临床表现】

(一)症状

起病较急,通常全身症状较轻,可有发热。初为干咳或少量黏液痰,随后痰量增多,咳嗽加剧,偶伴血痰。咳嗽、咳痰可延续2~3周,如迁延不愈,可演变成慢性支气管炎。伴支气管痉挛时,可出现程度不等的胸闷气促。

(二)体征

查体可无明显阳性表现。也可以在两肺听到散在干、湿啰音,部位不固定,咳嗽后可减少或消失。

【实验室和其他辅助检查】

周围血白细胞计数可正常。由细菌感染引起者,可伴白细胞总数和中性粒细胞百分比升高,血沉加快。痰培养可发现致病菌。X线胸片检查大多为肺纹理增强。少数无异常发现。

【诊断与鉴别诊断】

根据病史、咳嗽和咳痰等呼吸道症状,两肺散在干、湿性啰音等体征,结合血象和X线胸片,可做出临床诊断。病毒和细菌检查有助于病因诊断,需与下列疾病相鉴别:

(一)流行性感冒

起病急骤,发热较高,全身中毒症状(如全身酸痛、头痛、乏力等)明显,呼吸道局部症状较轻。流行病史、分泌物病毒分离和血清学检查,有助于鉴别。

(二)急性上呼吸道感染

鼻咽部症状明显,咳嗽轻微,一般无痰。肺部无异常体征。胸部X线正常。

(三)其他

其他肺部疾病如支气管肺炎、肺结核、肺癌、肺脓肿、麻疹、百日咳等多种疾病可表现为类似的咳嗽咳痰表现,应详细检查,以资鉴别。

【治疗】

(一)对症治疗

咳嗽无痰或少痰,可用右美沙芬、喷托维林(咳必清)镇咳。咳嗽有痰而不易咳出,可选用盐酸氨溴索、溴己新(必嗽平),桃金娘油提取物化痰,也可雾化帮助祛痰。较为常用的为兼顾止咳和化痰的棕色合剂,也可选用中成药止咳祛痰。发生支气管痉挛时,可用平喘药如茶碱类、β_2受体激动剂等。发热可用解热镇痛药对症处理。

(二)抗菌药物治疗

有细菌感染证据时应及时使用。可以首选新大环内酯类、青霉素类,亦可选用头孢菌素类或喹诺酮类等药物。多数患者口服抗菌药物即可,症状较重者可经肌内注射或静脉滴注给药,少数患者需要根据病原体培养结果指导用药。

(三)一般治疗

多休息,多饮水,避免劳累。

【预后】

多数患者预后良好,少数体质弱者可迁延不愈,应引起足够重视。

【预防】

增强体质,避免劳累,防止感冒。改善生活卫生环境,防止空气污染。清除鼻、咽、喉等部位的病灶。

第四节　细菌性肺炎

一、肺炎链球菌肺炎

肺炎链球菌肺炎是由肺炎链球菌(streptococcus pneumoniae)或称肺炎球菌(pneumococcal pneumoniae)所引起的肺炎,约占社区获得性肺炎的半数。通常急骤起病,以高热、寒战、咳嗽、血痰及胸痛为特征。X线胸片呈肺段或肺叶急性炎性实变,近年来因抗菌药物的广泛使用,致使本病的起病方式、症状及X线改变均不典型。

【病因和发病机制】

肺炎链球菌为革兰染色阳性球菌,多成双排列或短链排列。有荚膜,其毒力大小与荚膜中的多糖结构及含量有关。根据荚膜多糖的抗原特性,肺炎链球菌可分为86个血清型。成人致病菌多属1~9及12型,以第3型毒力最强,儿童则多为6、14、19及23型。肺炎链球菌在干燥痰中能存活数月,但在阳光直射1小时,或加热至52℃10分钟即可杀灭,对石炭酸等消毒剂亦甚敏感。机体免疫功能正常时,肺炎链球菌是寄居在口腔及鼻咽部的一种正常菌群,其带菌率常随年龄、季节及免疫状态的变化而有差异。机体免疫功能受损时,有毒力的肺炎链球菌入侵人体而致病。肺炎链球菌除引起肺炎外,少数可发生菌血症或感染性休克,老年人及婴幼儿的病情尤为严重。

本病以冬季与初春多见,常与呼吸道病毒感染相伴行。患者常为原先健康的青壮年或老年与婴幼儿,男性较多见。吸烟者、痴呆者、慢性支气管炎、支气管扩张、充血性心力衰竭、慢性病患者以及免疫抑制宿主均易受肺炎链球菌侵袭。肺炎链球菌不产生毒素,不引起原发性组织坏死或形成空洞。其致病力是由于有高分子多糖体的荚膜对组织的侵袭作用,首先引起肺泡壁水肿,出现白细胞与红细胞渗出,含菌的渗出液经Cohn孔向肺的中央部分扩展,甚至累及几个肺段或整个肺叶,因病变开始于肺的外周,故叶间分界清楚,易累及胸膜,引起渗出性胸膜炎。

【病理】

病理改变有充血期、红肝变期、灰肝变期及消散期。表现为肺组织充血水肿,肺泡内浆液渗出及红、白细胞浸润,白细胞吞噬细菌,继而纤维蛋白渗出物溶解、吸收、肺泡重新充气。在肝变期病理阶段实际上并无确切分界,经早期应用抗菌药物治疗,此种典型的病理分期已很少见。病变消散后肺组织结构多无损坏,不留纤维瘢痕。极个别患者肺泡内纤维蛋白吸收不完全,甚至有成纤维细胞形成,形成机化性肺炎。老年人及婴幼儿感染可沿支气管分布(支气管肺炎)。若未及时使用抗菌药物,5%~10%的患者可并发脓胸,10%~20%的患者因细菌经淋巴管、胸导管进入血循环,可引起脑膜炎、心包炎、心内膜炎、关节炎和中耳炎等肺外感染。

【临床表现】

(一)症状

发病前常有受凉、淋雨、疲劳、醉酒、病毒感染史,多有上呼吸道感染的前驱症状。起病多急骤,高热、寒战、全身肌肉酸痛,体温通常在数小时内升至39~40℃,高峰在下午或傍晚,或呈稽留热,脉率随之增速。可有患侧胸部疼痛,放射到肩部或腹部,咳嗽或深呼吸时加剧。痰少,可带血或呈铁锈色,胃纳锐减,偶有恶心、呕吐、腹痛或腹泻,易被误诊为急腹症。

(二)体征

患者呈急性热病容,面颊绯红,鼻翼扇动,皮肤灼热、干燥,口角及鼻周有单纯疱疹;病变广泛时可出现发绀。有败血症者,可出现皮肤、黏膜出血点,巩膜黄染。早期肺部体征无明显异常,仅有胸廓呼吸运动幅度减小,叩诊稍浊,听诊可有呼吸音减低及胸膜摩擦音。肺实变时叩诊浊音、触觉语颤增强并可闻及支气管呼吸音。消散期可闻及湿啰音。心率增快,有时心律不齐。重症患者有肠胀气,上腹部压痛多与炎症累及膈胸膜有关。重症感染时可伴休克、急性呼吸窘迫综合征及神经精神症状,表现为神志模糊、烦躁、呼吸困难、嗜睡、谵妄、昏迷等。累及脑膜时有颈抵抗及出现病理性反射。

本病自然病程大致1~2周。发病5~10天,体温可自行骤降或逐渐消退;使用有效的抗菌药物后可使体温在1~3天内恢复正常。患者的其他症状与体征亦随之逐渐消失。

【并发症】

肺炎链球菌肺炎的并发症近年来已很少见。严重败血症或毒血症患者易发生感染性休克,尤其是老年人。表现为血压降低、四肢厥冷、多汗、发绀、心动过速、心律失常等,而高热、胸痛、咳嗽等症状并不突出。其他并发症有胸膜炎、脓胸、心包炎、脑膜炎和关节炎等。

【实验室检查】

血白细胞计数$(10 \sim 20) \times 10^9/L$,中性粒细胞多在80%以上,并有核左移,细胞内可见中毒颗粒。年老体弱、酗酒、免疫功能低下者的白细胞计数可不增高,但中性粒细胞的百分比仍增高。痰直接涂片作革兰染色及荚膜染色镜检,如发现典型的革兰染色阳性、带荚膜的双球菌或链球菌,即可初步做出病原诊断。痰培养24~48小时可以确定病原体。聚合酶链反应(PCR)检测及荧光标记抗体检测可提高病原学诊断率。痰标本送检应注意器皿洁净无菌,在抗菌药物应用之前漱口后采集,取深部咳出的脓性或铁锈色痰。约10%~20%患者合并菌血症,故重症肺炎应做血培养。如合并胸腔积液,应积极抽取积液进行细菌培养。

【X线检查】

早期仅见肺纹理增粗,或受累的肺段、肺叶稍模糊。随着病情进展,肺泡内充满炎性渗出物,表现为大片炎症浸润阴影或实变影,在实变阴影中可见支气管充气征,肋膈角可有少量胸腔积液。在消散期,X线显示炎性浸润逐渐吸收,可有片状区域吸收较快,呈现"假空洞"征,多数病例在起病3~4周后才完全消散。老年患者肺炎病灶消散较慢,容易出现吸收不完全而成为机化性肺炎。

【诊断和鉴别诊断】

根据典型症状与体征,结合胸部X线检查,易做出初步诊断。年老体衰、继发于其他疾病,或呈灶性肺炎改变者,临床表现常不典型,需认真加以鉴别。病原菌检测是确诊本病的主要依据。

【治疗】

(一)抗菌药物治疗

一经诊断即应给予抗菌药物治疗,不必等待细菌培养结果。首选青霉素G,用药途径及剂量视病情轻重及有无并发症而定;对于成年轻症患者,可用240万U/d,分3次肌内注射,或用普鲁卡因青霉素每12小时肌内注射60万U。病情稍重者,宜用青霉素G 240万~480万U/d,分次静脉滴注,每6~8小时1次;重症及并发脑膜炎者,可增至1000万~3000万U/d,分4次静脉滴注。对青霉素过敏者,或耐青霉素或多重耐药菌株感染者,可用呼吸氟喹诺酮类、头孢噻肟或头孢曲松等药物,多重耐药菌株感染者可用万古霉素、替考拉宁等。

（二）支持疗法

患者应卧床休息，注意补充足够蛋白质、热量及维生素。密切监测病情变化，注意防止休克。剧烈胸痛者，可酌用少量镇痛药，如可待因 15mg。不用阿司匹林或其他解热药，以免过度出汗、脱水及干扰真实热型，导致临床判断错误。鼓励饮水每日 1~2L，轻症患者不需常规静脉输液，确有失水者可输液，保持尿比重在 1.020。以下，血清钠保持在 145mmol/L 以下。中等或重症患者（PaO_2<60mmHg 或有发绀）应给氧。若有明显麻痹性肠梗阻或胃扩张，应暂时禁食、禁饮和胃肠减压，直至肠蠕动恢复。烦躁不安、谵妄、失眠者酌用地西洋 5mg 或水合氯醛 1~1.5g，禁用抑制呼吸的镇静药。

（三）并发症的处理

经抗菌药物治疗后，高热常在 24 小时内消退，或数日内逐渐下降。若体温降而复升或 3 天后仍不降者，应考虑肺炎链球菌的肺外感染，如脓胸、心包炎或关节炎等。持续发热的其他原因尚有耐青霉素的肺炎链球菌（PRSP）或混合细菌感染、药物热或并存其他疾病。肿瘤或异物阻塞支气管时，经治疗后肺炎虽可消散，但阻塞因素未除，肺炎可再次出现。约 10%~20% 肺炎链球菌肺炎伴发胸腔积液者，应酌情取胸液检查及培养以确定其性质。若治疗不当，约 5% 并发脓胸，应积极排脓引流。

二、葡萄球菌肺炎

葡萄球菌肺炎（staphylococcal pneumonia）是由葡萄球菌引起的急性肺化脓性炎症。常发生于有基础疾病如糖尿病、血液病、艾滋病、肝病、营养不良、酒精中毒、静脉吸毒或原有支气管肺疾病者。儿童患流感或麻疹时也易罹患。多急骤起病，高热、寒战、胸痛，痰脓性，可早期出现循环衰竭。X 线表现为坏死性肺炎，如肺脓肿、肺气囊肿和脓胸。若治疗不及时或不当，病死率甚高。

【病因和发病机制】

葡萄球菌为革兰染色阳性球菌，可分为凝固酶阳性的葡萄球菌（主要为金黄色葡萄球菌，简称金葡菌）及凝固酶阴性的葡萄球菌（如表皮葡萄球菌和腐生葡萄球菌等）。葡萄球菌的致病物质主要是毒素与酶，如溶血毒素、杀白细胞素、肠毒素等，具有溶血、坏死、杀白细胞及血管痉挛等作用。葡萄球菌致病力可用血浆凝固酶来测定，阳性者致病力较强。金葡菌凝固酶为阳性，是化脓性感染的主要原因，但其他凝固酶阴性的葡萄球菌亦可引起感染。随着医院内感染的增多，由凝固酶阴性葡萄球菌引起的肺炎也不断增多。医院获得性肺炎中葡萄球菌感染占11% ~ 25%。近年亦有耐甲氧西林金葡菌(MRSA)在医院内暴发流行的报道。

【病理】

经呼吸道吸入的肺炎常呈大叶性分布或呈广泛的、融合性的支气管肺炎。支气管及肺泡破溃可使气体进入肺间质,并与支气管相通。当坏死组织或脓液阻塞细支气管,形成单向活瓣作用,产生张力性肺气囊肿。浅表的肺气囊肿若张力过高,可溃破形成气胸或脓气胸,并可形成支气管胸膜瘘。偶可伴发化脓性心包炎、脑膜炎等。

皮肤感染灶(疖、痈、毛囊炎、蜂窝织炎、伤口感染)中的葡萄球菌可经血循环抵达肺部,引起多处肺实变、化脓及组织破坏,形成单个或多发性肺脓肿(血流感染)。

【临床表现】

(一)症状

本病起病多急骤,寒战、高热,体温多高达39 ~ 40℃,胸痛,痰脓性,量多,带血丝或呈脓血状。毒血症状明显,全身肌肉、关节酸痛,体质衰弱,精神萎靡,病情严重者可早期出现周围循环衰竭。院内感染者通常起病较隐袭,体温逐渐上升。老年人症状可不典型。血源性葡萄球菌肺炎常有皮肤伤口、疖痈和中心静脉导管置入等,或静脉吸毒史,咳脓性痰较少见。

(二)体征

早期可无体征,常与严重的中毒症状和呼吸道症状不平行,其后可出现两肺散在性湿啰音。病变较大或融合时可有肺实变体征,气胸或脓气胸则有相应体征。血源性葡萄球菌肺炎应注意肺外病灶,静脉吸毒者多有皮肤针口和三尖瓣赘生物,可闻及心脏杂音。

【实验室及其他检查】

外周血白细胞计数明显升高,中性粒细胞比例增加,核左移。胸部X线显示肺段或肺叶实变,可形成空洞,或呈小叶状浸润,其中有单个或多发的液气囊腔。另一特征是X线阴影的易变性,表现为一处炎性浸润消失而在另一处出现新的病灶,或很小的单一病灶发展为大片阴影。治疗有效时,病变消散,阴影密度逐渐减低,约2 ~ 4周后病变完全消失,偶可遗留少许条索状阴影或肺纹理增多等。

【诊断】

根据全身毒血症状,咳嗽、脓血痰,白细胞计数增高、中性粒细胞比例增加、核左移并有中毒颗粒和 X 线表现,可做出初步诊断。细菌学检查是确诊的依据,可行痰、胸腔积液、血和肺穿刺物培养。

【治疗】

强调应早期清除引流原发病灶,选用敏感的抗菌药物。近年来,金黄色葡萄球菌对青霉素 G 的耐药率已高达 90% 左右,因此可选用耐青霉素酶的半合成青霉素或头孢菌素,如苯唑西林钠、氯唑西林、头孢呋辛钠等,联合氨基糖苷类如阿米卡星等,亦有较好疗效。阿莫西林、氨苄西林与酶抑制剂组成的复方制剂对产酶金黄色葡萄球菌有效,亦可选用。对于 MRSA,则应选用万古霉素、替考拉宁等,近年国外还应用链阳霉素和噁唑烷酮类药物(如利奈唑胺)。万古霉素 $1\sim2g/d$ 静滴,或替考拉宁首日 0.8g 静滴,以后 0.4g/d,偶有药物热、皮疹、静脉炎等不良反应。临床选择抗菌药物时可参考细菌培养的药物敏感试验。

第五节　其他病原体所致肺部感染

一、肺炎支原体肺炎

肺炎支原体肺炎(mycoplasmal pneumonia)是由肺炎支原体(mycoplasma pneumoniae)引起的呼吸道和肺部的急性炎症改变,常同时有咽炎、支气管炎和肺炎。支原体肺炎约占非细菌性肺炎的 1/3 以上,或各种原因引起的肺炎的 10 %。秋冬季节发病较多,但季节性差异并不显著。

【病因和发病机制】

肺炎支原体是介于细菌和病毒之间,兼性厌氧、能独立生活的最小微生物。主要通过呼吸道传播,健康人吸入患者咳嗽、打喷嚏时喷出的口、鼻分泌物而感染,引起散发呼吸道感染或小流行。支原体肺炎以儿童及青年人居多,婴儿间质性肺炎亦应考虑本病的可能。发病前 $2\sim3$ 天直至病愈数周,皆可在呼吸道分泌物中发现肺炎支原体。病原体通常存在于纤毛上皮之间,不侵入肺实质,通过细胞膜上神经氨酸受体位点,吸附于宿主呼吸道上皮细胞表面,抑制纤毛活动与破坏上皮细胞。肺炎支原体的致病性可能与患者对病原体或其代谢产物的过敏反应有关。

【病理】

肺部病变呈片状或融合成支气管肺炎、间质性肺炎和细支气管炎。肺泡内可含少量渗出液,并可发生灶性肺不张。肺泡壁与间隔有中性粒细胞、单核细胞及浆细胞浸润。支气管黏膜充血,上皮细胞肿胀,胞浆空泡形成,有坏死和脱落。胸腔可有纤维蛋白渗出和少量渗出液。

【临床表现】

潜伏期约2~3周,通常起病较缓慢。症状主要为乏力、咽痛、头痛、咳嗽、发热、食欲不振、腹泻、肌痛、耳痛等。咳嗽多为阵发性刺激性呛咳,咳少量黏液。发热可持续2~3周,体温恢复正常后可能仍有咳嗽。偶伴有胸骨后疼痛。肺外表现更为常见,如皮炎(斑丘疹和多形红斑)等。体格检查可见咽部充血,儿童偶可并发鼓膜炎或中耳炎,颈淋巴结肿大。胸部体格检查与肺部病变程度常不相称,可无明显体征。

【实验室和其他检查】

X线显示肺部多种形态的浸润影,呈节段性分布,以肺下野为多见,有的从肺门附近向外伸展。病变常经3~4周后自行消散。部分患者出现少量胸腔积液。血白细胞总数正常或略增高,以中性粒细胞为主。起病2周后,约2/3的患者冷凝集试验阳性,滴度大于1：32,如果滴度逐步升高,更有诊断价值。约半数患者对链球菌MG凝集试验阳性。凝集试验为诊断肺炎支原体感染的传统实验方法,但其敏感性与特异性均不理想。血清支原体IgM抗体的测定(酶联免疫吸附试验最敏感,免疫荧光法特异性强,间接血凝法较实用)可进一步确诊。直接检测标本中肺炎支原体抗原,可用于临床早期快速诊断。单克隆抗体免疫印迹法、核酸杂交技术及PCR技术等具有高效、特异而敏感等优点,易于推广,对诊断肺炎支原体感染有重要价值。

【诊断和鉴别诊断】

需综合临床症状、X线表现及血清学检查结果作出诊断。培养分离出肺炎支原体虽对诊断有决定性意义,但其检出率较低,技术条件要求高,所需时间长。血清学试验有一定参考价值,尤其血清抗体有4倍增高者。本病应与病毒性肺炎、军团菌肺炎等鉴别。外周血嗜酸性粒细胞数正常,可与嗜酸性粒细胞增多性肺浸润相鉴别。

【治疗】

早期使用适当抗菌药物可减轻症状及缩短病程。本病有自限性,多数病例不经治疗可自愈。大环内酯类抗菌药物为首选,如红霉素、罗红霉素和阿奇霉素。氟喹诺酮类如左氧氟沙星、加替沙星和莫西沙星等,四环素类也用于肺炎支原体肺炎的治疗。疗程一般2~3周。因肺炎支原体无细胞壁,青霉素或头孢菌素类等抗菌药物无效。对剧烈呛咳者,应适当给予镇咳药。若继发细菌感染,可根据痰病原学检查,选用针对性的抗菌药物治疗。

二、肺炎衣原体肺炎

肺炎衣原体肺炎(chlamydia pneumonia)是由肺炎衣原体(Chlamydia pneumoniae)引起的急性肺部炎症,常累及上下呼吸道,可引起咽炎、喉炎、扁桃体炎,鼻窦炎、支气管炎和肺炎。常在聚居场所的人群中流行,如军队、学校、家庭,通常感染所有的家庭成员,但3岁以下的儿童患病较少。

【病因和发病机制】

肺炎衣原体是专性细胞内细菌样寄生物,属于衣原体科。引起人类肺炎的还有鹦鹉热衣原体。肺炎衣原体形态不一,原体致密呈球状,直径约 $0.2\sim0.4\mu m$。网状体直径约 $0.51\mu m$,是衣原体的增殖型,没有感染力。

肺炎衣原体是一种人类致病原,属于人一人传播,可能主要是通过呼吸道的飞沫传染,也可能通过污染物传染。年老体弱、营养不良、COPD、免疫功能低下者易被感染。感染后免疫力很弱,易于反复。

【临床表现】

起病多隐袭,早期表现为上呼吸道感染症状。临床上与支原体肺炎颇为相似。通常症状较轻,发热、寒战、肌痛、干咳,非胸膜炎性胸痛,头痛、不适和乏力。少有咯血。发生咽喉炎者表现为咽喉痛、声音嘶哑,有些患者可表现为双阶段病程:开始表现为咽炎,经对症处理好转,1~3周后又发生肺炎或支气管炎,咳嗽加重。少数患者可无症状。肺炎衣原体感染时也可伴有肺外表现,如中耳炎,关节炎,甲状腺炎,脑炎,吉兰~巴雷综合征等。体格检查肺部偶闻湿啰音,随肺炎病变加重湿啰音可变得明显。

【实验室和其他检查】

血白细胞正常或稍高,血沉加快。可从痰、咽拭子、咽喉分泌物、支气管肺泡灌洗液中直接分离肺炎衣原体。也可用 PCR 方法对呼吸道标本进行 DNA 扩增。原发感染者,早期可检测血清 IgM,急性期血清标本如 IgM 抗体滴度多1:16 或急性期和恢复期的双份血清 IgM 或 IgG 抗体有 4 倍以上的升高。再感染者 IgG 滴度)1:512 或 4 倍增高,或恢复期 IgM 有较大的升高。咽拭子分离出肺炎衣原体是诊断的金标准。

X 线胸片表现以单侧、下叶肺泡渗出为主。可有少到中量的胸腔积液,多在疾病的早期出现。肺炎衣原体肺炎常可发展成双侧,表现为肺间质和肺泡渗出混合存在,病变可持续几周。原发感染的患者胸片表现多为肺泡渗出,再感染者则为肺泡渗出和间质病变混合型。

【诊断和鉴别诊断】

肺炎衣原体感染缺乏特异的临床表现,确诊主要依据有关病因的特殊实验室检查,如病原体分离和血清学检测。应结合呼吸道和全身症状、X 线检查、病原学和血清学检查作综合分析。由于如肺炎患者应用 β-内酰胺类抗菌药物治疗无效,患者仍旧干咳时应警惕肺炎衣原体感染。

【治疗】

肺炎衣原体肺炎首选红霉素,亦可选用多西环素或克拉霉素,疗程均为 14~21 天。阿奇霉素 0.5g/d,连用 5 天。氟喹诺酮类也可选用。对发热、干咳、头痛等可对症治疗。

三、病毒性肺炎

病毒性肺炎(viral pneumonia)是由上呼吸道病毒感染,向下蔓延所致的肺部炎症。可发生在免疫功能正常或抑制的儿童和成人。本病大多发生于冬春季节,暴发或散发流行。密切接触的人群或有心肺疾病者容易罹患。社区获得性肺炎住院患者约 8% 为病毒性肺炎。婴幼儿、老人、原有慢性心肺疾病者或妊娠妇女,病情较重,甚至导致死亡。

【病因和发病机制】

引起成人肺炎的常见病毒为甲、乙型流感病毒、腺病毒、副流感病毒、呼吸道合胞病毒和冠状病毒等。免疫抑制宿主为疱疹病毒和麻疹病毒的易感者;骨髓移植和器官移植受者易患巨细胞病毒和疱疹病毒肺炎。患者可同时受一种以上病毒感染,并常继发细菌感染,免疫抑制宿主还常继发真菌感染。呼吸道病毒可通过飞沫与直接接触传播,且传播迅速、传播面广。病毒性肺炎为吸入性感染。

【病理】

病毒侵入细支气管上皮引起细支气管炎。感染可波及肺间质与肺泡而致肺炎。气道上皮广泛受损,黏膜发生溃疡,其上覆盖纤维蛋白被膜。气道防御功能降低,易招致细菌感染。单纯病毒性肺炎多为间质性肺炎,肺泡间隔有大量单核细胞浸润。肺泡水肿,被覆含蛋白及纤维蛋白的透明膜,使肺泡弥散距离加宽。肺炎多为局灶性或弥漫性,偶呈实变。肺泡细胞及巨噬细胞内可见病毒包涵体。炎性介质释出,直接作用于支气管平滑肌,致使支气管痉挛,临床上表现为支气管反应性增高。病变吸收后可留有肺纤维化。

【临床表现】

好发于病毒疾病流行季节,临床症状通常较轻,与支原体肺炎的症状相似,但起病较急,发热、头痛、全身酸痛、倦怠等较突出,常在急性流感症状尚未消退时,即出现咳嗽、少痰、或白色黏液痰、咽痛等呼吸道症状。小儿或老年人易发生重症病毒性肺炎,表现为呼吸困难、发绀、嗜睡、精神萎靡,甚至发生休克、心力衰竭和呼吸衰竭等合并症,也可发生急性呼吸窘迫综合征。本病常无显著的胸部体征,病情严重者有呼吸浅速、心率增快、发绀、肺部干湿性啰音。

【实验室和其他检查】

白细胞计数正常、稍高或偏低,血沉通常在正常范围,痰涂片所见的白细胞以单核细胞居多,痰培养常无致病细菌生长。

胸部 X 线检查可见肺纹理增多,小片状浸润或广泛浸润,病情严重者显示双肺弥漫性结节性浸润,但大叶实变及胸腔积液者均不多见。病毒性肺炎的致病原不同,其 X 线征象亦有不同的特征。

【诊断】

诊断依据为临床症状及 X 线改变,并排除由其他病原体引起的肺炎。确诊则有赖于病原学检查,包括病毒分离、血清学检查以及病毒抗原的检测。呼吸道分泌物中细胞核内的包涵体可提示病毒感染,但并非一定来自肺部,需进一步收集下呼吸道分泌物或肺活检标本作培养分离病毒。血清学检查常用的方法是检测特异性 IgG 抗体,如补体结合试验、血凝抑制试验、中和试验,但仅能作为回顾性诊断,并无早期诊断价值。

【治疗】

以对症为主,卧床休息,居室保持空气流通,注意隔离消毒,预防交叉感染。给予足量维生素及蛋白质,多饮水及少量多次进软食,酌情静脉输液及吸氧。保持呼吸道通畅,及时消除上呼吸道分泌物等。

原则上不宜应用抗菌药物预防继发性细菌感染,一旦明确已合并细菌感染,应及时选用敏感的抗菌药物。

目前已证实较有效的病毒抑制药物有:①利巴韦林具有广谱抗病毒活性,包括呼吸道合胞病毒、腺病毒、副流感病毒和流感病毒。0.8~1.0g/d ,分 3~4 次服用;静脉滴注或肌注每日 10~15mg/kg,分 2 次。亦可用雾化吸入,每次 10~30mg,加蒸馏水 30ml,每日 2 次,连续 5~7 天。②阿昔洛韦具有广谱、强效和起效快的特点。临床用于孢疹病毒、水痘病毒感染。尤其对免疫缺陷或应用免疫抑制剂者应尽早应用。每次 5mg/kg,静脉滴注,一日 3 次,连续给药 7 天。③更昔洛韦可抑制 DNA 合成。主要用于巨细胞病毒感染,7.5~15mg/(kg·d),连用 10~15 天。④奥司他韦为神经氨酸酶抑制剂,对甲、乙型流感病毒均有很好作用,耐药发生率低,75mg,每天 2 次,连用 5 天。⑤阿糖腺苷具有广泛的抗病毒作用。多用于治疗免疫缺陷患者的孢疹病毒与水痘病毒感染,5~15mg/(kg·d),静脉滴注,每 10~14 天为 1 疗程。⑥金刚烷胺有阻止某些病毒进人人体细胞及退热作用。临床用于流感病毒等感染。成人量每次 100mg,晨晚各 1 次,连用 3~5 天。

四、肺真菌病

肺真菌病是最常见的深部真菌病口近年来由于广谱抗菌药物、糖皮质激素、细胞毒药物及免疫抑制剂的广泛使用,器官移植的开展,以及免疫缺陷病如艾滋病增多,肺真菌病有增多的趋势。

真菌多在土壤中生长,孢子飞扬于空气中,被吸入到肺部引起肺真菌病(外源性)。有些真菌为寄生菌,当机体免疫力下降时可引起感染。体内其他部位真菌感染亦可循淋巴或血液到肺部,为继发性肺真菌病。

肺真菌病的病理改变可有过敏、化脓性炎症反应或形成慢性肉芽肿。X 线表现无特征性,可为支气管肺炎、大叶性肺炎、单发或多发结节,乃至肿块状阴影和空洞。由于肺真菌病临床表现无特异性,诊断时必须综合考虑宿主因素、临床特征、微生物学检查和组织病理学资料,病理学诊断仍是肺真菌病的金标准。

五、肺念珠菌病

肺念珠菌病(pulmonary candidiasis)是由白念珠菌或其他念珠菌所引起的急性、亚急性或慢性肺炎。念珠菌有黏附黏膜组织的特性,其中白念珠菌对组织的黏附力尤强,故其致病力较其他念珠菌更为严重。念珠菌被吞噬后,在巨噬细胞内仍可长出芽管,穿破细胞膜并损伤巨噬细胞。念珠菌尚可产生致病性强的水溶性毒素,临床上引起休克。近年非白念珠菌(如热带念珠菌、光滑念珠菌、克柔念珠菌等)感染有升高的趋势。肺念珠菌病有两种类型,亦是病程发展中的两个阶段。

(一)念珠菌支气管炎

阵发性刺激性咳嗽,咳多量似白泡沫塑料状稀痰,偶带血丝,随病情进展,痰稠如干糯糊状。憋喘、气短,尤以夜间为甚。乏力、盗汗,多不发热。X 线仅示两肺中下野纹理增粗。

（二）念珠菌肺炎

临床表现为畏寒、高热，咳白色泡沫黏痰，有酵臭味，或呈胶冻状，有时咯血，临床酷似急性细菌性肺炎。胸部 X 线显示双下肺纹理增多，纤维条索影伴散在的大小不等、形状不一的结节状阴影，呈支气管肺炎表现；或融合的均匀大片浸润，自肺门向周边扩展，可形成空洞。双肺或多肺叶病变，病灶可有变化，但肺尖较少受累。偶可并发渗出性胸膜炎。

健康人痰中可查见念珠菌。诊断肺念珠菌病，要求连续 3 次以上痰培养有念珠菌生长，涂片查见菌丝，或经动物接种证明有致病力。为排除寄生于咽喉部念珠菌污染，留痰标本时应先用 3% 过氧化氢溶液含漱数次，弃去前两口痰，取以后的痰标本，立即送培养。亦可取经支气管镜或气管导管吸出液送检。应注意痰液不宜在室温下存放太久，否则亦可能有菌丝体生长。血清念珠菌特异 IgE 抗体测定有助于诊断，通常在感染 14 天后血清中出现血清沉淀素，是一项比较敏感的检测方法。但确诊仍需组织病理学的依据。轻症患者在消除诱因后，病情常能逐渐好转，病情严重者则应及时应用抗真菌药物。氟康唑每日 200mg，首剂加倍，病情重者可用 400mg/d，甚或更高剂量，6~12mg/（kg·d）。两性霉素 B 亦可用于重症病例，0.6~0.7mg/（kg·d），但毒性反应大，临床上应根据患者的状态和真菌药敏结果选用。

六、肺曲霉病

肺曲霉病（pulmonary asPergillosis）主要由烟曲霉引起。该真菌常寄生在上呼吸道，慢性病患者免疫力极度低下时才能致病。曲霉属广泛存在于自然界，空气中到处有其孢子，在秋冬及阴雨季节，储藏的谷草发热霉变时更多。吸入曲霉孢子不一定致病，如大量吸入可能引起急性气管–支气管炎或肺炎。曲霉的内毒素使组织坏死，病灶可为浸润性、实变、空洞、支气管周围炎或粟粒状弥漫性病变。

肺曲霉病的确诊有赖于组织培养（病变器官活检标本）及组织病理学检查，可见锐角分支分隔无色素沉着的菌丝，直径约 2~4Ÿ；组织或体液培养有曲霉属生长。如呼吸道标本培养阳性，涂片见菌丝至少连续 2 次；或肺、脑、鼻窦 CT 或 X 线有特征性改变；患者为免疫力严重低下者应怀疑为曲菌病。免疫抑制宿主侵袭性曲霉病其支气管肺泡灌洗液涂片、培养和（或）抗原测定有很好的特异性和阳性预测值。用曲霉浸出液作抗原皮试，变应性患者有速发型反应，表明有 IgE 抗体存在。血清曲霉抗体测定和血、尿、脑脊液及肺泡灌洗液曲霉半乳甘露聚糖测定和 PCR

测定血中曲霉 DNA 对本病诊断亦有帮助。

肺曲霉病临床上主要有三种类型:

(一)侵袭性肺曲霉病(invasive pulmonary aspergillosis)

是最常见的类型,肺组织破坏严重,治疗困难。肺曲霉病多为局限性肉芽肿或广泛化脓性肺炎,伴脓肿形成。病灶呈急性凝固性坏死,伴坏死性血管炎、血栓及菌栓,甚至累及胸膜。症状以干咳、胸痛常见,部分患者有咯血,病变广泛时出现气急和呼吸困难,甚至呼吸衰竭。影像学特征性表现为 X 线胸片以胸膜为基底的多发的楔形阴影或空洞;胸部 CT 早期为晕轮征(halo sign),即肺结节影(水肿或出血)周围环绕低密度影(缺血),后期为新月体征(crescent sign)。部分患者可有中枢神经系统感染,出现中枢神经系统的症状和体征。

治疗首选两性霉素 B,尤其对威胁生命的严重感染尽可能给予最大的耐受剂量[1~1.5mg/(kg·d)]。如患者不能耐受,首次宜从小剂量开始,每日 0.1mg/kg 溶于 5%葡萄糖溶液中缓慢避光静滴,逐日增加 5~10mg,至最大耐受剂量后维持治疗。目前对疗程、总剂量还没有统一的意见,可根据患者病情的程度、对治疗的反应、基础疾病或免疫状态个体化给予。滴液中加适量肝素有助于防止血栓性静脉炎。主要不良反应为畏寒、发热、心慌、腰痛及肝肾功能损害等。但用药过程中出现中度肾功能损害并非停药的指征。两性霉素 B 脂质复合体,其肾毒性较小,主要适合已有肾功能损害或用两性霉素 B 后出现肾毒性的患者,剂量 5mg/(kg·d)。还可选用伏立康唑、卡泊芬净和米卡芬净等。

(二)曲霉肿(aspergilloma)

又称曲菌球,本病常继发于支气管囊肿、支气管扩张、肺脓肿和肺结核空洞。系曲霉在慢性肺部疾病原有的空腔内繁殖、蓄积,与纤维蛋白、黏液及细胞碎屑凝聚成曲霉肿。曲霉肿不侵犯组织,但可发展成侵袭性肺曲霉病。可有刺激性咳嗽,常反复咯血,甚至发生威胁生命的大咯血。因曲霉肿与支气管多不相通,故痰量不多,痰中亦难以发现曲霉。X 线胸片显示在原有的慢性空洞内有一团球影,随体位改变而在空腔内移动。

曲霉肿的治疗主要预防威胁生命的大咯血,如条件许可应行手术治疗。支气管动脉栓塞可用于大咯血的治疗。支气管内和脓腔内注入抗真菌药或口服伊曲康唑可能有效。

(三)变应性支气管肺曲霉病(allergic bronchopulmonary aspergillosis,ABPA)

是由烟曲霉引起的气道高反应性疾病。对曲霉过敏者吸入大量孢子后,阻塞小支气管,引起短暂的肺不张和喘息的发作,亦可引起肺部反复游走性浸润。患者喘息、畏寒、发热、乏力、刺激性咳嗽、咳棕黄色脓痰,偶带血。痰中有大量嗜酸性粒细胞及曲霉丝,烟曲霉培养阳性。哮喘样发作为其突出的临床表现,一般解痉平喘药难以奏效,外周血嗜酸性粒细胞增多。典型 X 线胸片为上叶短暂性实变或不张,可发生于双侧。中央支气管扩张征象如"戒指征"和"轨道征"。

急性 ABPA 需用糖皮质激素,开始可用泼尼松 0.5mg/(kg·d),1 周后改为隔日 1 次。对重症患者加用抗曲霉菌治疗可能有效。慢性 ABPA 糖皮质激素剂量 7.5~10mg/d。其剂量和疗程根据情况决定。可酌情使用 β_2-受体激动剂或吸入糖皮质激素。

七、肺隐球菌病

肺隐球菌病(Pulmonary eryptococcosis)多由吸入环境中的新生隐球菌引起。多发于免疫抑制宿主,如艾滋病患者;约 20% 发生在免疫功能正常的健康人。

新生隐球菌属于酵母菌,广泛存在于自然界。酵母细胞直径 4~6μm,根据荚膜多糖的抗原性,可分成 A、B、C、D 四个血清型。感染途径为呼吸道吸入,新生隐球菌随气溶胶吸入肺部后可被中性粒细胞、自然杀伤细胞和肺泡巨噬细胞清除。如吸入菌量大,超过机体的防御功能可发病。肺隐球菌病在肺组织内形成肉芽肿结节或肿块,可为单个或多个,直径约 1~8cm,多数在胸膜下,常误诊为肺结核或肺癌。镜下可见肉芽肿内有隐球菌和巨噬细胞。有时巨噬细胞排列在病灶周围甚似结核结节结构。

临床症状轻重不一,可毫无症状。轻者可有发热,干咳,偶有少量咯血,乏力,体重减轻。重症患者有气急和低氧血症。影像学表现特征的征象为胸膜下结节,也可表现为肺炎、多发结节、空洞、肿块样损害。

诊断需要组织学和微生物学证据。合并脑膜炎者脑脊液墨汁染色涂片镜检发现隐球菌有助于诊断。

治疗上可选用氟康唑、伊曲康唑或两性霉素 B。

八、肺孢子菌肺炎

肺孢子菌(pneumocystis),既往称其为卡氏肺囊虫(pneumocystis carinii, PC),目前已归属于真菌。PC 引起的肺部感染称为卡氏肺囊虫肺炎(pneumocystis carinii pneumnia, PCP),即肺孢子菌肺炎。PCP 是免疫功能低下患者最常见、最严重的机会感染性疾病。

PC 有 3 种结构形态,即滋养体、包囊和子孢子(囊内体)。PC 可寄生于多种动物,如鼠、犬、猫、兔、羊、猪、马、猴等体内,也可寄生于健康人体。它广泛分布于自然界,如土壤、水等。

PCP 主要的感染途径为空气传播和体内潜伏状态 PC 的激活。PC 在肺内繁殖并逐渐充满整个肺泡腔,并引起肺泡上皮细胞空泡化,脱落。肺泡上皮细胞增生,Ⅰ 型上皮细胞可呈退行性变、细胞脱落和肺泡壁坏死,但无化脓性改变。Ⅱ 型上皮细胞肿胀。肺间质充血水肿、肺泡间隔增宽。间质中淋巴细胞、巨噬细胞和浆细胞浸润,亦可见中性粒细胞和嗜酸性粒细胞。

PCP 潜伏期一般为 2 周,而艾滋病患者其潜伏期约 4 周。发病无性别和季节差异。值得注意的是在不同个体及疾病的不同病程,PCP 临床表现差异甚大。根据临床表现通常分为两型。

(一)流行型或经典型

主要为早产儿、营养不良儿,年龄多在 2~6 个月之间,可在育婴机构内流行。起病常常隐匿,进展缓慢。初期大多有嗜睡或食欲下降、腹泻、低热,体重减轻,逐渐出现干咳、气急,并呈进行性加重,发生呼吸困难、鼻翼扇动和发绀。有时可发生脾肿大。病程一般持续 3~8 周,如不及时治疗,可死于呼吸衰竭,病死率为 20%~50%。

(二)散发型或现代型

多见于免疫缺陷者,偶见于健康者。化疗或器官移植患者并发 PCP 时进展迅速,而艾滋病患者并发 PCP 时进展较缓慢。初期表现有食欲不振、体重减轻。继而出现干咳、发热、发绀、呼吸困难,很快发生呼吸窘迫,未及时发现和治疗的患者其病死率高达 70%~100%。

PCP 患者常表现症状和体征分离现象,即症状虽重,体征常缺如。少数患者可有数次复发,尤其在艾滋病患者中更为常见。

外周血白细胞升高,部分患者减少,分类正常或核左移,嗜酸性粒细胞增加,淋巴细胞绝对值减少。动脉血气分析示低氧血症和呼吸性碱中毒。乳酸脱氢酶明显升高。肺功能潮气量、肺总量和弥散量降低。

胸部 X 线检查早期典型改变为双侧肺门周围弥漫性渗出,呈网状和小结节状影,然后迅速进展成双侧肺门的蝶状影,呈肺实变,可见支气管充气征。枸橼酸[67]Ga、二乙烯三胺乙酰酸锝(^{99m}Tc DTPA)和多克隆免疫球蛋白[111]ln 显像显示异常,因此可作为 PCP 的诊断筛选,但特异性差。

病原学检查可用痰或诱导痰标本,纤维支气管镜刷检、经支气管肺活检、支气管肺泡灌洗、经皮肺穿刺和开胸肺活检等标本染色观察包囊壁、囊内结构和滋养体。使用基因扩增技术较常规染色方法可明显提高诊断的敏感性和特异性。

除了对症治疗和基础病治疗之外,主要是病原治疗。可选择复方磺胺甲基异噁唑、氨苯砜、羟乙基磺酸戊烷脒及三甲曲沙等。棘球白素类抗真菌药如卡泊芬净等对 PCP 也有良好的疗效。

第六节　肺脓肿

肺脓肿(lung abscess)是肺组织坏死形成的脓腔。临床特征为高热、咳嗽和咳大量脓臭痰。胸部 X 线显示一个或多发的含气液平的空洞,如多个直径小于 2cm 的空洞则称为坏死性肺炎。本病男多于女。自抗菌药物广泛使用以来,发病率已明显降低。

【病因和发病机制】

病原体常为上呼吸道、口腔的定植菌,包括需氧、厌氧和兼性厌氧菌。90%肺脓肿患者合并有厌氧菌感染,毒力较强的厌氧菌在部分患者可单独致病。常见的其他病原体包括金黄色葡萄球菌、化脓性链球菌、肺炎克雷伯杆菌和铜绿假单胞菌。大肠埃希菌和流感嗜血杆菌也可引起坏死性肺炎。根据感染途径,肺脓肿可分为以下类型:

(一)吸入性肺脓肿

病原体经口、鼻、咽腔吸入致病。正常情况下,吸入物经气道黏液—纤毛运载系统、咳嗽反射和肺巨噬细胞可迅速清除。但当有意识障碍如在麻醉、醉酒、药物过量、癫痫、脑血管意外时,或由于受寒、极度疲劳等诱因,全身免疫力与气道防御清除功能降低,吸入的病原菌可致病。此外,还可由于鼻窦炎、牙槽脓肿等脓性分泌物被吸入致病。脓肿常为单发,其部位与支气管解剖和体位有关。由于右主支气管较陡直,且管径较粗大,吸入物易进入右肺。仰卧位时,好发于上叶后段或下叶背段;坐位时好发于下叶后基底段,右侧卧位时,则好发于右上叶前段或后段。病原体多为厌氧菌。

(二)继发性肺脓肿

某些细菌性肺炎,如金黄色葡萄球菌、铜绿假单胞菌和肺炎克雷伯杆菌肺炎等,以及支气管扩张、支气管囊肿、支气管肺癌、肺结核空洞等继发感染可导致继发性肺脓肿。支气管异物阻塞,也是导致肺脓肿特别是小儿肺脓肿的重要因素。肺部邻近器官化脓性病变,如膈下脓肿、肾周围脓肿、脊柱脓肿或食管穿孔等波及肺也可引起肺脓肿。阿米巴肝脓肿好发于右肝顶部,易穿破膈肌至右肺下叶,形成阿米巴肺脓肿。

(三)血源性肺脓肿

因皮肤外伤感染、疖、痈、中耳炎或骨髓炎等所致的菌血症,菌栓经血行播散到肺,引起小血管栓塞、炎症和坏死而形成肺脓肿。静脉吸毒者如有右心细菌性心内膜炎,三尖瓣赘生物脱落阻塞肺小血管形成肺脓肿,常为两肺外野的多发性脓肿。致病菌以金黄色葡萄球菌、表皮葡萄球菌及链球菌为常见。

【病理】

感染物阻塞细支气管,小血管炎性栓塞,致病菌繁殖引起肺组织化脓性炎症、坏死,形成肺脓肿,继而坏死组织液化破溃到支气管,脓液部分排出,形成有气液平的脓腔,空洞壁表面常见残留坏死组织。病变有向周围扩展的倾向,甚至超越叶间裂波及邻接的肺段。若脓肿靠近胸膜,可发生局限性纤维蛋白性胸膜炎,发生胸膜粘连;如为张力性脓肿,破溃到胸膜腔,则可形成脓胸、脓气胸或支气管胸膜瘘。肺脓肿可完全吸收或仅剩少量纤维瘢痕。

如急性肺脓肿治疗不彻底,或支气管引流不畅,导致大量坏死组织残留脓腔,炎症迁延3个月以上则称为慢性肺脓肿。脓腔壁成纤维细胞增生,肉芽组织使脓腔壁增厚,并可累及周围细支气管,致其变形或扩张。

【临床表现】

(一)症状

吸入性肺脓肿患者多有齿、口、咽喉的感染灶,或手术、醉酒、劳累、受凉和脑血管病等病史。急性起病,畏寒、高热,体温达39~40℃,伴有咳嗽、咳黏液痰或黏液脓性痰。炎症累及壁层胸膜可引起胸痛,且与呼吸有关。病变范围大时可出现气促。此外还有精神不振、全身乏力、食欲减退等全身中毒症状。如感染不能及时控制,可于发病的10~14天,突然咳出大量脓臭痰及坏死组织,每日可达300~500ml,静置后可分成3层。约有1/3患者有不同程度的咯血,偶有中、大量咯血而突然窒息致死。一般在咳出大量脓痰后,体温明显下降,全身毒性症状随之减轻,数周内一般情况逐渐恢复正常。肺脓肿破溃到胸膜腔,可出现突发性胸痛、气急,出现脓气胸。部分患者缓慢发病,仅有一般的呼吸道感染症状。

血源性肺脓肿多先有原发病灶引起的畏寒、高热等全身脓毒症的表现。经数日或数周后才出现咳嗽、咳痰,痰量不多,极少咯血。

　　慢性肺脓肿患者常有咳嗽、咳脓痰、反复发热和咯血，持续数周到数月。可有贫血、消瘦等慢性中毒症状。

　　（二）体征

　　肺部体征与肺脓肿的大小和部位有关。初起时肺部可无阳性体征，或患侧可闻及湿啰音；病变继续发展，可出现肺实变体征，可闻及支气管呼吸音；肺脓腔增大时，可出现空瓮音；病变累及胸膜可闻及胸膜摩擦音或呈现胸腔积液体征。血源性肺脓肿大多无阳性体征。慢性肺脓肿常有杵状指（趾）。

　　【实验室和其他检查】

　　急性肺脓肿血白细胞总数达（20～30）×10⁹/L，中性粒细胞在90%以上，核明显左移，常有毒性颗粒。慢性患者的血白细胞可稍升高或正常，红细胞和血红蛋白减少。

　　（一）细菌学检查

　　痰涂片革兰染色，痰、胸腔积液和血培养包括需氧和厌氧培养，以及抗菌药物敏感试验，有助于确定病原体和选择有效的抗菌药物。尤其是胸腔积液和血培养阳性时对病原体的诊断价值更大。

　　（二）X线检查

　　早期的炎症在X线表现为大片浓密模糊浸润阴影，边缘不清，或为团片状浓密阴影，分布在一个或数个肺段。在肺组织坏死、肺脓肿形成后，脓液经支气管排出，脓腔出现圆形透亮区及气液平面，其四周被浓密炎症浸润所环绕。脓腔内壁光整或略有不规则。经脓液引流和抗菌药物治疗后，肺脓肿周围炎症先吸收，逐渐缩小至脓腔消失，最后仅残留纤维条索阴影。慢性肺脓肿脓腔壁增厚，内壁不规则，有时呈多房性，周围有纤维组织增生及邻近胸膜增厚，肺叶收缩，纵隔可向患侧移位。并发脓胸时，患侧胸部呈大片浓密阴影。若伴发气胸可见气液平面。结合侧位X线检查可明确肺脓肿的部位及范围大小。

　　血源性肺脓肿，病灶分布在一侧或两侧，呈散在局限炎症，或边缘整齐的球形病灶，中央有小脓腔和气液平。炎症吸收后，亦可能有局灶性纤维化或小气囊后遗阴影。

　　CT则能更准确定位及区别肺脓肿和有气液平的局限性脓胸，发现体积较小的脓肿和葡萄球菌肺炎引起的肺气囊，并有助于作体位引流和外科手术治疗。

　　（三）纤维支气管镜检查

　　有助于明确病因和病原学诊断，并可用于治疗。如有气道内异物，可取出异物使气道引流通畅。疑为肿瘤阻塞，则可取病理标本。还可取痰液标本行需氧和厌氧菌培养。可经纤维支气管镜插入导管，尽量接近或进入脓腔，吸引脓液、冲洗支气管及注入抗菌药物，以提高疗效与缩短病程。

【诊断和鉴别诊断】

对有口腔手术、昏迷呕吐或异物吸入后，突发畏寒、高热、咳嗽和咳大量脓臭痰等病史的患者，其血白细胞总数及中性粒细胞显著增高，X 线示浓密的炎性阴影中有空腔、气液平面，做出急性肺脓肿的诊断并不困难。有皮肤创伤感染、疖、痈等化脓性病灶，或静脉吸毒者患心内膜炎，出现发热不退、咳嗽、咳痰等症状，X 线胸片示两肺多发性肺脓肿，可诊断为血源性肺脓肿。痰、血培养，包括厌氧菌培养以及抗菌药物敏感试验，对确定病因诊断和抗菌药物的选用有重要价值。肺脓肿应与下列疾病相鉴别。

（一）细菌性肺炎

早期肺脓肿与细菌性肺炎在症状和 X 线胸片表现很相似，但常见的肺炎链球菌肺炎多伴有口唇疱疹、铁锈色痰而无大量脓臭痰，X 线胸片示肺叶或段性实变或呈片状淡薄炎症病变，边缘模糊不清，没有空洞形成。当用抗菌药物治疗后仍高热不退、咳嗽、咳痰加剧并咳出大量脓痰时应考虑为肺脓肿。

（二）空洞性肺结核继发感染

空洞性肺结核是一种慢性病，起病缓慢，病程长，可有长期咳嗽、午后低热、乏力、盗汗、食欲减退或有反复咯血。X 线胸片显示空洞壁较厚，一般无气液平面，空洞周围炎性病变较少，常伴有条索、斑点及结节状病灶，或肺内其他部位的结核播散灶，痰中可找到结核分枝杆菌。当合并肺部感染时，可出现急性感染症状和咳大量脓臭痰，且由于化脓性细菌大量繁殖，痰中难以找到结核杆菌，此时要详细询问病史。如一时不能鉴别，可按急性肺脓肿治疗，控制急性感染后，胸片可显示纤维空洞及周围多形性的结核病变，痰结核分枝杆菌可阳转。

（三）支气管肺癌

支气管肺癌阻塞支气管常引起远端肺化脓性感染，但形成肺脓肿的病程相对较长，因有一个逐渐阻塞的过程，毒性症状多不明显，脓痰量亦较少。阻塞性感染由于支气管引流不畅，抗菌药物效果不佳。因此对 40 岁以上出现肺同一部位反复感染，且抗菌药物疗效差的患者，要考虑支气管肺癌引起阻塞性肺炎的可能，可送痰液找癌细胞和纤维支气管镜检查，以明确诊断。肺鳞癌也可发生坏死液化，形成空洞，但一般无毒性或急性感染症状，X 线胸片示空洞壁较厚，多呈偏心空洞，残留的肿瘤组织使内壁凹凸不平,空洞周围有少许炎症浸润,肺门淋巴结可有肿大,故不难与肺脓肿区分。

(四)肺囊肿继发感染

肺囊肿继发感染时,囊肿内可见气液平,周围炎症反应轻,无明显中毒症状和脓痰。如有以往的 X 线胸片作对照,更容易鉴别。

【治疗】

治疗原则是抗菌药物治疗和脓液引流。

(一)抗菌药物治疗

吸入性肺脓肿多为厌氧菌感染,一般对青霉素敏感,仅脆弱拟杆菌对青霉素不敏感,但对林可霉素、克林霉素和甲硝唑敏感。可根据病情严重程度决定青霉素剂量,轻度者 120 万~240 万 U/d,病情严重者可用 1000 万 U/d 分次静脉滴注,以提高坏死组织中的药物浓度。体温一般在治疗3~10天内降至正常,然后可改为肌注。如青霉素疗效不佳,可用林可霉素 1.8~3.0g/d 分次静脉滴注,或克林霉素 0.6~1.8g/d,或甲硝唑 0.4g,每日 3 次口服或静脉滴注。

血源性肺脓肿多为葡萄球菌和链球菌感染,可选用耐 β~内酰胺酶的青霉素或头孢菌素。如为耐甲氧西林的葡萄球菌,应选用万古霉素或替考拉宁。

如为阿米巴原虫感染,则用甲硝唑治疗。如为革兰阴性杆菌,则可选用第二代或第三代头孢菌素、氟喹诺酮类,可联用氨基糖苷类抗菌药物。

抗菌药物疗程 8~12 周,直至 X 线胸片脓腔和炎症消失,或仅有少量的残留纤维化。

(二)脓液引流

是提高疗效的有效措施。痰液稠不易咳出者可用祛痰药或雾化吸入生理盐水、祛痰药或支气管舒张剂以利痰液引流。身体状况较好者可采取体位引流排痰,引流的体位应使脓肿处于最高位,每日 2~3 次,每次 1~15 分钟。经纤维支气管镜冲洗及吸引也是引流的有效方法。

(三)手术治疗

适应证为:①肺脓肿病程超过 3 个月,经内科治疗脓腔不缩小,或脓腔过大(5cm 以上)估计不易闭合者;②大咯血经内科治疗无效或危及生命;③伴有支气管胸膜瘘或脓胸经抽吸、引流和冲洗疗效不佳者;④支气管阻塞限制了气道引流,如肺癌。对病情重不能耐受手术者,可经胸壁插入导管到脓腔进行引流。术前应评价患者一般情况和肺功能。

【预防】

要重视口腔、上呼吸道慢性感染病灶如龋齿、化脓性扁桃体炎、鼻窦炎、牙龈脓肿等的治疗。口腔和胸腹手术前应注意保持口腔清洁,手术中注意清除口腔和上呼吸道血块和分泌物,鼓励患者咳嗽,及时取出呼吸道异物,保持呼吸道引流通畅。昏迷患者更要注意口腔清洁,合并肺炎应及时使用抗菌药物治疗。

第七节 支气管扩张症

支气管扩张症多见于儿童和青年。大多继发于急、慢性呼吸道感染和支气管阻塞后,反复发生支气管炎症、致使支气管壁结构破坏,引起支气管异常和持久性扩张。临床表现主要为慢性咳嗽、咳大量脓痰和(或)反复咯血。近年来随着急、慢性呼吸道感染的恰当治疗,其发病率有减少趋势。

【病因和发病机制】

支气管扩张的主要病因是支气管-肺组织感染和支气管阻塞。两者相互影响,促使支气管扩张的发生和发展。支气管扩张也可能是先天发育障碍及遗传因素引起,但较少见。另有约30%支气管扩张患者病因未明,但通常弥漫性的支气管扩张发生于存在遗传、免疫或解剖缺陷的患者,如囊性纤维化、纤毛运动障碍和严重的 a_1-抗胰蛋白酶缺乏。低免疫球蛋白血症和免疫缺陷和罕见的气道结构异常也可引起弥漫性疾病,如气管支气管扩张(Mounier - Kuhn 综合征),软骨缺陷(Williams-Campbell 综合征),以及变应性支气管肺曲菌病等常见疾病的少见并发症。局灶性支气管扩张可源自未进行治疗的肺炎或阻塞,例如异物或肿瘤,外源性压迫或肺叶切除后解剖移位。

所有这些疾病损伤了宿主气道清除机制和防御功能,使其清除分泌物的能力下降,易于发生感染和炎症。细菌反复感染可使充满炎性介质和病原菌黏稠液体的气道逐渐扩大、形成瘢痕和扭曲。支气管壁由于水肿、炎症和新血管形成而变厚。非结核分枝杆菌也导致患者支气管扩张。周围间质组织和肺泡的破坏导致了纤维化、肺气肿,或二者兼有。

【病理】

支气管扩张常常是位于段或亚段支气管管壁的破坏和炎性改变,受累管壁的结构,包括软骨、肌肉和弹性组织破坏被纤维组织替代。扩张的支气管内可积聚稠厚脓性分泌物,其外周气道也往往被分泌物阻塞或被纤维组织闭塞所替代。扩张的支气管包括三种不同类型。①柱状扩张：支气管呈均一管形扩张且突然在一处变细，远处的小气道往往被分泌物阻塞；②囊状扩张：扩张的支气管腔呈囊状改变，支气管末端的盲端也呈无法辨认的囊状结构；③不规则扩张：病变支气管腔呈不规则改变或呈串珠样改变。显微镜下可见支气管炎症及纤维化、支气管壁溃疡、鳞状上皮化生和黏液腺增生。病变支气管相邻的肺实质也可存在纤维化、肺气肿、支气管肺炎和肺萎陷。炎症可致支气管壁血管增多，并伴有相应支气管动脉扩张及支气管动脉和肺动脉吻合。

【临床表现】

（一）症状

1.慢性咳嗽、大量脓痰　与体位改变有关，这是由于支气管扩张部位分泌物积储，改变体位时分泌物刺激支气管黏膜引起咳嗽和排痰。其严重度可用痰量估计：轻度，<10ml/d；中度，10～150ml/d；重度，>150ml/d。急性感染发作时，黄绿色脓痰量每日可达数百毫升。感染时痰液收集于玻璃瓶中静置后出现分层的特征：上层为泡沫，下悬脓性成分，中层为混浊黏液，下层为坏死组织沉淀物。引起感染的常见病原体为铜绿假单胞菌、金黄色葡萄球菌、流感嗜血杆菌、肺炎链球菌和卡他莫拉菌。

2.反复咯血　50%～70%的患者有程度不等的咯血，从痰中带血至大量咯血，咯血量与病情严重程度、病变范围有时不一致。部分患者以反复咯血为唯一症状，临床上称为"干性支气管扩张"，其病变多位于引流良好的上叶支气管。

3.反复肺部感染　其特点是同一肺段反复发生肺炎并迁延不愈。这是由于扩张的支气管清除分泌物的功能丧失，引流差，易于反复发生感染。

4.慢性感染中毒症状　如反复感染，可出现发热、乏力、食欲减退、消瘦、贫血等，儿童可影响发育。

（二）体征

早期或干性支气管扩张可无异常肺部体征，病变重或继发感染时常可闻及下胸部、背部固定而持久的局限性粗湿啰音，有时可闻及哮鸣音，部分慢性患者伴有杵状指（趾）。出现肺气肿、肺心病等并发症时有相应体征。

【实验检查及其他】

胸部X线平片检查时，囊状支气管扩张的气道表现为显著的囊腔，腔内可存在气液平面。囊腔内无气液平面时，很难与大疱性肺气肿或严重肺间质病变的蜂窝肺鉴别。支气管扩张的其他表现为气道壁增厚，主要由支气管周围的炎症所致。

由于受累肺实质通气不足、萎陷,扩张的气道往往聚拢,纵切面可显示为"双轨征",横切面显示"环形阴影"。这是由于扩张的气道内充满了分泌物,管腔显像较透亮区致密,产生不透明的管道或分支的管状结构。但是这一检查对判断有无支气管扩张缺乏特异性,病变轻时影像学检查可正常。

可明确支气管扩张诊断的影像学检查为支气管造影,是经导管或支气管镜在气道表面滴注不透光的碘脂质造影剂,直接显像扩张的支气管。由于这一技术为创伤性检查,已被 CT 取代,后者也可在横断面上清楚地显示扩张的支气管。高分辨 CT(HRCT)的出现,进一步提高了 CT 诊断支气管扩张的敏感性。由于其无创、易重复、易被患者接受,现已成为支气管扩张的主要诊断方法。

其他检查有助于支气管扩张的直观或病因诊断。当支气管扩张呈局灶性且位于段支气管以上时,纤维支气管镜检查可发现弹坑样改变。痰液检查常显示含有丰富的中性粒细胞以及定植或感染的多种微生物。痰涂片染色以及痰细菌培养结果可指导抗生素治疗。肺功能测定可以证实由弥漫性支气管扩张或相关的阻塞性肺病导致的气流受限。

【诊断和鉴别诊断】

(一)诊断

根据反复咯脓痰、咯血的病史和既往有诱发支气管扩张的呼吸道感染病史,HRCT 显示支气管扩张的异常影像学改变,即可明确诊断为支气管扩张。纤支镜检查或局部支气管造影,可明确出血、扩张或阻塞的部位。还可经纤支镜进行局部灌洗,采取灌洗液标本进行涂片、细菌学和细胞学检查,进一步协助诊断和指导治疗。

(二)鉴别诊断

需与支气管扩张鉴别的疾病主要为慢性支气管炎、肺脓肿、肺结核、先天性肺囊肿、支气管肺癌和弥漫性泛细支气管炎等,仔细研究病史和临床表现,以及参考胸片、HRCT、纤维支气管镜和支气管造影的特征常可做出明确的鉴别诊断。下述要点对鉴别性诊断有一定参考意义:①慢性支气管炎:多发生在中年以上的患者,在气候多变的冬、春季节咳嗽、咳痰明显,多为白色黏液痰,感染急性发作时可出现脓性痰,但无反复咯血史。听诊双肺可闻及散在干湿啰音。②肺脓肿:起病急,有高热、咳嗽、大量脓臭痰;X 线检查可见局部浓密炎症阴影,内有空腔液平。急性肺脓肿经有效抗生素治疗后,炎症可完全吸收消退。若为慢性肺脓肿则以往多有急性肺脓肿的病史。③肺结核:常有低热、盗汗、乏力、消瘦等结核毒性症状,干湿啰音多位于上肺局部,X 线胸片和痰结核菌检查可做出诊断。④先天性肺囊肿:X 线检查可见多个边界纤细的圆形或椭圆阴影,壁较薄,周围组织无炎症浸润。胸部CT 检查和支气管造影可助诊断。⑤弥漫性泛细支气管炎:有慢性咳嗽、咳痰、活动时呼吸困难,常伴有慢性鼻窦炎,胸片和胸部 CT 显示弥漫分布的小结节影,大环内酯类抗生素治疗有效。

【治疗】

(一)治疗基础疾病

对活动性肺结核伴支气管扩张应积极抗结核治疗,低免疫球蛋白血症可用免疫球蛋白替代治疗。

(二)控制感染

出现痰量及其脓性成分增加等急性感染征象时需应用抗生素。可依据痰革兰染色和痰培养指导抗生素应用,但在开始时常需给予经验治疗(如给予氨苄西林、阿莫西林或头孢克洛)。存在铜绿假单胞菌感染时,可选择口服喹诺酮类,静脉给予氨基糖苷类或第三代头孢菌素。对于慢性咯脓痰的患者,除使用短程抗生素外,还可考虑使用疗程更长的抗生素,如口服阿莫西林或吸入氨基糖苷类,或间断并规则使用单一抗生素以及轮换使用抗生素。

(三)改善气流受限

支气管舒张剂可改善气流受限,并帮助清除分泌物,伴有气道高反应及可逆性气流受限的患者常有明显疗效。

(四)清除气道分泌物

化痰药物,以及振动、拍背和体位引流等胸部物理治疗均有助于清除气道分泌物。为改善分泌物清除,应强调体位引流和雾化吸入重组脱氧核糖核酸酶、后者可通过阻断中性粒细胞释放 DNA 降低痰液黏度。

(五)外科治疗

如果支气管扩张为局限性,且经充分的内科治疗仍顽固反复发作者,可考虑外科手术切除病变肺组织。如果大出血来自于增生的支气管动脉、经休息和抗生素等保守治疗不能缓解反复大咯血时,病变局限者可考虑外科手术,否则采用支气管动脉栓塞术治疗。对于那些尽管采取了所有治疗仍致残的病例,合适者可考虑肺移植。

【预后】

取决于支气管扩张的范围和有无并发症。支气管扩张范围局限者,积极治疗可很少影响生命质量和寿命。支气管扩张范围广泛者易损害肺功能,甚至发展至呼吸衰竭,引起死亡。大咯血也可严重影响预后。

参考文献

[1]　陈文彬.诊断学[M].6 版.北京:人民卫生出版社,2004.

[2]　韩德民.耳鼻咽喉头颈外科学新进展[M].北京:人民卫生出版社,2011.

[3]　韩德民.耳鼻咽喉头颈科学[M].北京:高等教育出版社,2005.

[4]　黄艳仪,王沂峰,黄东健.妇产科急危重症救治[M].北京:人民卫生出版社,2011.

[5]　贾建平.神经病学[M].6 版.北京:人民卫生出版社,2009.

[1]　李奇林,蔡学全,宋于刚.全科急救学[M].北京:军事医学科学出版社,2001.

[6]　刘大为.实用重症医学[M].北京:人民卫生出版社,2010.

[7]　马中富,王瑞儒,宋祖军.急诊医学[M].北京:军事医学科学出版社,2007.

[8]　饶明俐,林世和.脑血管疾病[M].北京:人民卫生出版社,2002.

[9]　尚丽新.妇产科急诊诊疗常规与禁忌[M].北京:人民军医出版社,2011.

[10]　沈洪,刘中民[M].2 版.北京:人民卫生出版社,2013.

[11]　史继学,孔繁亭.急诊医学[M].北京:中国医药科技出版社,2008.

[12]　王海燕.肾脏病学[M].2 版.北京:人民卫生出版社,2001.

[13]　王维治.神经病学[M].5 版.北京:人民卫生出版社,2004.

[14]　吴江.神经病学[M].2 版.北京:人民卫生出版社,2011.

[15]　余艳红,钟梅.临床妇产科急诊学[M].北京:科学技术文献出版社,2010.

[16]　张文武.急诊内科学[M].3 版.北京:人民卫生出版社,2012.

[17]　诸仁远.眼病学[M].北京:人民卫生出版社,2004.